Hermann Delbrück

Prostatakrebs vermeiden

Personalisierte Krebsvorsorge und Früherkennung · Band 2
herausgegeben von Hermann Delbrück

Hermann Delbrück

Prostatakrebs vermeiden

PABST SCIENCE PUBLISHERS · Lengerich

Prof. Dr. Hermann Delbrück
H.Delbrueck@t-online.de

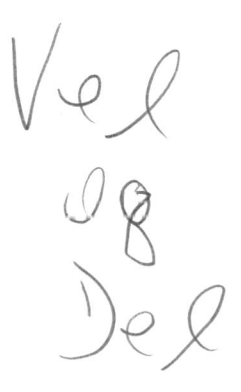

Bibliografische Information der Deutschen Nationalbibliothek
Die Deutsche Nationalbibliothek verzeichnet diese Publikation in der Deutschen Nationalbibliografie; detaillierte bibliografische Daten sind im Internet über <http://dnb.ddb.de> abrufbar.

Geschützte Warennamen (Warenzeichen) werden nicht besonders kenntlich gemacht. Aus dem Fehlen eines solchen Hinweises kann also nicht geschlossen werden, dass es sich um einen freien Warennamen handelt. Das Werk, einschließlich aller seiner Teile, ist urheberrechtlich geschützt. Jede Verwertung außerhalb der engen Grenzen des Urheberrechtsgesetzes ist ohne Zustimmung des Verlages unzulässig und strafbar. Das gilt insbesondere für Vervielfältigungen, Übersetzungen, Mikroverfilmungen und die Einspeicherung und Verarbeitung in elektronischen Systemen.

Lektorat: Dirk Bittner

Titelbild: © SSilver - Fotolia.com

© 2015 Pabst Science Publishers, 49525 Lengerich, Germany
  Formatierung: Armin Vahrenhorst

Druck: KM-Druck, 64823 Groß-Umstadt

Print: ISBN 978-3-95853-117-8
eBook: ISBN 978-3-95853-118-5 (www.ciando.com)

Inhaltsverzeichnis

Vorwort 7
Einleitung 9

I   Risiken und Einflüsse 15

    Statistische Erkrankungsrisiken 24
    Genetische (angeborene) Risiken und Einflüsse 27
    Ernährungsrisiken und -einflüsse 30
    Immunologische Einflüsse, Infektionen 41
    Hormonelle Einflüsse..43
    Demographische Risikofaktoren 46
    Medikamentös und strahlenbedingte Einflüsse..52
    Einflüsse von Vor- und Begleiterkrankungen 56
    Lebensstil und Lebensgewohnheiten 58
    Risiken und Einflüsse am Arbeitsplatz 62
    Psychische Einflüsse 66

II   Vorbeugemaßnahmen 67

    Vorbeugung bei erblich bedingtem Karzinomrisiko 71
    Vorbeugung durch Ernährung...73
    Prävention durch Stärkung der Immunabwehr und Impfungen 94
    Vorbeugung durch Hormone..97
    Vorbeugung durch Änderung der Lebensgewohnheiten......................................98
        Körperliche Aktivität und Sport...99
        Mäßigung beim Alkoholkonsum 110
        Raucherentwöhnung 113
    Vorbeugung in der Umwelt und am Arbeitsplatz..129

    Vorbeugung mit Medikamenten 132

    Vorbeugung mit chirurgischen Maßnahmen 142

    Vorbeugung mit Naturheilmitteln..144

    Vorbeugung mit alternativen Heilmethoden und Diäten 152

    Behandlung von Begleiterkrankungen 156

    Vorbeugung durch psychotherapeutisch-seelische Maßnahmen 157

III Maßnahmen zur Früherkennung 159

    Warnsignale 160

    Bildgebende Verfahren 161

    Biopsien mit Gewebeuntersuchung 164

    Ultraschallgesteuerte Gewebeentnahme aus der Prostata 166

    Laborchemische Untersuchungen 168

IV Argumente für und wider die gesetzliche Krebsvorsorge 175

    Fakten zum Prostatakrebs-Screening 175

    Ziele und Nutzen der gesetzlichen Krebsvorsorge..179

    Zum Problem „falsch negativer" und „falsch positiver" Befunde 189

    Zum Problem der „Überdiagnostik" und „Übertherapie"....................................190

    Zum Konzept der aktiven Überwachung 191

Anhang...195

    Glossar 195

    Weiterführende Adressen 207

    Literatur 208

Vorwort

Ein weit verbreiteter Irrtum liegt in der Annahme, Krebs sei ein unvermeidbares Schicksal. Richtig ist, dass jeder Mensch ein persönliches Erkrankungsrisiko trägt, das er bis zu einem gewissen Grad selbst beeinflussen kann.

Anliegen dieses Buches ist es, auf die verschiedenen Erkrankungsgefahren für Prostatakrebs hinzuweisen, da je nach individuellem Risiko unterschiedliche Präventionsmaßnahmen notwendig sind. Es richtet sich an vermeintlich Gesunde und deren Angehörige, die sich über die Möglichkeiten einer Vorbeugung informieren wollen. Ziel ist es, den einzelnen zu einer eigenen Kalkulation anzuregen, damit er die Entscheidung zu Vorbeugung und Vorsorge-Früherkennung autonom treffen kann.

Oft werden in den Medien Krebs verhütende Maßnahmen empfohlen, deren Wirksamkeit man durchaus kontrovers beurteilen kann. Einige sind sinnvoll, andere nutzlos, manche sogar gefährlich. Einige werden von den Krankenkassen bezahlt, für andere muss man selbst aufkommen. Sie alle werden hier aufgeführt.

Gerade medizinischen Laien fällt es häufig schwer, sinnvolle von zweifelhaften und vorwiegend kommerziell bestimmten Angeboten zu unterscheiden. Dieses Buch soll auch helfen, die Notwendigkeit der so genannten „Individuellen Gesundheitsleistungen (IGel.)" richtig einzuschätzen. Es soll eine Entscheidungshilfe sein, ob, und wenn ja, welche vorbeugende Maßnahme angebracht ist.

Untersuchungen zur Früherkennung, mit dem Ziel einer Heilung versprechenden Therapie, standen bislang im Zentrum der Vorsorge. Ob sie die Sterblichkeit tatsächlich beeinflussen, wird aber kontrovers beurteilt. Es gibt wichtige Argumente von Skeptikern, die ihre Wertigkeit in Frage stellen und Maßnahmen zur Vermeidung von Prostatakrebs für wichtiger halten. Argumente „für und wider die gesetzliche Prostatakrebsvorsorge" werden eingehend behandelt. Sie sollen den Leser anregen, sich eine eigene Meinung zu bilden.

Die derzeitigen Untersuchungsmöglichkeiten zur Abklärung bei Krebsverdacht werden erwähnt und kommentiert. Methoden, die noch vor Jahren zum „Goldstandard" zählten, sind heute überholt. Manche Aktionen gelten nicht nur als überflüssig, sondern auch als

Argumente „für und wider die gesetzliche Prostatakrebsvorsorge" werden eingehend behandelt

irreführend und riskant. Das Buch soll auch vor sinnlosen Untersuchungen bewahren.

Die Beschäftigung mit dem individuellen Risiko und den Vorbeugemöglichkeiten dient der eigenen Gesundheitskompetenz. Mit diesem Buch sollen aber auch Menschen aus Bereichen des Gesundheitswesens, der Sozialversicherungen, einschließlich Ärzten, angesprochen werden, die ebenso wie der Autor der Ansicht sind, dass zur Betreuung auch die Aufklärung vor und Verhütung von Krankheiten gehören. Nicht zuletzt soll das Buch eine Aufforderung an die Kosten- und Leistungsträger der Gesundheit sein, über Prioritäten in der Herausforderung der Karzinomdiagnostik, Therapie und Rehabilitation nachzudenken. Das Buch sieht die Chancen primär in der Krebsvorbeugung und einer Risiko adaptierten Krebsfrüherkennung.

Einleitung

Krebs galt noch vor 100 Jahren als eine eher seltene Krankheit, die lediglich einen geringen Prozentsatz der Bevölkerung betraf. Um 1900 schätzte man in Europa die Gefahr an Krebs zu erkranken, als eher gering ein. Heutzutage ist die Krankheit hingegen so weit verbreitet, dass fast jeder einen Verwandten hat, der an ihr leidet oder gelitten hat. Krebserkrankungen stellen keine Ausnahme mehr dar, sie sind praktisch zur Regel geworden. Dies trifft besonders auf Prostatakrebs zu, der im hohen Alter sehr häufig ist. Laut Statistik sind bei 70 bis 80 % der über siebzig Jahre alten Männer Krebsherde in der Prostata feststellbar. Glücklicherweise ist die Geschwulst nicht in jedem Fall aggressiv, führt auch im weiteren Verlauf nicht regelmäßig zu Beschwerden oder zum Tod. Meist handelt es sich um latente Tumore, die im Volksmund „schlafende" Karzinome genannt werden. Gemäß der Statistik haben weniger als 10 % der Erkrankten Beschwerden, „nicht einmal" 3 % sterben an dem Karzinom. Die meisten sterben „mit dem Karzinom", d. h. nicht durch den Tumor, sondern an einer anderen Ursache.

Laut Statistik sind bei 70 bis 80 % der über siebzig Jahre alten Männer Krebsherde in der Prostata feststellbar

In **Kapitel I** werden Ursachen und Risiken genannt: Warum erkrankt der eine, verläuft bei ihm die Erkrankung bösartig, ja führt möglicherweise zum Tode, während der andere verschont bleibt oder sich der „Krebs" bei ihm harmlos verhält und nicht zu einer aggressiven, behandlungsbedürftigen Geschwulst anwächst.

Risiken zu erkennen und sich entsprechend gesundheitsfördernd zu verhalten, ist das Hauptanliegen der Prävention. Wer sein eigenes Risiko kennt, kann gezielt etwas tun. Viele überschätzen ihr Risiko, andere unterschätzen es. Sind die Risiken hoch, müssen Präventionsmaßnahmen besonders ernst genommen werden. Wer aber kein Risiko hat, dem nutzen strenge Vorsorge- und Vorbeugungsmaßnahmen wenig, ja, sie schränken seine Lebensqualität ein.

Sind die Risiken hoch, müssen Präventionsmaßnahmen besonders ernst genommen werden

Ausführlich wird in **Kapitel II** auf Möglichkeiten eingegangen, durch eigenes Verhalten zur Vorbeugung beizutragen. Hierzu gibt es zwei Hauptstrategien: die der Krebsfrüherkennung (Krebsvorsorgeuntersuchungen) und jene der Verhütung von Erkrankungsrisiken. Dass es aktive Vorbeugemaßnahmen gibt und sie das Erkrankungsrisiko signifikant reduzieren, wurde bislang weitgehend ignoriert. Der Schwerpunkt bei der Prävention lag fast ausschließlich auf der Vorsorge-Früherkennung. Hier werden nun Erkenntnisse aus zahlreichen Studien kommentiert, die sich mit Vorsichtsmaßnahmen zur Verhütung von Prostatakrebs befasst haben. Sie zeigen eindeutig, dass das Erkrankungsrisiko reduziert werden kann. Auch gibt es Erfolg versprechende Medikamente.

Kapitel III befasst sich mit der Krebsfrüherkennung. Krebsvorsorge-Früherkennungsuntersuchungen sind von Untersuchungen zur Abklärung bei einem Krebsverdacht zu unterscheiden. Letztere sind wesentlich detaillierter und aufwändiger als Untersuchungen im Rahmen der gesetzlichen Prostatakrebsvorsorge. Methoden, die noch vor Jahren zum „Goldstandard" zählten, gelten heute als überholt. So hat das Abtasten der Prostata vom Darm her und die Bestimmung des PSA-Spiegels im Blut eine wesentlich geringere Aussagekraft als man früher annahm; darüber hinaus können diese „Früherkennungsmethoden" aufgrund der häufig falsch positiven und kontrollbedürftigen Befunde die Lebensqualität erheblich einschränken. Es gibt sensitivere und spezifischere Untersuchungsmöglichkeiten. Sie haben aber auch Nachteile und sind nicht immer sinnvoll.

> Das Abtasten der Prostata vom Darm her und die Bestimmung des PSA-Spiegels im Blut hat eine wesentlich geringere Aussagekraft als man früher annahm

In **Kapitel IV** geht es um die gesetzlichen Prostatakrebs-Vorsorgeuntersuchungen, auch Screening-Untersuchungen genannt. Die bislang allgemein propagierte Vorsorge-Früherkennung ist in der bisherigen Form korrekturbedürftig. Sie ist zu eng und grobmaschig, und wird den unterschiedlichen Erkrankungsrisiken nicht gerecht. Sie sollte stärker risikoorientiert sein. Für ihre Wahrnehmung spricht die Beobachtung, dass seit ihrer Einführung die Sterblichkeit an Prostatakrebs abgenommen hat. Es gibt aber zahlreiche Kritiken und berechtigte Verbesserungsvorschläge, so die Fokussierung der Früherkennung auf Risikogruppen. Sie bietet die Chance, nicht nur die Effizienz, sondern auch das Kosten-Nutzen-Risiko-Verhältnis bei der Krebsfrüherkennung zu verbessern. Argumente von Befürwortern und Kritikern der gesetzlichen Krebsvorsorge-Früherkennungsuntersuchungen werden in diesem Kapitel zusammengefasst. Liegt kein relevantes Risiko vor, bringen die Vorsorgeuntersuchungen in der bisherigen Form mehr Nachteile als Nutzen.

Kapitel V befasst sich mit der Gefahr falscher Befunde (sowohl falsch positiver als auch falsch negativer) bei Untersuchungen zur Krebsfrüherkennung sowie mit den Auswirkungen einer Überdiagnostik. Die hiervon ausgehenden Gefahren werden unterschätzt. Als negative Auswirkung ist besonders die Gefahr der „Übertherapie" zu erwähnen. Sie ist bei der Prostatakarzinomvorsorge-Früherkennung besonders groß. Bei einer risikoadaptierten Früherkennung mit spezifischeren Untersuchungsmethoden würde die Gefahr reduziert.

Unklar ist, ob alle in der Vorsorge festgestellten Tumore behandelt werden müssen oder eine Überwachung ausreicht. Vor- und Nachteile der „aktiven Überwachung" werden hier kommentiert.

„Prostatakrebs" ist ein weitläufiger Begriff. Darunter werden verschiedene Karzinomerkrankungen im Prostatagewebe mit unterschiedlicher Bösartigkeit, Herkunft und Verhaltensweise verstanden. Einige Karzinome neigen kaum zu Wachstum und Ausbreitung, andere sind sehr aggressiv, bilden frühzeitig Metastasen in Knochen und anderen Organen. Die Wahrscheinlichkeit hierfür lässt sich mit feingeweblichen, immunologischen und molekulargenetischen Untersuchungsmethoden teilweise vorhersagen.
Je nach Gewebeform und Aggressivität bedürfen die Tumore verschiedener Therapien und wahrscheinlich auch anderer Präventionsmaßnahmen, zumindest einer unterschiedlichen Gewichtung. Ebenso wie es keine, gegen alle Karzinome pauschal wirksame Therapie gibt, existiert auch keine all umfassend wirksame Krebsprävention. Die Differenzierung, die in der Therapie inzwischen selbstverständlich geworden ist, gilt auch für die Prävention. Viele Missverständnisse erklären sich mit der Pauschalisierung des Begriffs „Prostatakrebs". Es gibt jedoch einige Risiken und Vorsorgemaßnahmen, die allen Tumorformen zu Eigen sind.

Was versteht man unter Krebsvorstufen, latenten oder schlafenden Prostatakarzinomen?

Mit den heutigen, immer empfindlicheren Untersuchungsverfahren gelingt es, Prostatakrebs schon in einem sehr frühen Stadium zu entdecken, wobei die Übergänge von Krebsvorstufen (inflammatorische Atrophie, prostatische intraepitheliale Neoplasien, HGPINs) zu Früh- und latenten Karzinomen bzw. Mikrokarzinomen fließend

- Latente Prostatakarzinome
- Schlafende Prostatakarzinome
- Okkulte Prostatakarzinome
- Stumme Prostatakarzinome
- Mikrofokale Prostatakarzinome
- Indolente Prostatakarzinome
- Insignifikante Prostatakarzinome
- Frühkarzinome
- Minimale Prostatakarzinome
- Low-Risk-Prostatakarzinome
- Low-Volume-Prostatakarzinome
- HGPIN's (?)

Synonyme für die bei Vorsorge-Früherkennungsuntersuchungen entdeckten „Frühkarzinome" sind. Die einen setzen atypische Zellansammlungen noch mit Krebsvorstufen gleich, die anderen behandeln sie schon wie Karzinome, die radikal zu beseitigen sind. Allen gemeinsam ist, dass sie keinerlei Beschwerden bereiten, sich aber zu aggressiven Tumoren entwickeln können, weshalb sie auch als schlafende Karzinome bezeichnet werden.

Was versteht man unter Krebsprävention?

Unter Krebsprävention (auch Krebsvorbeugung, Krebsprophylaxe oder Krebsvermeidung genannt) versteht man Maßnahmen und Verhaltensregeln, die die Entstehung von Krebserkrankungen verhindern oder zumindest die Wahrscheinlichkeit für eine solche Erkrankung herabsetzen.

Zur Krebsprävention zählt man auch die Krebsvorsorge (auch Krebsfrüherkennung genannt). Deren Ziel ist die möglichst frühzeitige Erkennung einer Krebserkrankung, um so die Erfolgsmöglichkeit einer Behandlung zu erhöhen.

Präventionsonkologen unterscheiden bei ihrem Vorgehen drei Formen der Prävention, nämlich die primäre, die sekundäre und die tertiäre.

Die drei Präventionsstrategien

- Die **primäre Prävention** umfasst alle spezifischen Aktivitäten, die die Entstehung von Krebsvorstufen und Karzinomen verhindern sollen.
- Die **Sekundärprävention** umfasst alle Maßnahmen zur Entdeckung symptomloser früher Krebsstadien.
- Die **Tertiärprävention** umfasst alle Maßnahmen, die eine Wiedererkrankung und/oder Verschlimmerung der Erkrankung sowie eine Verschlechterung der Lebensqualität verhüten sollen (Krebsnachsorge).

Worum geht es in der Präventionsforschung?

Warum einige Menschen an Prostatakrebs erkranken, andere hingegen bis ins hohe Alter gesund bleiben, ist Gegenstand der Präventionsforschung. Nicht nur die Entstehungsrisiken sind zu ermitteln, es geht auch um die Frage, wieso sich einige Tumore und Tumorvorstufen lange ruhig verhalten, andere hingegen rasch wachsen und bösartig werden. Die Erkenntnisse hierzu stammen maßgeblich aus der Krebsepidemiologie.

Heute weiß man wesentlich besser, welche Einflüsse zur Krebsentstehung führen, welche Verhaltensweisen das Wachstum begünstigen, wie man Erkrankungsrisiken vermeiden kann und wer Präventionsmaßnahmen besonders ernst nehmen sollte

Nach wie vor gibt es in der Prostatakrebsprävention mehr Hypothesen als – auf wissenschaftlichen Erkenntnissen beruhende – Erklärungen; jedoch weiß man heute wesentlich besser, welche Einflüsse zur Krebsentstehung führen, welche Verhaltensweisen das Wachstum begünstigen, wie man Erkrankungsrisiken vermeiden kann und wer Präventionsmaßnahmen besonders ernst nehmen sollte.

Es besteht allgemeine Übereinstimmung, dass es sich bei den meisten Prostatatumoren um ein multifaktorielles, d. h. durch viele Ursachen bestimmtes, aber nur selten monokausales Krankheitsgeschehen handelt. In der Regel müssen mehrere Risikofaktoren zu verschiedenen Zeiten und in unterschiedlichen Schritten zusammentreffen, damit es schließlich zum Ausbruch einer Krebserkrankung kommt. Manche Risikofaktoren sind dominanter als andere.

Was geschieht bei der primären Prävention (aktive Vorbeugung)?

Die verschiedenen Erkrankungsrisiken zu erkennen, sie in ihrer Bedeutung für die Gesundheit einzuschätzen, zu reduzieren bzw. ganz zu vermeiden, ist das Anliegen der (primären) Krebsprävention.

Ihr Ziel ist die Verhinderung der Erkrankung vor dem Wirksamwerden der Krankheitsursachen. Typische primäre Präventionsmaßnahmen sind Impfungen oder das Ausssschalten von Risikofaktoren wie die Entfernung von Krebsvorstufen in der Prostata. Die Berücksichtigung bestimmter Verhaltensweisen zählt ebenfalls zur primären Prävention, wenn sie mit dem Ziel durchgeführt werden, den Übergang von Krebsvorstufen zu invasiven und aggressiven Karzinomen zu verhindern.

So manche „Dogmen" zur Krebsvermeidung mussten dank späterer Studien neuen Erkenntnissen weichen; andere, schon seit langem geäußerte Vermutungen und Empfehlungen wurden hingegen bestätigt. Insgesamt gibt es vermehrt Hinweise dafür, dass sich eine Prostatakrebserkrankung verhindern lässt, zumindest aber ihre Bösartigkeit beeinflussbar ist.

Leider hat die primäre Krebsprävention – wenn überhaupt – nur eine sehr schwache Lobby. Sie weckt in der Öffentlichkeit weniger Aufmerksamkeit als die Therapie und die Krebsfrüherkennung. Dies liegt daran, dass ihre Erfolge häufig erst langfristig erkennbar sind. Politiker, Krankenkassen und leider auch die meisten Patienten denken eher kurzfristig, schieben unpopuläre, langfristig aber notwendige und auch sozioökonomisch sinnvolle Maßnahmen hinaus. Sekundäre Präventionsmaßnahmen, also die Vorsorge-Früherkennung, haben deshalb eine einflussreichere Lobby, weil sie momentan einsehbare und reproduzierbare Ergebnisse zeigen sowie ein Gewinn bringender Wirtschaftsfaktor im Gesundheitswesen sind.

> Insgesamt gibt es vermehrt Hinweise dafür, dass sich eine Prostatakrebserkrankung verhindern lässt, zumindest aber ihre Bösartigkeit beeinflussbar ist

Was geschieht bei der sekundären Prävention?

Zur Prävention gehören auch Krebsvorsorgeuntersuchungen. Ihr Ziel ist die Krebsfrüherkennung bei vermeintlich **Gesunden**, da man annimmt, dass die Chancen der Heilung umso größer sind, je früher ein Tumor erkannt und behandelt wird. Diese sekundären Präventionsschritte werden auch Screening-Maßnahmen genannt. Sie sind nicht unumstritten. So gibt es Skeptiker, ja auch Kritiker, des in Deutschland praktizierten Prostatakrebs-Vorsorgeprogramms. Einige Kritiken sind durchaus berechtigt, sollten jedoch nicht mit einer pauschalen Ablehnung gleichgesetzt werden.
„Prostatakrebs-Screening-Untersuchungen" sind weniger umfangreich, nicht so spezifisch und sensitiv wie die bei einem Krebsverdacht notwendigen Maßnahmen. Vor- und Nachteile der derzeit bei Krebsverdacht zur Verfügung stehenden Untersuchungen werden in Kapitel III ausführlich kommentiert. Es zeigt sich, dass bei einem Krebsverdacht ein individuelles, auf die jeweilige Situation des einzelnen Menschen abgestimmtes, diagnostisches Vorgehen notwendig ist!

Was geschieht bei der tertiären Prävention?

Zur tertiären Prävention zählt man jene Handlungsanweisungen, die die Überlebenszeit und die Lebensqualität nach abgeschlossener Krebstherapie verbessern sollen. Ein Krankheitsrückfall (Rezidiv) sowie negative physische und psychische Auswirkungen sollen durch sie verhindert werden. Maßnahmen der tertiären Prävention sind nicht Gegenstand dieses Buches. Sie sind sehr komplex und lassen sich nicht auf wenigen Seiten zusammenfassen (diesbezüglich wird auf weitere Publikationen verwiesen, z. B. Delbrück, H: Prostatakrebs, Rat und Hilfe für Betroffenen und Angehörige, 6. Aufl., Stuttgart 2011).

Risiken und Einflüsse

Kapitel I

Prostatakrebs ist ein Paradebeispiel für eine multikausale Erkrankung, denn es müssen zahlreiche Faktoren zusammentreffen, bevor er lebensbedrohlich wird. Meist handelt es sich um mehr oder minder dominante Einflüsse, die mit einer genetischen Prädisposition, einer bestimmten Lebensweise und/oder Umwelteinflüssen im Zusammenhang stehen. In der Gesamtheit ergibt die Summe der einzelnen Risikofaktoren ein Risikoprofil. „Risikofaktoren" ermittelt man durch die Beobachtung einer größeren Anzahl von Probanden unter der Bevölkerung, weshalb sie, auf das einzelne Individuum bezogen, unscharf sind.

Die Feststellung möglicher Risikofaktoren wird u. a. dadurch kompliziert, dass wir nicht wissen, welche Vorlaufzeit Prostatakrebs bis zur Diagnose hat. Viele Experten gehen davon aus, dass die Vorlaufzeit wesentlich länger ist als früher angenommen, und sich, je nach Risikoeinflüssen, verkürzt oder verlängert.

Wer sein eigenes Gefahrenpotential kennt, kann gezielter Präventionsmaßnahmen ergreifen, denn diese sollten bei hohem Risiko anders aussehen als bei mittlerem oder geringem. Einige der im Folgenden erwähnten Erkrankungsrisiken lassen sich verhindern, zumindest abmildern; andere sind nicht oder nur teilweise beeinflussbar. Selten entscheidet ein einzelner Einflussfaktor allein über die Gefahr; mehrheitlich ist es die Gesamtheit der Faktoren. Das Fehlen von Risikofaktoren bedeutet nicht, dass man vor Krebs automatisch sicher ist. Andererseits gibt es immer wieder Menschen, die trotz aller Risiken nicht erkranken. Sie sind allerdings die Ausnahme.

Was versteht man unter den Bezeichnungen „Relatives Risiko" und „Relativer Schutzfaktor"?

Das „Relative Risiko" (RR) ist verwandt mit der Odds Ratio. Wenn die Wahrscheinlichkeit zu erkranken gering ist, sind Odds Ratio und Relatives Risiko ungefähr gleich.

Gesicherte und vermutete Risiken für eine invasive Prostatakrebserkrankung

- Fortgeschrittenes Alter (gesichert)
- Erbliche Veranlagung, Träger von BRCA1/2-Mutationen (gesichert)
- Häufiges Vorkommen in der Verwandtschaft (gesichert)
- Starkes Übergewicht, BMI >30 (gesichert)
- Körperlänge (gesichert)
- Chronische Entzündungen der Prostata (gesichert)
- Hochkalorische und fettreiche Ernährung (gesichert)
- Immunologische Risiken und Einflüsse, chronische Infektionen (gesichert)
- Hormonelle Einflüsse (gesichert)
- Hochdosiertes Vitamin E (gesichert)
- Ethnische Herkunft (gesichert)
- Medikamentöse und strahlenbedingte (iatrogene) Risiken (vermutet)
- Vor- und Begleiterkrankungen (vermutet)
- Einflüsse von Lebensgewohnheiten, Lifestyle (gesichert)
- Umwelteinflüsse, Risiken am Arbeitsplatz (vermutet)
- Rauchen (vermutet)
- Alkohol (nicht gesichert)
- Psychologische Einflüsse und Risiken (nicht gesichert)

Unter Relativem Risiko versteht man den Risikounterschied zwischen Personen, die einem bestimmten Einfluss (etwa krebsförderndem Rauchen oder einer Bestimmung des PSA-Spiegels im Blut) ausgesetzt oder nicht ausgesetzt sind. Wenn das RR größer als 1 ist, geht man davon aus, dass der betrachtete Faktor das Krebsrisiko erhöht. Ist er kleiner, reduziert sich die Gefahr; er ist also ein Schutzfaktor.

Beispiel Risikofaktor: Ein RR von 1,98 bei Diabetes Typ 2 bedeutet, dass das Prostatakrebsrisiko, also die „globale" Wahrscheinlichkeit, irgendwann an Prostatakrebs zu erkranken, fast doppelt so hoch liegt wie bei Patienten ohne Diabetes.

Beispiel Schutzfaktor: Ein RR von 0,49 bedeutet, dass das Prostatakrebsrisiko derjenigen Personen mit diesem „Schutzfaktor" um etwa die Hälfte verringert ist (im Vergleich zur Normalbevölkerung). Der betrachtete Faktor schützt also. Wenn RR gleich 1 wäre, würde die Erkrankungswahrscheinlichkeit nicht beeinflusst, d. h. der betrachtete Faktor kann mit Prostatakrebs nicht in Verbindung gebracht werden.

Was versteht man unter Odds Ratio?

Man kann „Odds" mit „Chancen" und „Odds Ratio" mit „relative Chancen" übersetzen, in der deutschen Sprache hat sich eher der englische Begriff eingebürgert.
Die Odds Ratio ist ein Maß für die Stärke des Unterschieds zwischen zwei Gruppen, z. B. zwischen einer Gruppe mit Männern die rauchen und einer mit solchen, die nicht rauchen. Die Odds Ratio setzt einfach die Odds der beiden Gruppen zueinander ins Verhältnis. Eine O. R. von 1 bedeutet, dass es keinen Unterschied gibt. Ist die O. R. >1, sind die Odds der ersten Gruppe größer; ist sie <1, sind sie kleiner als jene der zweiten Gruppe.

Wie groß ist die Erkrankungsgefahr, je nach Verursachung?

Man geht zunehmend davon aus, dass die Vorlaufzeit lange währt und mehrere Einflüsse zusammentreffen müssen, damit ein Karzinom entsteht.
In der Regel bedarf es des Zusammentreffens verschiedener Umwelteinflüsse und angeborener Krebsgene sowie fehlerhafter Reparaturgene, damit es zu einem Krankheitsausbruch kommt. Insofern ist es schwierig, den einzelnen Risikofaktoren ein zahlenmäßiges Grading, ihrer Bedeutung entsprechend, zuzuordnen. Die im Folgenden angegebenen Abstufungen (Gradings) sind daher hypothetisch.

Welche Einflüsse begünstigen die Entstehung von Krebszellen (Tumorinitiation) und welche die weitere Entwicklung (Tumorpromotion)?

Für die Entstehung von Krebsgenen (Tumorinitiation) und die weitere Entwicklung sind in der Regel andere Einwirkungen verantwortlich (Tumorpromotion).
Einzelne „Krebsgene" und im Laufe des Lebens erworbene Genmutationen, sowie einzelne fehlregulierte Zellen, führen nicht zwangsläufig zu einer Krebskrankheit. Man schätzt, dass die meisten Genschäden dank Reparaturgenen repariert oder gar eliminiert werden. Das Gen p53 ist z. B. ein solches Reparaturgen (Tumorsuppressorgen). Ist es geschädigt, erhöht sich das Risiko von Krebs.
Außerdem spielt die Dominanz (Penetranz) der Gene eine Rolle. Hierunter versteht man die Stärke des Gens (Dominanz) sich durchzusetzen (Penetranz), also die Wahrscheinlichkeit, dass es zu einer Krebserkrankung kommt. Nicht zuletzt bestimmen „epigenetische" Faktoren, ob mutierte Krebsgene aktiv werden oder nicht.

Die Erkrankungsgefahr an Prostatakrebs im Vergleich zur Normalbevölkerung (x = wahrscheinlich erhöht, xx = doppelt so hoch, xxx = mehr als doppelt so hoch, xxxx = sehr hohes Risiko)

Risikofaktor	Erkrankungsgefahr (Grading)
Fortgeschrittenes Alter	xxxx
Erkrankter Angehöriger <50 Jahre	xxx
Ein Vater oder Bruder an Prostatakrebs erkrankt	xx
Zwei oder mehr Angehörige ersten Grades an Prostata- oder Brustkrebs erkrankt	xxxx
Genveränderungen auf den Chromosomen 8q24 und 17q12	xxxx
Angeborene Genveränderungen, z. B. HPC1, MSR1, ELAC2	xxxx
Träger einer BRCA1-Mutation	xx
Träger einer BRCA2-Mutation	xxxx
Fusionsgen TMPRSS2/ERG	xx
Eineiig erkrankter Zwillingsbruder	xxxx
Zweieiig erkrankter Zwillingsbruder	xx
Mehrere weibliche Angehörige ersten Grades in der Familie, die vor dem 50. Lebensjahr an Brustkrebs erkrankten	xx
Hochgradige Prostatische Intraepitheliale Neoplasie: HGPIN	xxxx
PSA-Spiegel >2ng/ml bei 40 bis 49jährigen Männern	xxx
PSA-Spiegel >3ng/ml bei 50 bis 59jährigen Männern	xx
PSA-Spiegel >4 bei >60jährigen Männern und bei einem weiteren Anstieg des Spiegels im Blut	xxxx
Zufällige Entdeckung eines stummen (latenten) Prostatakarzinoms bei einer Operation	xx
Aktive Überwachung	xxx
Geschlechtskrankheit	xx
Chronische Prostatitis	xx
Adipositas: BMI >30	xx
Übergewicht: BMI zwischen 27 und 30 mit Insulinresistenz	x
Fleisch- und fettreiche Ernährung	xx
Nahrungsergänzungsmittel mit hohen Dosen von Vitamin E	x
Starker Alkoholkonsum	x
Einnahme androgenhaltiger Stärkungsmittel im fortgeschrittenen Lebensalter	xx
Körperliche Inaktivität	xx
Tabakabusus	x
Niedriger sozioökonomischer Status	x
Vasektomie	x
Zeugungsunfähigkeit	x

Damit es zur Krebsentstehung kommt, bedarf es in der Regel einer oder mehrerer Genmutationen. Damit sich kranke Zellen vermehren und ein Tumor entsteht, der das Gewebe infiltriert, bedarf es weiterer Faktoren, nämlich der Tumorpromotoren. Je nach inneren und äußeren Einflüssen - wie z. B. dem Mikromilieu im Prostatagewebe – vermehren sich die Krebszellen.

Natürlich spielen auch Schutzfaktoren eine Rolle, die kranke Gene und Zellen erkennen, sie gegebenenfalls eliminieren oder die Vermehrung der kranken Zellen hemmen.

Somit sind drei Faktoren Voraussetzung zur Entwicklung einer Krebskrankheit: Zum einen Faktoren, die zu Genmutationen führen, zum zweiten epigenetische Einflüsse, die über die Aktivität der mutierten Gene bestimmen und zum dritten Tumorpromotoren, die die Mikroumgebung in dem Prostatagewebe aufnahmebereit machen und die Aggressivität der Krebszellen beeinflussen.

Drei Faktoren sind Voraussetzung zur Entwicklung einer Krebskrankheit: Zum einen Faktoren, die zu Genmutationen führen, zum zweiten epigenetische Einflüsse, die über die Aktivität der mutierten Gene bestimmen und zum dritten Tumorpromotoren, die die Mikroumgebung in dem Prostatagewebe aufnahmebereit machen und die Aggressivität der Krebszellen beeinflussen

Welche Phasen unterscheidet man bei der Krebsentwicklung?

In einer ersten Phase kommt es zu Genmutationen, die je nach Genstärke und zusätzlichen epigenetischen Einflüssen zu einer Entartung der Stamm- und Vorläuferzellen führen (Tumorinitiation). Bestimmte Karzinogene sind in dieser Phase sehr bedeutsam. In einer zweiten Phase erfolgt eine Vermehrung und Infiltration der geschädigten Zellen in einer Krebs fördernden Umgebung (Microenvironment). Der Übergang zur dritten Phase, jener der Krebsentwicklung mit Beschwerden, ist fließend. Je nach Einwirkung von Tumorpromotoren kann die Latenzzeit kürzer oder länger sein.

In der vierten und letzten Phase kommt es zunehmend zu weiteren Genmutationen im Tumorgewebe, wodurch sich die Aggressivität der Krankheit noch steigert. In dieser Phase verselbständigt sich der Tumor; epigenetische bzw. tumorinhibierende Einflüsse von außen haben kaum noch Wirkung; lediglich medikamentöse, strahlentherapeutische oder operative Interventionen können den Krankheitsverlauf noch aufhalten.

Welche Ursachen führen zur Krebsentstehung (Tumorinitiation)?

In der Regel ist Prostatakrebs multifaktoriell bedingt, so dass sich keine einfachen Ursache-Wirkung-Beziehungen ausmachen lassen. Meist sind es mehrere Ursachen gleichzeitig bzw. eine Verkettung von angeborenen oder später erworbenen Risikofaktoren.

Zu den Tumorinitiatoren zählen, neben der genetischen Ausstattung, angeborenen schadhaften Risikogenen, fehlerhaften Reparaturmechanismen und ineffektiven Immunreaktionen auch im Verlauf des Lebens erworbene Genmutationen. Auslöser für letztere können Viren, Strahlung, O_2-Radikale und Giftstoffe, aber auch einfach der Alterungsprozess sein. Mit zunehmendem Alter steigt die Gefahr für solche Mutationen und damit das Krebsrisiko. Je stärker die Penetranz der mutierten Gene und je ausgedehnter die Schädigung der Reparaturmechanismen, desto größer ist das Krebsrisiko. Es finden vielfältige Interaktionen statt, die die Vorhersage einer Erkrankung und daher auch eine wirksame Prävention erschweren.

Zwei Typen von Genen sind zu unterscheiden: Onkogene und Tumorsuppressorgene. Die Onkogene steuern das Wachstum, die Teilung und die Entwicklung von Zellen. Werden sie durch eine Mutation verändert oder ihre Kopienzahl erhöht, kann dies zu einer Krebserkrankung führen. Tumorsuppressorgene wirken hingegen wie Bremsen. Sie kontrollieren die Zellteilung oder lösen einen programmierten Selbstmord schadhafter Zellen aus. Fallen sie aus, sei es durch Mutation oder Löschung, entfällt auch die von ihnen ausgehende Kontrolle. Die Folge kann Krebs sein.

Besonders empfindlich für schädliche Einflüsse ist die Erbsubstanz während der Zellteilungs- und Verdopplungsphase. Zellen, die sich häufig teilen, sind anfälliger als Gewebezellen, die dies kaum tun.

Die in dieser Initialphase (nichtandrogen Phase) entstandenen Genmutationen und Krebs ähnlichen Zellen führen noch nicht zu einer Erkrankung. Die meisten werden eliminiert oder sind inaktiv. Damit es zu einer Krebserkrankung (androgen-sensitive Phase) kommt, bedarf es zusätzlicher Einflüsse, nämlich Tumorpromotoren.

Typische Noxen (Genmutagene), die zur Krebsentstehung (nichtandrogene Phase) beitragen

- Ionisierende Strahlen (wie Röntgen- oder radioaktive Strahlung), ultraviolettes Licht
- Polyzyklische und aromatische Kohlenwasserstoffe, Benzol, Chrom(VI)-Verbindungen und Nitrosamine
- O2-Radikale
- Mycotoxine (z. B. Aflatoxine)
- Bestimmte Viren (Oncoviren)
- Anorganische Stoffe (etwa bestimmte Pflanzenschutzmittel, z. B. Nitrofen)

*Wie werden Schadstoffe im Hinblick auf eine mögliche
Krebswirkung untersucht?*

Die meisten vor Einführung eines Medikamentes notwendigen toxikologischen Untersuchungen in der Pharmaindustrie – auch in der Arbeitsmedizin – beschränken sich fast ausschließlich auf mögliche Einflüsse einer Tumorinitiation (Mutagenitätsuntersuchungen), obwohl Tumorpromotoren für die Krebsentwicklung vermutlich wichtiger sind. Der Hauptgrund hierfür liegt in der Tatsache begründet, dass sich mutagene Auswirkungen leichter überprüfen lassen. Wegen der zahlreichen Interaktionen und der notwendig langen Expositionszeit lassen sich epigenetische Einflüsse auf die Krebsentstehung wesentlich schwerer feststellen. Man ist zu deren Überprüfung weitgehend auf Fall-Kontroll- und Beobachtungsstudien angewiesen. Ähnliche Vorwürfe gelten der Krebsprävention, die bislang zu einseitig darauf fokussiert war, Mutationen zu verhindern, und die Bedeutung der Epigenetik und der Tumorpromotion vernachlässigte.

Was versteht man unter epigenetischen Einflüssen?

Die Epigenetik ist ein Spezialgebiet der Biologie, das zunehmend zum Verständnis der Krebsentwicklung herangezogen wird. Sie ist ein Bindeglied zwischen den Einflüssen von Erbgut und Umwelt und befasst sich primär mit Auswirkungen, die nachhaltig die Signalübertragung von Genen bestimmen. Die genomische Stabilität, die Funktionalität und die Aktivität der mutierten Krebsgene sowie die Aggressivität der Krebszellen werden durch epigenetische Faktoren beeinflusst. Zu ihnen zählen sowohl angeborene als auch erworbene Faktoren.
Epigenetische Faktoren selbst verursachen zwar keine Mutationen und verändern auch nicht den genetischen Code, haben aber Einfluss auf die Genaktivität, indem sie bestimmte Tumorgene aktivieren oder schützende Gene inaktivieren. Sie wirken wie Schalter, die Gene an- oder abstellen. Durch sie wird „nur" die Dominanz und Penetranz sowie Aktivität bestimmter Gene verstärkt. So verursachen sie häufig erst die Krebserkrankung.
Epigenetische Einflussfaktoren können von Vorteil, aber auch von Nachteil sein. Viele Karzinome entstehen erst dadurch, dass epigenetische Schutzmechanismen ausgeschaltet werden, wodurch sich die Dominanz von schwächeren Krebsgenen verstärkt. Epigenetische Einflüsse können Prozesse (pathway events) wie jene der Signalübertragung und der DNA-Reparatur aktivieren oder inaktivieren, beschleunigen oder verlangsamen.

> Viele Karzinome entstehen erst dadurch, dass epigenetische Schutzmechanismen ausgeschaltet werden, wodurch sich die Dominanz von schwächeren Krebsgenen verstärkt

Die Bedeutung der Epigenetik als entscheidendes Bindeglied zwischen Erbe und Umwelteinflüssen sowie jene der Tumorpromotoren als Wachstumsstimuli bei der Krebsentwicklung wurde in der Vergangenheit unterschätzt.

Die Bedeutung der Epigenetik als entscheidendes Bindeglied zwischen Erbe und Umwelteinflüssen sowie jene der Tumorpromotoren als Wachstumsstimuli bei der Krebsentwicklung wurde in der Vergangenheit unterschätzt.

Welche Einflüsse erhöhen die Aggressivität von Krebsvorstufen und -zellen (Tumorpromotoren)?

Neben den im genetischen Code festgelegten biologischen Abläufen wirken Tumorpromotoren auf die Aggressivität und das Wachstumsverhalten von Krebszellen sowie die Krankheitsentwicklung in der androgen-sensitiven Phase ein.

Im Verlauf des Lebens treten vermutlich bei fast jedem Menschen bösartig entartete Zellen in der Prostata auf: als Folge von Fehlern bei der DNA-Replikation, bei den Reparaturmechanismen, einer verminderten Apoptose oder nicht effektiven Immunreaktionen. Dennoch kommt es nicht bei allen zu Krebs und bei nur wenigen zu einer Beschwerden bereitenden Karzinomerkrankung. Es bedarf zusätzlicher Tumorpromotoren, die den Werdegang einer Krankheit bestimmen, nämlich Umweltfaktoren, bestimmte Ernährungs- und Lebensgewohnheiten, einige Hormone und Medikamente, und nicht zuletzt psycho-soziale und soziokulturelle Einflüsse. Auch Einwirkungen auf die Fähigkeit des Immunsystems, entartete Zellen zu erkennen und zu beseitigen, verstärken die Bösartigkeit.

Was versteht man unter Tumorpromotoren?

Wirkt ein Tumorpromotor ohne vorherige Mutation ein, so führt dies nicht zu einem Karzinom. Wurden jedoch zuvor durch ein Karzinogen (Tumorinitiator) Mutationen ausgelöst, vervielfachen sich die betroffenen Zellen mitsamt ihren genetischen Defekten. Die Wahrscheinlichkeit steigt, dass weitere Mutationen auf Zellen treffen, die bereits mit Defekten belastet sind.

Die meisten in Kapitel II erwähnten Präventionsempfehlungen wirken sich nicht so sehr auf die erste Stufe, die Tumorinitiation (Genmutation), aus, sondern eher auf die zweite, die Tumorpromotion. Ob und wann ein Tumor bedrohlich wird, sich entartete Zellen einen Wachstumsvorteil in ihrer Mikroumgebung verschaffen und zu einem klinisch gefährlichen Krebs entwickeln, entscheidet sich also nicht allein bei der Krebsentstehung (Tumoriniation), sondern auch in den nachfolgenden Phasen der Tumorentwicklung. Tumorpromotoren sind hierbei von großer Bedeutung. Viele Tumore werden nicht auffällig; sie ruhen, bleiben klein und beginnen möglicherweise erst dann zu wachsen, wenn die Mikroumgebung (microenvironment) dafür günstig ist.

Die Bedeutung der Epigenetik als entscheidendes Bindeglied zwischen Erbe und Umwelteinflüssen sowie jene der Tumorpromotoren als Wachstumsstimuli bei der Krebsentwicklung wurde in der Vergangenheit unterschätzt.

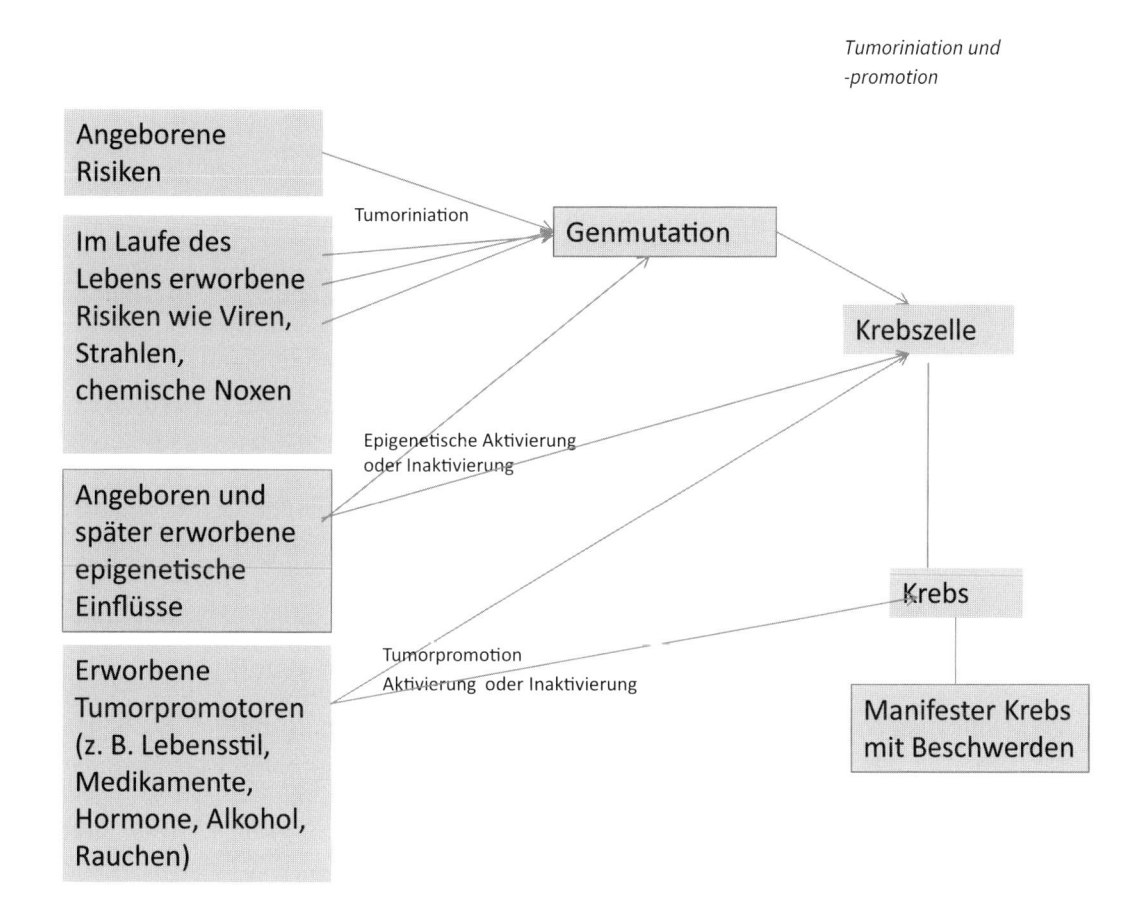

Tumoriniation und -promotion

- Angeborene Risiken
- Im Laufe des Lebens erworbene Risiken wie Viren, Strahlen, chemische Noxen
- Angeboren und später erworbene epigenetische Einflüsse
- Erworbene Tumorpromotoren (z. B. Lebensstil, Medikamente, Hormone, Alkohol, Rauchen)

Tumoriniation → Genmutation

Epigenetische Aktivierung oder Inaktivierung → Krebszelle

Tumorpromotion Aktivierung oder Inaktivierung → Krebs → Manifester Krebs mit Beschwerden

Statistische Erkrankungsrisiken

Wie häufig sind Prostatakrebserkrankungen?
Wie hoch ist die Todesrate?

Prostatakrebs ist in Deutschland die häufigste Krebserkrankung bei Männern. Pro Jahr „erkranken" etwa 68.000 Männer an einem Prostatakarzinom.

Die weitaus häufigste Todesursache bei Prostatakarzinompatienten ist nicht der Krebs, sondern eine Herz-Kreislauf-Erkrankung. Etwa 3 % sterben an einem Prostatakarzinom.

Es gibt allerdings auch sehr bösartige Formen, die schnell aggressiv werden, frühzeitig in Lymphknoten und Knochen metastasieren, erhebliche Beschwerden bereiten und rasch zum Tode führen

Während die Anzahl der diagnostizierten Prostatakarzinome zunahm, hat sich die karzinombedingte Sterberate in den letzten Jahren kaum verändert – ja, sie hat eher abgenommen (Bott et al. 2003, Albertsen et al. 2005). Es gibt allerdings auch sehr bösartige Formen, die schnell aggressiv werden, frühzeitig in Lymphknoten und Knochen metastasieren, erhebliche Beschwerden bereiten und rasch zum Tode führen.

Wie hoch ist das statistische Risiko eines neugeborenen Jungen, im Laufe seines Lebens an Prostatakrebs zu erkranken?

Diese Frage lässt sich insofern schwer beantworten, da manche Experten latente, auf die Prostata begrenzte Ansammlungen von Karzinomzellen nicht zu den eigentlichen Tumoren rechnen, sondern zu den Krebsvorstufen, während andere nicht zwischen invasiven und latenten Karzinomen unterscheiden.

Das theoretische Risiko, dass im Laufe des Lebens ein latentes Karzinom diagnostiziert wird, ist sehr hoch. Wegen der immer empfindlicher werdenden Erkennungsmöglichkeiten wird dieses Risiko weiter ansteigen. Bei einem 80jährigen Mann beträgt die Wahrscheinlichkeit, dass sich Prostakrebsherde im Gewebe der Prostatadrüse befinden, mehr als 80 %. Das Erkrankungsrisiko für einen invasiven und Beschwerden bereitenden Tumor ist allerdings

Allgemeines Risiko von Neugeborenen, im Laufe ihres Lebens an Krebs zu erkranken

- Prostatakrebs: etwa 80 % bei einer durchschnittlichen Lebenserwartung von 78 Jahren
- Darmkrebs: jedes 17. Neugeborene (6 %)
- Magenkrebs: jedes 43. Neugeborene (2,3 %)
- Brustkrebs: jedes 7. Mädchen (14 %)
- Lungenkrebs: jeder 15. Junge (6,7 %) und jedes 36. Mädchen (2,8 %)
- Bauchspeicheldrüsenkrebs: jedes 73. Neugeborene (1,4 %)

wesentlich geringer. Genaue Zahlen gibt es hierfür nicht. Nach Meinung einiger Krebsregister beträgt das Risiko „nur" etwa 13 %.

Welche Bedeutung hat das Alter?

Ob das im Alter zunehmende Erkrankungsrisiko daran liegt, dass zwischen der Krebsentstehung (Krebsinitiation) und dem Ausbruch der Krankheit viele Jahre liegen oder im Laufe der Lebenszeit die Schutzfaktoren abnehmen und/oder Genmutationen zunehmen, ist unklar. Etwa 70 % aller 70jährigen und bis zu 100 % aller 100jährigen haben ein – zumindest latentes – Prostatakarzinom.

Das durchschnittliche Alter, in dem eine (invasive) Prostatakrebserkrankung diagnostiziert wird, liegt bei etwa 70 Jahren. Nur etwa 2 % werden bei Männern unter 50 Jahren festgestellt, bei unter 40jährigen kommen invasive Erkrankungen so gut wie gar nicht vor (Soos et al. 2005, Aus et al. 1995); allerdings sind bösartige Zellansammlungen in der Prostata bereits bei etwa 20 % der Männer <40 Jahren mit heutigen Untersuchungstechniken feststellbar.

Altersgruppe	Erkrankungs-wahrscheinlichkeit	Sterbe-wahrscheinlichkeit
40 Jahre	1 von 1000 (0,1 %)	1 von 14.000 (< 0,1 %)
50 Jahre	1 von 71 (1,4 %)	1 von 1300 (0,1 %)
60 Jahre	1 von 21 (4,8 %)	1 von 260 (0,4 %)
70 Jahre	1 von 16 (6,3 %)	1 von 77 (1,3 %)

Die Wahrscheinlichkeit, in den nächsten 10 Jahren an einem invasiven Prostatakrebs zu erkranken bzw. zu sterben, in Abhängigkeit vom Alter (Robert-Koch-Institut 2010)

Beispiel: Bei einem von 21 Männern, die gerade das 60. Lebensjahr erreicht haben, wird in den nächsten 10 Jahren ein bösartiges Prostatakarzinom festgestellt; einer von 260 Männern wird an Prostatakrebs sterben.

	40 Jahre	50 Jahre	60 Jahre	70 Jahre
Darmkrebs	6	30	70	140
Lungenkrebs (Raucher)	40	180	590	1130
Lungenkrebs (Nichtraucher)	10	10	20	80
Prostatakrebs	<1	8	40	130
Hautkrebs	2	3	7	10

Durchschnittliche Anzahl der Männer (unter 10.000) im Alter von 40 bis 70, die in Deutschland in den nächsten 10 Jahren an Krebs sterben werden (Robert-Koch-Institut 2010)

Hat sich die Häufigkeit von Prostatakrebs verändert?

Die Anzahl gemeldeter Prostatakrebserkrankungen hat erheblich zugenommen; sie wird voraussichtlich in den nächsten Jahren noch weiter steigen. Lag das Lebenszeitrisiko eines männlichen Neugeborenen für Prostatakrebs 1980 noch bei 1 / 11, so liegt es heute bei 1 / 5.

Dass sich die Anzahl der Krebspatienten mehr als verdoppelt hat, hängt mit der gestiegenen Lebenserwartung zusammen, vor allem jedoch mit der zunehmenden Inanspruchnahme von Vorsorge-Früherkennungsuntersuchungen und der verfeinerten Diagnostik. Dass die Einführung des PSA-Tests einen großen Einfluss hat, ist an der Tatsache erkennbar, dass ausschließlich die latenten Karzinome (Frühkarzinome) zugenommen haben, nicht aber die Anzahl invasiver und Beschwerden bereitender Tumore. Die Erkrankung wird heute auch wesentlich früher diagnostiziert. Das Durchschnittsalter der Prostatakrebs-„Erkrankten" ist von 73 (1980) auf weniger als 69 Jahre (2010) gesunken (Robert-Koch-Institut 2010) – eine Folge der propagierten Krebsfrüherkennung, die zunehmend auch von jüngeren Männern genutzt wird.

Die wahrscheinlich weiterhin steigende Lebenserwartung, die derzeitige Propagierung von Krebsvorsorgeuntersuchungen, das kommerzielle Interesse der Gesundheitsindustrie an der Früherkennung werden neben dem finanziellen Anreiz für ärztliche Behandlungen eine weitere Zunahme von Prostatakarzinom-„Erkrankungen" zur Folge haben.

Die wahrscheinlich weiterhin steigende Lebenserwartung, die derzeitige Propagierung von Krebsvorsorgeuntersuchungen, das kommerzielle Interesse der Gesundheitsindustrie an der Früherkennung werden neben dem finanziellen Anreiz für ärztliche Behandlungen eine weitere Zunahme von Prostatakarzinom-„Erkrankungen" zur Folge haben

Gründe für die Häufigkeitszunahme von Prostatakrebserkrankungen in Deutschland

- häufigere Entdeckung? (Dank der kostenlosen Krebsvorsorgeuntersuchungen wird die Diagnose häufiger gestellt).
- bessere Diagnostik? (Die Untersuchungsverfahren werden immer empfindlicher und vermögen schon winzige Tumorknoten zu erkennen).
- bessere statistische Erfassung? (Krebserkrankungen werden häufiger den Krebsregistern gemeldet).
- therapeutischer Fortschritt? (Es überleben mehr Krebspatienten, sodass es insgesamt mehr Patienten gibt, denn auch „geheilte" Patienten werden in der Statistik als Krebspatient geführt).
- höhere Lebenserwartung? (Heute erreichen mehr Männer ein Krebs gefährdetes Alter. Allein von 1986/88 bis 2006/2008 erhöhte sich in Deutschland die Lebenserwartung von 72,2 auf 77,2 Jahre (Statistisches Bundesamt 2010)).
- Zunahme von Krebsrisiken? (z. B. Übergewicht, fetthaltige Ernährung, körperliche Inaktivität, Alkoholkonsum haben zugenommen).

> - vorverlegte Krebserkennung und daher erfolgreichere Behandlung
> - erfolgreichere und nebenwirkungsärmere Krebstherapien
> - bessere Beherrschung von lebensbedrohenden Therapiefolgestörungen
> - Zunahme anderer (nicht krebsbedingter) Sterbeursachen
> - bessere Primärprävention

Mögliche Ursachen für die Abnahme der Prostatakrebssterblichkeit in Deutschland

Genetische (angeborene) Risiken und Einflüsse

Wie bedeutsam vererbte und angeborene Einflussfaktoren sind, und wie häufig sie bei der Entwicklung einer Prostatakrebserkrankung mitwirken, ist nach wie vor unklar. Allgemein geht man davon aus, dass die Vererbung zwar eine enorme Rolle spielt, die meisten angeborenen „Krebsgene" aber erst bei zusätzlichen Einflüssen aktiv werden.

Im traditionellen Sinne spricht man von erblichen Erkrankungen, wenn ein einzelnes Gen verändert ist und daraus eine Krankheit entsteht. Nur bei sehr wenigen Prostatakrebspatienten kennt man eine solche konkrete (monogene) genetische Ursache. Zu diesen Hoch-Risiko-Genen zählen das mutierte BRCA2-sowie das HOXB13-Gen. Viel häufiger sind wenig dominante „Krebsgene" (Low-Risk-Gene), die erst bei zusätzlichen Einflüssen zu einer Tumorbildung führen oder wenn beide Elternteile ein zwar schwaches Krebsgen haben, dies aber gemeinsam an die Kinder weitergeben, so dass dies dann in homozygoter Form ähnliche Auswirkungen wie ein Hoch-Risiko-Gen hat. Hinzu kommt, dass angeborene schwache Risikogene die Wirkung krebsfördernder Schadstoffe erhöhen. Man kennt mehr als 80 solcher Allele (Attard et al. 2015) Sicher ist, dass es neben Krebs fördernden Genen auch Krebs schützende Einflüsse gibt. Zu ihnen gehören die „Reparaturgene", die schadhafte Gene eliminieren oder reparieren. Sind sie geschwächt, so erhöht sich das Krebsrisiko. Beeinträchtigungen an den Reparaturgenen können ebenfalls angeboren sein oder sich im Laufe des Lebens durch Umwelteinflüsse entwickeln. Das menschliche Genom ist zeitlebens Einflüssen ausgesetzt, die zu Genmutationen führen. Der Körper erkennt und repariert jedoch die meisten Genschäden dank verschiedener „Reparaturgene". Erst wenn sich die Krebsgene dem Kontrollmechanismus entziehen oder die Kontrollmechanismen versagen, kommt es zu einer unkontrollierten Vermehrung der Krebszellen.

Nur bei sehr wenigen Prostatakrebspatienten kennt man eine konkrete (monogene) genetische Ursache

Wie häufig sind erblich bedingte Prostatakarzinome?

Um vererbbar zu sein, muss eine genetische Veränderung nicht nur in den Tumorzellen, sondern in sämtlichen Zellen des Körpers vorliegen. Erst wenn auch Ei- oder Samenzellen betroffen sind, ist eine Weitergabe an den menschlichen Nachwuchs programmiert. Solche – eher seltenen – Fehler des Erbmaterials bezeichnet man als Keimbahnmutationen. Als gesichert gilt, dass es nur sehr wenige dieser familiär bedingten, monogenen Genmutationen gibt, die so dominant sind, dass sie ohne zusätzlichen Einfluss zu Prostatakrebs führen.

Dass es angeborene, zu Krebs disponierende Gene gibt, beweist die Zwillingsforschung. Bei eineiigen Zwillingsbrüdern besteht eine größere Übereinstimmung als bei zweieiigen. Der Bruder eines an Prostatakrebs erkrankten eineiigen Zwillings hat ein signifikant höheres Erkrankungsrisiko als ein zweieiiger Zwilling.

Man geht davon aus, dass bei weniger als 5 % aller Prostatakarzinompatienten die genetische Prädisposition so dominant ist, dass sie zu Krebs führt („high risk Gene"). Die Anzahl der weniger dominanten, zu Krebs disponierenden Genvarianten („low risk Gene"), die erst bei zusätzlichen defekten (Krebs)Genen sowie äußeren Einflüssen zu einer „spontanen" Tumorbildung führen, ist wesentlich größer. Mehr als 80 Risikogene und Genvarianten sind bislang bekannt, die sich allerdings erst bei weiteren Einwirkungen Krebs fördernd auswirken. Je mehr angeborene Risikogene man hat, desto größer ist die Gefährdung.

Welche angeborenen Defekte erhöhen das Krebsrisiko?

Spezifische Genmutationen und Hochrisiko-Genkonstellationen, deren Träger – ähnlich wie beim Brust- (BRCA-Gene) oder Darmkrebs (FAP-Gene) – ein sehr hohes Erkrankungsrisiko haben, kennt man für das Prostatakarzinom, mit Ausnahme der sehr seltenen Mutationen von BRCA2 und HOXB13 G84E (noch) nicht (Schaid et al. 2006).

Mutierte BRCA-Gene, die bei Frauen mit einem hohen Brustkrebsrisiko einhergehen, und an deren Söhne weiter vererbt werden, erhöhen allerdings das Prostatakarzinomrisiko. Männliche BRCA2-Mutationsträger haben ein so hohes Risiko für einen aggressiven Prostatakrebs, dass einige Experten dieses mutierte Gen zu den „high risk Genen" zählen. Bei Trägern mit mutierten BRCA1-Genen ist das Erkrankungsrisiko nicht so groß.

Weniger dominante (penetrante) Gene, die erst bei zusätzlichen Krebsrisiken zu Karzinomen führen, sind sehr häufig (Tomline et al. 2005). Einige befinden sich auf den Chromosomen 8q24 und 17q12, andere auf dem Chromosom 21.

Eine indirekt zu Krebs disponierende Bedeutung haben vererbbare Risikogene mit einem relevanten Einfluss auf den Testosteronhaushalt (z. B. das D5A2-Gen). Zu Risikogene zählen auch Genveränderungen, die weniger die Krebszellen als das Prostatagewebe (Microenvironment) betreffen, wo sie die Anfälligkeit für Schadstoffe verstärken und für die Invasion von Krebszellen empfänglicher machen.

Wann sollte man an eine vererbbare Prädisposition denken?

- Das Erkrankungsrisiko verdoppelt sich, wenn der Vater oder ein Bruder schon an Prostatakrebs erkrankt ist. Es steigt auf das Fünf- bis Elffache, wenn zwei oder mehr Verwandte ersten Grades erkrankt sind. Es fällt noch höher aus, wenn die Angehörigen zum Zeitpunkt der Krebsdiagnose sehr jung waren (Brandt et al. 2010).

- An eine angeborene genetische Prädisposition sollte man vor allem bei Patienten denken, die vor dem 50. Lebensjahr erkrankt sind. Erblich bedingte Karzinome treten in aller Regel frühzeitig auf.

- In Familien mit häufigen Brustkrebserkrankungen ist das Prostatakrebsrisiko erhöht.

- Männer mit einer vererblichen Disposition für Dickdarmkrebs (Lynch-Syndrom) haben ein doppelt so hohes Prostatakrebsrisiko.

Gibt es ethnische Einflüsse?

Dass die Prostatakarzinomsterblichkeit in Südostasien wesentlich geringer ist als in Europa oder den USA und in Europa ein Nord-Süd-Gefälle besteht, liegt wahrscheinlich weniger an einer speziellen, vererbbaren genetischen Konstellation der dortigen Bevölkerung als an unterschiedlichen Umwelteinflüssen und Lebensgewohnheiten. Bestätigt wird dies durch Migrationsstudien. Wandern Chinesen in die USA aus, so gleicht sich deren Krebsrisiko spätestens in der zweiten und dritten Generation dem der einheimischen Amerikaner an. Gleiches trifft auf die Afroamerikaner zu, in deren Herkunftsland das Erkrankungsrisiko ebenfalls weit geringer ist als in den USA.

Es heißt, dass im Gegensatz zur Sterblichkeitsrate die Häufigkeit latenter Karzinome weltweit praktisch gleich liegt, sich die latenten Karzinome jedoch, je nach Umwelteinflüssen, unterschiedlich häu-

Es heißt, dass im Gegensatz zur Sterblichkeitsrate die Häufigkeit latenter Karzinome weltweit praktisch gleich liegt, sich die latenten Karzinome jedoch, je nach Umwelteinflüssen, unterschiedlich häufig zu aggressiven Karzinomen entwickeln (Breslow et al. 1977, Delongchamp et al. 2006).

fig zu aggressiven Karzinomen entwickeln (Breslow et al. 1977, Delongchamp et al. 2006).

Ernährungsrisiken und -einflüsse

Häufige Prostatakrebserkrankungen in einzelnen Familien sind nicht unbedingt Folge einer vererbbaren genetischen Prädisposition, sondern können auch die Folge häufiger, nicht genetisch bedingter Einflüsse im Familienumfeld sein. Hierzu gehören u. a. bestimmte Verhaltensweisen und Ernährungsgewohnheiten, die manchmal über viele Generationen „vererbt" werden und das Erkrankungsrisiko negativ beeinflussen.

Grundsätzlich gibt es verschiedene Ansatzpunkte, über die die Ernährung die verschiedenen Phasen der Krebsentwicklung beeinflusst. So können Enzymsysteme zur Bildung von Kanzerogenen beitragen und auf diesem Weg Genmutationen auslösen; Viren in den Lebensmitteln, Benzpyrene und polyzyklische, aromatische Kohlenwasserstoffe bei der Zubereitung können Mutationen verursachen und zur Krebsentstehung beitragen.

Direkte Einwirkungen von Nahrungsbestandteilen über Genmutationen und epigenetische Effekte (Tumoriniation) sind wahrscheinlich wesentlich seltener als solche auf die zweite Phase der Krebsentwicklung, in der Anreize zum Wachstum der Krebszellen und -vorstufen gegeben werden (Tumorpromotion).

Je nach Ernährungsweise kommt es zur Begünstigung oder Hemmung des Krebswachstums

Je nach Ernährungsweise kommt es zur Begünstigung oder Hemmung des Krebswachstums (Strom et al. 2008). Entgegen der volkstümlichen Vorstellung und unzähliger Berichte der Laienpresse wissen wir aber viel weniger über Krebs hemmende als Krebs fördernde Einflüsse der Ernährung.

Sind Zusammenhänge von Ernährung und der Entstehung von Prostatakrebserkrankungen eindeutig?

Einflüsse der Ernährung sind zwar wahrscheinlich, aber objektiv schwer nachzuweisen

Einflüsse der Ernährung sind zwar wahrscheinlich, aber objektiv schwer nachzuweisen. Dies liegt daran, dass sich der Einfluss der „Ernährung" nur schwer von anderen Risiken unterscheiden lässt. Dass z. B. Prostatakrebs bei Adventisten seltener ist als bei anderen Bevölkerungsgruppen liegt nicht nur daran, dass sie sich vegetarisch ernähren, sondern auch am andersartigen Lebensstil. Sie sind oft schlanker, körperlich aktiver, verzichten auf Alkohol und leben insgesamt gesundheitsbewusster (Orlich et al. 2015).

Prostatakrebs entsteht nicht von heute auf morgen

Prostatakrebs entsteht nicht von heute auf morgen. Von der Entstehung erster Krebszellen bis zum Ausbruch der Krankheit dauert es viele Jahre, in denen sich darüberhinaus das Ernährungsverhalten häufig ändert.

Bis heute konnte in keiner Studie ein eindeutiger Nachweis für eine Beeinflussung des Krebsrisikos durch bestimmte Ernährungsweisen oder Nahrungsbestandteile erbracht werden. Wenn überhaupt, zeichnen sich lediglich statistisch nicht signifikante Tendenzen bei der Nahrungsmittelauswahl, der Nahrungszubereitung und dem Ernährungsverhalten ab. Diese sollten dennoch ernst genommen werden.

Es gibt unzählige epidemiologische Studien, die sich mit dem Einfluss der Ernährung befasst haben. Epidemiologische Untersuchungen können allerdings lediglich Assoziationen und Risikofaktoren identifizieren, nicht jedoch kausale Gemeinsamkeiten feststellen.

Um die Aussagefähigkeit von einzelnen Studien zu beurteilen, sollte man in ihnen bestimmte methodische Aspekte und Behauptungen hinterfragen.

- *Wo wurden die Studien durchgeführt?* Manche Studienergebnisse stammen aus Beobachtungen in außereuropäischen Regionen, teilweise auch bei fremden Ethnien und unter anderen Umwelteinflüssen. *Obwohl die Ernährungsgewohnheiten häufig nicht mit den unsrigen vergleichbar oder auf Mitteleuropa übertragbar sind, zitiert man sie gerne fälschlich als Argument für oder gegen einen Einfluss der Ernährung.*

- *Um welche Art von Prostatakrebs handelt es sich?* Hinter dem Begriff „Prostatakrebs" verbergen sich sowohl zufällig erkannte und harmlose als auch behandlungsbedürftige Erkrankungen in unterschiedlichsten Ausbreitungsstadien. Häufig wird nicht zwischen invasiven und latenten Karzinomen unterschieden. Dies, obwohl es Hinweise gibt, dass je nach Gewebetyp und Ausbreitungsgrad verschiedene Einflussfaktoren bei der Krebsentwicklung wirksam sein können. *Studien, die keine nähere Differenzierung der Tumore vornehmen, haben keine Aussagekraft.*

- *Welches „Studiendesign" liegt vor?* Entscheidend ist, ob die Schlussfolgerungen aus Befragungen Betroffener zu deren Ernährungsverhalten in der Vergangenheit getroffen wurden oder es sich um eine prospektiv angelegte Verlaufsstudie handelt, während der das Ernährungsverhalten und die Vorkommnisse dokumentiert werden? Viele Empfehlungen basieren auf Befragungen von Betroffenen. Deren Darlegungen sind erfahrungsgemäß eher unzuverlässig, subjektiv gefärbt oder beruhen auf Angaben in einem begrenzten Zeitraum, meist sogar nur der letzten Jahre vor der Erkrankung. Dem steht entgegen, dass in der Regel viele Jahre, ja Jahrzehnte bis zur Entwicklung von Krebsvorstufen und deren bösartiger Entartung vergehen. Weitere Jahre braucht es, bis latente Frühkarzinome sich schließlich zu einer manifesten Krebserkrankung entwickeln, die sich auch auf andere Organe ausdehnt. Risikofaktoren können über das gesamte Leben eine Rolle spielen bzw. Mutationen

➡

Methodische Aspekte, die bei der Beurteilung von Studien zur Krebsvorbeugung zu beachten sind

> verursachen, und/oder das Wachstum von Tumorzellen beschleunigen. *Langjährige Ernährungsgewohnheiten haben eine größere Bedeutung als kurzfristige „Diätsünden".*
>
> - *War die Anzahl der untersuchten Personen repräsentativ?* Die Anzahl der untersuchten Probanden und analysierten Verläufe ist häufig zu gering. Oft werden keine altersangepassten Analysen vorgenommen, obwohl das Gewebe bei jungen Menschen anders auf Schadstoffe reagiert als bei älteren und sich die Fähigkeit zu Reparatur und Elimination von Krebsgenen mit der Zeit ändert. *Studien, in denen der überprüfte Personenkreis klein und außerdem selektiv und nicht repräsentativ ist, sind wenig aussagekräftig.*
>
> - *Handelt es sich tatsächlich um Untersuchungen bei Menschen?* Häufig werden Erfahrungen aus Tierversuchen und Studien mit Zellkulturen auf Menschen übertragen, *was nicht statthaft ist.*
>
> - *Wurden die unterschiedlichen Ergebnisse der Vergleichsgruppen in Relativprozent oder Absolutzahlen angegeben?* In einigen Studien werden Vergleiche und Ergebnisse in Prozent, in anderen wiederum in absoluten Zahlen ausgedrückt. *Angaben in Relativprozenten vermitteln im Gegensatz zu Absolutzahlen einen übertriebenen Eindruck.*
>
> - *Handelt es sich um eine einzelne oder um die Zusammenfassung mehrerer Studien?* Viele Empfehlungen zur Vorbeugung gegen Prostatakrebs sind in den letzten Jahren in kontrollierten Studien überprüft und so genannten systematischen Übersichten (Metastudien) zusammengefasst worden. *Schlussfolgerungen und Empfehlungen auf dem Boden von Metastudien sind zuverlässiger als solche aus einzelnen Studien.*
>
> - *Handelt es sich um eine retro- oder prospektive Studie?* Ergebnisse und Schlussfolgerungen von retrospektiven Studien müssen kritisch gewertet werden. *Prospektive Studien sind aussagefähiger. Sie sind jedoch weitaus in der Minderzahl.*

Die größte Relevanz haben „Interventionsstudien". In ihnen wird der Einfluss einer bestimmten Maßnahme oder eines Wirkstoffes – am besten randomisiert, placebokontrolliert und doppelblind – innerhalb einer definierten Gruppe untersucht.

Solche Interventionsstudien gibt es zu Fragen einer eventuellen Beeinflussung des Prostatakrebsrisikos durch die Ernährung nicht. Es wird sie voraussichtlich auch in Zukunft nicht geben. Ein Grund hierfür – neben ethischen Bedenken – ist die notwendige Dauer einer solchen Studie. Sie müsste Jahrzehnte dauern, um relevante Ergebnisse zu erzielen. Es ist kaum zu erwarten, dass eine bestimmte Ernährungsweise kurzfristige Auswirkungen auf das Krebswachstum hat.

Welche Bedeutung hat die EPIC-Studie?
Welche Schlussfolgerungen erbrachte sie bislang?

Zur Frage möglicher Zusammenhänge von Krebs und Ernährung sind in den letzten Jahren einige quantitativ und qualitativ aufwändige, prospektive und kontrollierte Studien durchgeführt worden, die erhebliche Korrekturen von Vorstellungen und Schlussfolgerungen älterer Ergebnisse nach sich zogen.
Zu nennen ist hier die EPIC-Studie (EPIC = European Prospective Investigation into Cancer and Nutrition), die seit 1989 bei mehr als 500.000 Gesunden in verschiedenen Ländern Europas durchgeführt wird (Van Gils et al. 2005, Riboli 2001, Bofetta et al. 2010). Sie enthält wesentliche Daten des Lebensstils, darunter Detaildaten zum Körpergewicht, zur körperlichen Aktivität, zur Ernährung, zum Tabakstoff-/Nikotinabusus, zum Alkoholkonsum und den im Studienverlauf auftretenden Erkrankungen (http://epic.iarc.fr).
Generell zeichnet sich in der – 2015 noch nicht beendeten – Studie ab, dass kaum eine der früheren Behauptungen zur Ernährung zuverlässig untermauert war. Sie ergab, dass einige Ernährungsfaktoren in ihrer Wirkung überschätzt, andere unterschätzt, manche auch völlig falsch eingeschätzt wurden. Sie misst insgesamt den Einflüssen der Ernährung auf die Krebsentstehung eine geringere Bedeutung bei als frühere Studien, bestätigt aber auch manche der schon lange gemachten Beobachtungen, Vermutungen und Empfehlungen (Linseisen et al. 2007, Boeing 2007, Bofetta et al. 2010).

Beeinflusst Übergewicht das Prostatakrebsrisiko?

Zusammenhänge zwischen starkem Übergewicht (Fettleibigkeit) und Prostatakrebs sind in vielen Beobachtungsstudien dokumentiert. Fettleibigkeit soll ein eigenständiger Risikofaktor sein, unabhängig von der körperlichen Aktivität und von einem Typ-2-Diabetes. Besonders gefährdet sollen Männer mit „Bauchfett" und Männer afrikanischer Herkunft sein (Pischon et al. 2008, Giovannucci et al. 1997, Brown et al. 2009).
Vieles spricht dafür, dass sich Übergewicht wachstumsbeschleunigend auf Karzinomzellen auswirkt. Bestätigt wird diese Vermutung durch die Erfahrung, dass die Erkrankung – einmal ausgebrochen – bei Übergewichtigen aggressiver verläuft (Hayashi, N et al. 2014). Sie breitet sich schneller aus und führt früher zum Tod. Möglicherweise werden jedoch nicht die Tumorzellen selber, sondern „nur" die Biologie des sie umgebenden Gewebes beeinflusst, so dass sich die Krebszellen eher ausbreiten können.

> Zusammenhänge zwischen starkem Übergewicht (Fettleibigkeit) und Prostatakrebs sind in vielen Beobachtungsstudien dokumentiert

Es gibt massiv Übergewichtige („Happy Obese"), die weder zu Diabetes und Herz- noch zu Krebserkrankungen neigen. Ursächlich nimmt man bei ihnen als schützende Ursache eine bestimmte Enzymausstattung an (verminderte Hämoxygenase-1).

Ab wann ist man übergewichtig?
Ab welchem Übergewicht ist man krebsgefährdet?

Übergewichtig ist man gemäß Definition der Weltgesundheitsorganisation (WHO), wenn der Body-Mass-Index (Körpergewicht in kg dividiert durch Körpergröße in m hoch zwei) über 25 liegt. Ein 1,80 m großer Mann mit 85 kg ist demnach übergewichtig. Starkes Übergewicht – medizinisch auch „Fettsucht" oder „Adipositas" (Obesity) genannt – liegt vor, wenn der Body-Mass-Index (BMI) größer als 30 ist. 16 % aller Männer sollen adipös sein.

Die Definition, ab welchem Körpergewicht man krebsgefährdet ist, bleibt umstritten. Man teilt heute allgemein die Auffassung, dass mit zunehmendem Alter die Grenze von Normal- zu gefährlichem Übergewicht steigt. Ein BMI von 24 bis 29 ist bei älteren Männern (>65 Jahre) nicht Besorgnis erregend, hingegen stellt ein BMI zwischen 27 und 29 bei jüngeren Menschen einen Risikofaktor dar. Ein eindeutiges Prostatakrebsrisiko besteht nur bei starkem Übergewicht (BMI >30); bei mittlerem (BMI zwischen 26 und 30) sind die Risiken weniger deutlich, wenn überhaupt.

Ein eindeutiges Prostatakrebsrisiko besteht nur bei starkem Übergewicht (BMI >30); bei mittlerem (BMI zwischen 26 und 30) sind die Risiken weniger deutlich, wenn überhaupt.

Beispiel: Ein Mann ist 1,76 m groß, 32 Jahre alt und 78 kg schwer. Sein Body-Mass-Index beträgt 78 kg/(1,76 m x 1,76 m) ≈ 25,18 kg/m² → minimales Übergewicht.

Das Körpergewicht – oder den BMI – als alleinige Messgröße für ein Erkrankungsrisiko zu benutzen, ist nach neueren Erkenntnissen problematisch und überholt. Bloße Gewichtsmessungen und der BMI haben den großen Nachteil, dass das Gewicht von Muskeln

Einteilung des Gewichts nach dem Body-Mass-Index (BMI)

- <18,5 kg/m² = Untergewicht
- 18,5 kg/m² bis 24,9 kg/m² = Normalgewicht
- 25,0 kg/m² bis 29,9 kg/m² = Übergewicht
- >30,0 kg/m² = Adipositas (starkes Übergewicht, Fettsucht)
- 30 bis 35 kg/m² = Adipositas Grad 1
- 35 bis 40 kg/m² = Adipositas Grad 2
- >40,0 kg/m² = Adipositas Grad 3 (Adipositas permagna)

und Fettgewebe sowie die Größe, das Alter, trotz ihrer ungleichen Bedeutung für die Krebsgefährdung unterschiedslos in die Bestimmung eingehen. Fett hat jedoch bei der Risikoabschätzung eine große Bedeutung. Würde man den BMI als alleinige Messgröße nehmen, so fielen Sportler mit viel Muskelmasse rein rechnerisch in die Kategorie „übergewichtig" und wären somit krebsgefährdet, obwohl sie insgesamt wegen ihrer stärkeren körperlichen Aktivität wahrscheinlich ein geringeres Erkrankungsrisiko haben als Normalgewichtige.

Besonders gefährdet sollen Männer mit „Bauchfett" sein (Pischon et al. 2008, Giovannucci et al. 1997, Brown et al. 2009). Bei ihnen verteilt sich das Fett nicht über den ganzen Körper, sondern bleibt auf die Bauchregion konzentriert. So haben Männer mit einem Taillenumfang von mehr als 120 cm ein erhöhtes Krebsrisiko. Ein „Apfelbauch" (dünne Beine, dicker Bauch) ist mit einem größeren Erkrankungsrisiko assoziiert als ein „Birnenbauch" (überschüssiges Fett, vor allem an den Oberschenkeln). Viele Experten messen daher dem Taille-Hüft-Verhältnis (Waist-Hip-Ratio) eine hohe Bedeutung bei. Die Waist-to-Hip-Ratio errechnet sich aus dem Quotienten des Taillen- und des Hüftumfangs in cm. Ein erhöhtes Risiko besteht bei Männern ab 92 cm.

> Besonders gefährdet sollen Männer mit „Bauchfett" sein

Das Unterhautfettgewebe gilt als weitgehend harmlos. So sollen beispielsweise Sumo-Ringer trotz ihrer beeindruckenden Körpermasse – wenn man von Gelenkbeschwerden absieht – kein größeres Erkrankungsrisiko haben. Bei ihnen sind zwar die äußeren Körperschichten gut gepolstert, dank eines straffen Trainingsprogramms findet sich zwischen Leber und Milz aber praktisch kein überflüssiges Fett.

Diese Tatsache erklärt möglicherweise auch, warum sich das Krebsrisiko übergewichtiger Menschen bei körperlicher Aktivität verringert. Mangelnde körperliche Aktivität und Übergewicht scheinen in vielen Fällen voneinander unabhängige Risikofaktoren zu sein.

Wie erklärt man die Krebs fördernde Wirkung von starkem Übergewicht?

Es gibt hierfür mehrere Hypothesen:
- So soll Übergewicht ein günstigeres Mikromilieu im Prostatagewebe erzeugen, das die Invasion von Krebszellen fördert.
- Auch sollen die Insulinresistenz und der assoziierte, hohe Insulinspiegel – ein gemeinsamer Risikofaktor für Adipöse und Typ-2-Diabetiker – das Tumorwachstum stimulieren. Die im Fettgewebe produzierten Adipokine und Signallipide sollen das Zellwachstum fördern (Hoda et al. 2010).

> Übergewicht soll ein günstigeres Mikromilieu im Prostatagewebe erzeugen, das die Invasion von Krebszellen fördert

- Häufig kommt es zu subakuten chronischen Entzündungen, die tumorwachstumsfördernde Gene oder Signalwege aktivieren.
- Fettgewebe produziert Adipokine und Signallipide wie Eicosanoide, Phosphoinositide, Sphingolipide und Fettsäuren, die das Zellwachstum anregen. Die mit Übergewicht assoziierte Insulinresistenz führt zu einer kompensatorischen Vermehrung Insulin ähnlicher Substanzen (IgF1), welche die Bösartigkeit von Krebsvorstufen fördern.
- Übergewichtige sind meist wenig körperlich aktiv. Körperliche Inaktivität gilt allgemein als Krebsrisikofaktor.
- Übergewichtige haben meist eine Fettleber, die ein Risikofaktor sein soll.
- Übergewicht ist oft die Folge von kalorienreicher Ernährung, häufigem Fleischverzehr, reichlichem Alkoholkonsum und wenig Bewegung. Sie alle sind mögliche Risikofaktoren.
- Sicherlich spielt die Vererbung auch eine Rolle. Bestimmte vererbbare Moleküle – z. B. Hämoxygenase (HO-1) – sollen mit über die Gesundheit und Krankheit von stark Übergewichtigen entscheiden.
- Hormonelle Interaktionen werden von vielen Experten in Betracht gezogen (Hoda et al. 2010), allerdings ist eine Stimulation durch Testosteron eher unwahrscheinlich. Im Gegenteil, der niedrigere Androgenspiegel im Blut adipöser Männer könnte sich sogar Krebs fördernd auswirken, weil die hormonunabhängigen, und somit bösartigeren Krebszellen einen Selektionsvorteil haben (Hayashi et al. 2014).

Fördert eine fleisch- und fettreiche Ernährung Krebs?

> Von den meisten Experten wird auf Krebs fördernde Einflüsse einer fleisch- und fettreichen Ernährung hingewiesen

- Von den meisten Experten wird auf Krebs fördernde Einflüsse einer fleisch- und fettreichen Ernährung hingewiesen (Giovanucci et al. 1992 und 1993, Kristal et al. 2010). Sie weisen auf die wesentlich selteneren Prostatakrebserkrankungen in Japan und China hin, wo die Ernährung arm an tierischen Fetten und Milchprodukten ist. Verglichen mit China essen Europäer vier- bis elfmal so viel tierisches Eiweiß in Form von Fleisch, Wurst, Käse, Milch, Eiern und Fisch. Seit dem Ende des Zweiten Weltkrieges ist es jedoch auch zu einem steigenden Konsum an Milch (20fach), Fleisch (9fach) und Eiern (7fach) in Ostasien gekommen und parallel dazu zu einem Anstieg der Prostatakrebssterblichkeit um das 25fache (Ganmaa et 19 2003).
- Es ist unklar, ob sämtliche oder nur bestimmte Fleischsorten und nicht eher die Zubereitung des Fleisches (roh, medium, well done) bzw. die Art seiner Verarbeitung sich Krebs gefährdend

auswirken. Einige Experten verweisen auf die oft erhöhte IgF-1(Insulin like Growth Factor)-Konzentration im Blut, die zu einem „oxydativen Stress" durch freie Radikale führe und auf diesem Wege das Krebswachstum fördere.
- Zwar ist nicht sicher belegt, ob Transfette tatsächlich zu Diabetes, hohem Blutdruck, Allergien und zu einem größeren Krebsrisiko führen, jedoch stimmt es bedenklich, dass 2015 die amerikanische Bundesbehörde für Lebens- und Arzneimittelsicherheit (FDA) für Restaurants ein Verbot der Fette wegen Gesundheitsgefährdung verhängt hat.
- Beobachtungen aus der EPIC-Studie verdächtigen einen hohen Fleischkonsum.

Ist „Fast Food" Krebs fördernd?

„Fast Food" ist äußerst kalorienreich; es enthält viel Fett, gesättigte Fettsäuren, Zusatzstoffe, Zucker und Salz. Schon allein deswegen ist Fast Food ungesund. Einige Experten halten das bei der Erhitzung von Pommes Frites entstehende Acrylamid für erbgutschädigend.

Fast Food ist auch wegen seines hohen Glykämischen Index (GI) nicht ratsam. Je höher der Glykämische Index einer Ernährung, desto höher die Insulinausschüttung, umso stärker die Krebsförderung, meinen viele Experten! Der Glykämische Index ist ein Maß für die Blutzucker steigernde Wirkung von Nahrungsmitteln. Er ist bei Süßigkeiten und Fast Food besonders hoch.

> Je höher der Glykämische Index einer Ernährung, desto höher die Insulinausschüttung, umso stärker die Krebsförderung

Begünstigen Milch und Milchprodukte die Krebsgefährdung?

Die in einigen Studien gemachten Beobachtungen sprechen für einen negativen Einfluss. (Gao et al. 2005, Kristal et al. 2010). Experten begründen dies unter anderem mit der Beobachtung, dass in China und Japan, wo Prostatakarzinome seltener sind, so gut wie keine Milchprodukte konsumiert werden. Milchprodukte konnten sich in Japan, China und Korea wegen der dort häufigen Laktoseintoleranz nämlich nicht in gleicher Weise wie in Europa etablieren. Das Max-Rubner-Institut (MRI) meint, dass die Ursache für das erhöhte Krebsrisiko nicht an dem, in Milchprodukten enthaltenem Kalzium liege, sondern auf den Fettgehalt zurück zu führen sei (Skinner et al. 2009). Milch und Milchprodukte enthalten einen hohen Anteil gesättigter Fettsäuren. Außerdem befinden sich in der Milch insulinähnliche Wachstumsfaktoren wie IgF-1.

Vor einer zu hohen Kalziumaufnahme wird auch wegen möglicher Nebenwirkungen auf den Herz-Kreislauf gewarnt. Auf eine Nahrungsergänzung durch Kalzium und Folsäure sollten Männer auch wegen möglicherweise drohender Herz-Kreislauf-Probleme verzichten (Vollset et al. 2013, Giovannucci et al. 2006, Mitrou et al. 2007, Halthur et al. 2009, Williams et al. 2012).

Ist ein Vitaminmangel für Prostatakrebs (mit)verantwortlich?

Vitaminmangelzustände haben, zumindest in Europa, eine wesentlich geringere Bedeutung als früher angenommen (Bofetta et al. 2010).

Zwar haben Krebspatienten oft einen niedrigeren Vitaminspiegel im Blut, der aber eher Folge als Ursache der Erkrankung ist. Viele Therapiestudien belegen, dass sich trotz laborchemisch feststellbarer Normalisierung eines zuvor erniedrigten Vitaminspiegels keinerlei positive Auswirkungen auf die Krebsentwicklung ergeben. Es bestätigt sich immer wieder, dass ein verbesserter Laborwert noch lange nicht bedeutet, dass es einem Patienten auch besser geht!

Bestimmte Nahrungs- und Nahrungsergänzungsmittel, Enzyme, Mineralstoffe und Spurenelemente, die in der Vergangenheit häufig zur Steigerung der Abwehrkräfte und zur Krebsverhinderung eingenommen wurden, gelten heute sogar als schädlich. Einige können sogar das Wachstum von Krebszellen stimulieren.

Ein hoher Folsäure-Spiegel kann bei genetischer Vorbelastung zu Darmkrebs führen und soll auch für Prostatakrebs ein ungünstiges Zeichen sein (Wang et al. 2014), nach Vitamin-D-Gaben soll das Risiko für Bauchspeicheldrüsenkrebs steigen, Vitamin E und Beta Karotin erhöhen das Lungenkrebsrisiko bei Rauchern, Vitamin-E-Präparate fördern möglicherweise die Entwicklung von Prostatakrebs (Tombal 2012).

Alarm löste 2007 die Beobachtung einer Studie des Nationalen Krebsforschungsinstituts der USA aus, in der es um Auswirkungen von Multivitaminpräparaten auf das Prostatakrebsrisiko ging (Lawson et al. 2007). Die Teilnehmer der einen Studiengruppe hatten hoch dosierte Vitamine erhalten, jene der anderen Placebo-Präparate. Die Erkrankungen in der „Vitamingruppe" waren häufiger aggressiv. Viele hatten sich schon ins Gewebe ausgebreitet und Metastasen gebildet.

Vitamine und Mineralstoffe, die in Obst und Gemüse reichlich enthalten sind, haben hingegen noch niemandem geschadet, ja die meisten Ernährungsexperten erwarten nach wie vor ein niedrigeres Krebsrisiko, wenn bevorzugt Gemüse, und weniger Fleisch gegessen wird.

Verursacht ein Vitamin-D-Mangel Krebs?

Bei aggressiven Tumoren ist der Vitamin-D-Spiegel häufig erniedrigt, was jedoch nicht damit gleichbedeutend ist, dass ein hoher Vitamin-D-Spiegel schützt. Neuere Studien bezweifeln einen Einfluss auf die Krebsentwicklung (Zeeb und Greinert 2010, Hahne 2011) und halten einen Vitamin-D-Mangel eher für eine Folge als Ursache von Krebs.

Können Vitamine und Spurenelemente (z. B. Selen und Zink) sich Krebs fördernd auswirken?

Es gibt Mutmaßungen, dass sich nach längerer Einnahme von Vitamin E und Selen das Prostatakarzinomrisiko erhöht (Lippman et al. 2009, Tombal 2012). In der Select-Studie (Klein et al. 2011), in der ursprünglich eine Schutzwirkung von Vitamin E und Selen nachgewiesen werden sollte, stellte sich zur großen Überraschung das Gegenteil heraus. Männer, die täglich Vitamin E in handelsüblichen Dosierungen einnahmen, erkrankten tendenziell häufiger an Krebs, der zudem besonders bösartig war. Bei den Studienteilnehmern, die Selen erhalten hatten, kam es häufiger zu Diabetes und überdurchschnittlich oft zu Krebs.
Die Beobachtung, dass Prostatakarzinom-Erkrankte häufig erniedrigte Zinkspiegel aufweisen und Zink sowohl das Zellwachstum als auch das Invasionspotential von Karzinomzellen unterdrückt, hat zu der Hypothese einer Schutzwirkung von Zink geführt. In der „Health Professionals Follow-Up Study" stellte man aber fest, dass sich bei einer täglichen Zinkaufnahme von mehr als 100 mg das Prostatakarzinomrisiko eher erhöht. Hochdosiertes Zink fördert die Entstehung von Prostatakrebs und anderen Tumoren des Urogenitaltraktes.

Ist Alkohol ein Risikofaktor?

Zwar gibt es viele Forschungsstudien, die sich mit der Frage eines möglichen Zusammenhangs von Prostatakarzinomen und Alkohol befasst haben, jedoch gibt es keine überzeugende Studie, die dies eindeutig nachgewiesen hätte.
Der Grund für die unterschiedlichen Ergebnisse und Empfehlungen könnte in der Abhängigkeit der Alkoholverträglichkeit von ethnischer Zugehörigkeit, Geschlecht, Alter, Körpergewicht, allgemeinem Gesundheitszustand, Begleiterkrankungen und vielen anderen Faktoren liegen.

> Zwar gibt es viele Forschungsstudien, die sich mit der Frage eines möglichen Zusammenhangs von Prostatakarzinomen und Alkohol befasst haben, jedoch gibt es keine überzeugende Studie, die dies eindeutig nachgewiesen hätte

Während die meisten Experten keinen Zusammenhang feststellen können, gehen einige von einem erhöhten Risiko nur bei starkem Alkoholkonsum aus: d.h. bei 50 und mehr g Alkohol täglich (Kristal et al. 2010). Sie sagen, chronischer Alkoholkonsum führe zur Erhöhung einiger Hormonspiegel im Blut, so von Testosteron und Insulin, denen eine Wachstum fördernde Wirkung von Prostatakrebszellen nachgesagt wird. Dieser Vorstellung steht allerdings die Erfahrung entgegen, dass diese Hormone bei einer alkoholbedingten Leberzirrhose eher erniedrigt und die Östrogene erhöht sind, weswegen eine Leberzirrhose das Krebswachstum hemmen müsste (Watters et al. 2010).

Früher hatte man besonders den Bierkonsum für gefährlich gehalten. Heute führt man jedoch die häufigeren Krebserkrankungen bei Biertrinkern auf deren häufiges Übergewicht zurück. Bier ist sehr kalorienreich.

Wirkt sich häufiger Kaffeegenuss Krebs fördernd aus?

Hierfür gibt es keinerlei Hinweise. Im Gegenteil, einige Beobachtungen weisen darauf hin, dass starke Kaffeetrinker weniger häufig an Prostatakrebs sterben (Wilson et al. 2011 und 2013). Die im Kaffee enthaltenen antioxydativen und antientzündlichen Substanzen könnten eine Schutzwirkung haben.

Haben Süßstoffe einen Einfluss?

Lange Zeit wurde der Süßstoff Aspartam mit diversen Gesundheitsgefahren in Verbindung gebracht. Eine ausführliche Untersuchung der EU-Lebensmittelbehörde (Efsa) hat jedoch ergeben, dass der künstliche Süßstoff in den erlaubten Mengen für Verbraucher ungefährlich ist. Die empfohlene Tageshöchstdosis in der EU liegt bei 40 mg pro kg Körpergewicht. Ein Kind mit 20 kg Körpergewicht könnte der Efsa zufolge täglich anderthalb Liter, mit Aspartam gesüßte Limonade trinken, ohne den Grenzwert zu erreichen. Sicher ist, dass Süßstoffe nicht die Insulinsekretion anregen.

Im Gegensatz zu Aspartam wird bei natürlichen Süßstoffen wie Stevia[R] bislang kein Verdacht geäußert. Zu Steviosid – dem süßenden Glykosid-Gemisch aus der Stevia-Pflanze – liegen allerdings, im Gegensatz zu den anderen in Deutschland zugelassenen Süßstoffen, bislang die wenigsten Sicherheitsdaten vor. Langzeitstudien fehlen. Stevia[R] als Süßmittel ist erst seit Ende 2011 in der Europäischen Union zugelassen.

Immunologische Einflüsse, Infektionen

Gibt es Zusammenhänge zwischen Immunabwehr und Prostatakrebsrisiko?

Zwar gibt es keinen eindeutigen Beweis, aber nahe liegende Hinweise, dass der Immunabwehr eine nicht unbeträchtliche Rolle bei der Krebsentstehung zukommt. Beobachtungen sprechen dafür, dass sich bei einer Immunabwehrschwäche die Gefährdung durch andere Risiken erhöht.

Die körpereigene Abwehr ist ein sehr komplexes Geschehen, das sich aus vielen einzelnen immunologischen Abläufen und Einflussfaktoren zusammensetzt. Was für einzelne Abläufe der Immunabwehr förderlich ist, kann auf andere blockierend wirken. Welche Schritte in der „Immunkaskade" schließlich für die Auslösung und Manifestation einer Krebserkrankung bzw. die Aktivierung und Wegbereitung von Onkogenen oder die Inaktivierung von Reparaturgenen verantwortlich sind, ist noch weitgehend unklar. Ob und inwiefern belastungsabhängige Veränderungen im Immunsystem für die Entstehung einer Krebserkrankung von Bedeutung sind, ist weit weniger gesichert, als oft angenommen.

Vorstellbar ist eine Krebs fördernde Wirkung lokaler immunologischer Störungen in der Prostata. Eine ständige Immunreizung, wie sie bei einer chronischen Entzündung stattfindet, könnte bei der Krebsentstehung eine gewisse Bedeutung haben. Eine lokale Schwächung der Immunabwehr könnte auch der Grund sein.

Die Beobachtung, dass bei unbehandelten AIDS-Patienten Krebs häufiger auftritt, frühzeitiger und auch bösartiger verläuft, lässt aber eher auch auf systemische immunologische Einflussfaktoren schließen. Hierfür spricht auch, dass nach einer erfolgreichen AIDS-Therapie, wenn sich die Immunabwehr stabilisiert hat, das Krebsrisiko abnimmt. HIV-Viren verursachen zwar selber keinen Krebs, wirken jedoch indirekt wie ein Kofaktor, da die durch sie verursachte Schwächung der Immunabwehr die Aggressivität der Tumorzellen verstärkt wird. Die bei Transplantierten häufige Immunabwehrschwäche wird auch für die bei ihnen häufiger anzutreffenden Krebserkrankungen verantwortlich gemacht. Die zur Verhinderung der Transplantatabstoßung eingenommenen Medikamente erhöhen das Krebsrisiko.

Eine ständige Immunreizung, wie sie bei einer chronischen Entzündung stattfindet, könnte bei der Krebsentstehung eine gewisse Bedeutung haben

Gibt es Zusammenhänge mit Infektionen?

Man nimmt an, dass die Proliferative Inflammatorische Atrophie (PIA) Folge einer Infektion und eine Vorstufe zum Prostatakarzinom ist. Als Erreger dieser Krebsvorstufe werden Mycoplasmen, Chlamydien, Trichomonaden, HPV und HIV diskutiert (Nelson et al. 2004, Wright et al. 2012).

Geschlechtskrankheiten – besonders eine chronische Gonorrhö – verdoppeln das Erkrankungsrisiko. Es ist aber unwahrscheinlich, dass hierfür die Infektionskeime selber verantwortlich sind; eher sind es die, sich im Verlauf einer chronischen Entzündung entwickelnden Stimuli, die das Zellwachstum anregen. Chronische lokale Entzündungsreaktionen könnten auf epigenetischem Weg zu einer Inaktivierung bestimmter Reparaturgene führen (Caini et al. 2014).

> Geschlechtskrankheiten – besonders eine chronische Gonorrhö – verdoppeln das Erkrankungsrisiko

Spielen Virusinfektionen eine Rolle?

Prostatakrebs ist nicht ansteckend; von einigen Experten wird allerdings eine Mitbeteiligung von Viren (Humane Papillomaviren = HPV) in Betracht gezogen (Julius et al. 2011). Das häufige Vorkommen von Humanen Papillomaviren im Prostatakrebsgewebe spricht hierfür (Taylor et al. 2005, Brookman-May et al. 2010). Auch andere Viren (Retroviren vom Typ XMRV, Gammaretroviren) sowie Trichomonaden und Chlamydien sind oft im Krebsgewebe nachweisbar. Sie sind Erreger sexuell übertragbarer Krankheiten. Eine direkte, ursächlich zu Prostatakrebs führende Infektion, mit z. B. humanen Papillomaviren, gilt als unwahrscheinlich.

Gibt es Zusammenhänge zwischen Psyche, Immunabwehr und Krebs?

Die so genannte Psychoneuroimmunologie, ein in den 1990er Jahren in der Öffentlichkeit viel beachtetes Forschungsgebiet, hat bisher weit weniger greifbare Ergebnisse geliefert als erhofft. Ob und inwiefern stressabhängige Veränderungen im Immunsystem für die Entstehung einer Krebserkrankung von Bedeutung sind, ist bisher kaum gesichert.

Hormonelle Einflüsse

Welchen Einfluss haben Geschlechtshormone?

Sicher ist, dass Hormone (Androgene, Östrogene, aber auch insulinähnliche Faktoren) einen Einfluss auf die Entwicklung eines Prostatakarzinoms haben.
Die derzeitige Vorstellung von der Prostatakarzinomentwicklung geht von zwei Entwicklungsphasen aus, einer hormonunempfindlichen und einer hormonempfindlichen. In der „hormonunempfindlichen Phase" kommt es, infolge mutagener Substanzen, Entzündungsreaktionen und Sauerstoffradikalen zu Genmutationen und zur bösartigen Entartung einiger Zellen (Krebsinitiation); in der zweiten Phase (Krebspromotion) beeinflussen Hormone die weitere Entwicklung; aus latenten Karzinomen werden dann aggressive Tumore.
Die zweite Phase wird auch als androgen-sensitiv bezeichnet, da besonders Androgene (Testosteron) die Aggressivität, das Krebswachstum und die Metastasierung fördern (Dennis 2002, Nelson 2007). Testosteron ist somit ein Tumorpromotor, d. h. hat keinen Einfluss auf die Krebsentstehung, jedoch stimuliert es die Krebsentwicklung.

Kommt es bei hohem Testosteronspiegel im Blut zu einer Krebsgefährdung?

Ein eindeutiger Zusammenhang zwischen der Höhe des Testosteronspiegels im Blut und der Entstehung von Krebszellen (Tumorinitiation) ist nicht feststellbar, jedoch sind Einflüsse auf die weitere Entwicklung von Prostatakrebszellen sehr wahrscheinlich (Tumorpromotion) (Morgentaler 2006). Invasive Karzinomerkrankungen sind bei Männern extrem selten, die vor der Pubertät beide Hoden verloren.
In Tierversuchen konnten durch die Gabe von Androgenen invasive Prostatakarzinome ausgelöst werden. Das Risiko stieg bei ihnen auf etwa das Doppelte gegenüber einer niedrigen Testosteronkonzentration (Shaneyfelt, T et al. 2000).
Medikamente, die die Wirkung von Androgenen herabsetzen (Antiandrogene), hemmen die Krebsentwicklung.
Bei jungen Männern mit Prostatakarzinom weisen die testosteronbindenden Androgenrezeptoren eine erhöhte Aktivität auf, wodurch eine ganze Reihe von Genen verändert und die Krebsentwicklung erleichtert wird.

Hat die Zeugungsfähigkeit einen Einfluss?

Es gibt Beobachtungen aus mehreren Studien, wonach zeugungsunfähige Männer um den Faktor 2,6 häufiger an hochgradig-malignen Prostatakarzinomen erkranken als ihre Geschlechtsgenossen mit funktionierender Samenproduktion. Die Ursache ist unklar.

Hat die Körpergröße einen Einfluss?
Hat die Länge der Finger eine Bedeutung?

Die Körpergröße hat einen offensichtlichen Einfluss. Je größer ein Mann ist, desto höher ist sein Krebsrisiko.
Männer, deren Zeigefinger länger als der Ringfinger ist, sollen nach einigen Studien weit weniger erkranken (Rahman et al. 2010). Man vermutet, dass dies mit dem Testosteronspiegel in der Embryonalzeit zusammenhängt. Wenn auf den männlichen Fötus weniger Testosteron einwirkt, dann entwickelt er einen längeren Zeigefinger, behaupten die Forscher.

Geht vorzeitiger Haarausfall mit einem höheren Prostatakrebsrisiko einher?

Weil sowohl Haarausfall als auch Prostatakrebs durch Androgene beeinflusst werden, liegen Vermutungen eines Zusammenhangs nahe. Die meisten diesbezüglichen Beobachtungsstudien zeigen aber lediglich geringfügige Auffälligkeiten bei vorzeitigem Haarausfall in sehr jungen Jahren (bei 20- bis 30jährigen ein OR = 1,25). Afroamerikaner mit vorzeitiger Glatzenbildung sind besonders gefährdet.
Ein späterer Haarausfall (bei über 30jährigen) scheint keinen Einfluss zu haben.

Fördert Insulin das Tumorwachstum?

Seit einigen Jahren mehren sich Hinweise, dass ein erhöhter Insulinspiegel sowie insulinähnliche Hormone die Ursache für häufigere Krebserkrankungen bei Übergewichtigen und Typ-2-Diabetikern sind. Bei stark adipösen Menschen liegt in der Regel eine Hyperinsulinämie vor. Sie ist möglicherweise Ursache dafür, dass dicke Männer ein erhöhtes Krankheitsrisiko haben (Shaneyfelt et al. 2000).
Insulin reguliert nicht nur den Zuckerspiegel im Blut, sondern ist auch ein Wachstumsfaktor für Zellen. Da Krebszellen in der Lage sind, deutlich mehr Insulinrezeptoren auszubilden als gesundes

> Da Krebszellen in der Lage sind, deutlich mehr Insulinrezeptoren auszubilden als gesundes Gewebe, sollen sie sich bei hohem Insulinspiegel besonders rasch vermehren

Gewebe, sollen sie sich bei hohem Insulinspiegel besonders rasch vermehren.

Die Tumorförderung bei erhöhtem Insulinspiegel könnte allerdings auch damit zusammenhängen, dass Insulin den Abbau von Fett hemmt und die Entwicklung einer Fettleber begünstigt (Garrett et al. 2012).

Dass eine Ernährung, die den Blutzucker- und damit auch den Insulinspiegel stark und lange ansteigen lässt (hoher Glykämischer Index), auch das Krebsrisiko erhöht, wird zunehmend von Ernährungsexperten in Erwägung gezogen, weswegen allgemein vor Süßspeisen und Softdrinks sowie vor Fast Food gewarnt wird.

Gegen eine Beeinflussung des Prostatakrebsrisikos durch Insulin und Insulinähnliche Faktoren (IGF1) sprechen allerdings Beobachtungen, dass Karzinomerkrankungen bei Diabetikern (Typ 2) nicht öfter als bei Gesunden vorkommen. Typ 2 Diabetes ist bekanntlich mit einer Insulinresistenz und einer kompensatorischen Hyperinsulinämie vergesellschaftet.

Vor einigen Jahren wurde der Verdacht geäußert, dass sich das, bei Diabetikern häufig verabreichte, Insulin Glargin (Lantus^R) Krebs fördernd auswirkt. In späteren Studien konnte allerdings keine erhöhte Krebsrate nachgewiesen werden (Northern European Diabestes Study).

Beeinflusst ein Vitamin-D-Mangel das Krebsrisiko?

Vitamin D wird auch als Sonnenhormon bezeichnet, weil es sich bevorzugt bei Sonnenlicht bildet. Ein Vitamin-D-Mangel wird für zahlreiche chronische Erkrankungen, so auch für ein erhöhtes Prostatakarzinomrisiko verantwortlich gemacht (Tuohimaa et al. 2004). Heute geht man jedoch davon aus, dass ein Vitamin-D-Mangel nicht Ursache, sondern Folge zahlreicher Krankheiten, so auch von Krebs, ist. Auch gibt es Hinweise, dass sich ein hoher Vitamin-D-Spiegel im Blutserum eher ungünstig auf das Erkrankungsrisiko auswirkt (Yongha, Xu et al. 2014).

Haben Fetthormone einen Einfluss?

Übergewichtige Männer bilden bevorzugt Fettpolster am Bauch. Besonders diese Fettdepots sollen die wachstumsfördernden Hormone Leptin und Adiponektin produzieren (Hoda et al. 2010, Richter 2008). Fettgewebe ist nicht nur ein wirkungsloser Energieballast, sondern auch ein stoffwechselaktives Gewebe mit zahlreichen Wechselwirkungen auf den Gesamtorganismus. Besonders im Bauchfett werden vermehrt Fettgewebshormone produziert, die zu einer ständigen Zellstimulation führen. Fettgewebe wirkt wie ein latenter Entzündungsherd, dessen Mediatoren zu einer ständigen Zellstimulation führen.

Normalerweise hemmt Insulin im Bauchfettgewebe die Fettspaltung. Die hierbei freigesetzten Fettsäuren gelangen in die Leberzellen, wo sie zu Leberverfettung führen. Menschen mit Krebsrisiko haben häufig eine Leberverfettung.

Demographische Risikofaktoren

Wie glaubhaft sind statistische Häufigkeitsangaben aus verschiedenen Ländern?

Die Frage, warum Menschen in einigen Regionen mehr, in anderen hingegen eher selten an Krebs erkranken, ist Gegenstand intensiver und teilweise kontroverser Diskussion. Nicht selten werden übereilte und falsche Rückschlüsse aus gemeldeten Häufigkeitsangaben gezogen.

Angaben zu demographisch bedingten Erkrankungsrisiken und Häufigkeitsfällen sollten daher sehr kritisch interpretiert werden. Manchmal ist es angebrachter, aufgrund der statistischen Angaben von „Entdeckungs"- statt Erkrankungsrisiken zu sprechen. Viele Gründe lassen sich dafür anführen.

- Die statistischen Häufigkeitsangaben von Prostatakrebserkrankungen in unterschiedlichen Ländern, Erdteilen oder Kulturkreisen beruhen weitgehend auf Angaben der Sterberegister, seltener auf solchen zur Erkrankungshäufigkeit, wie sie in modernen Krebsregistern dokumentiert werden. Häufigkeitsberichte (Inzidenz und Prävalenz) sind aber in keiner Weise identisch mit Angaben zur Sterblichkeit (Mortalität). Dies trifft auf Prostatakrebsfälle in besonderem Maße zu.
- Die unterschiedlichen Altershäufigkeiten werden oft nicht berücksichtigt. Dabei ist die Krebshäufigkeit in einer Region mit einem hohen Anteil alter Menschen im Vergleich zu einer solchen mit einer eher jüngeren Bevölkerung allein schon aufgrund der vorhandenen Altersstruktur erhöht. Gleiches gilt für die Krebssterbefälle. Nur wenn die Altersverteilung in der Bevölkerung berücksichtigt wird (altersspezifische Inzidenzraten), sind Berichte vertrauenswürdig.
- Auch ist die Qualität der in den Sterbebescheinigungen erwähnten Todesursachen äußerst uneinheitlich. Die meisten Prostatakrebspatienten sterben nicht „am Krebs, sondern mit dem

Krebs" an anderen, altersbedingten Gebrechen; der eine Arzt wird bei ihnen als Todesursache Prostatakrebs angeben, ein anderer Herzschwäche oder ein weiteres Gebrechen.
- Die meisten Statistiken geben keine Auskunft zu den in den jeweiligen Ländern praktizierten Vorsorgeuntersuchungen. Auch werden Meldungen von Krebsvorstufen und latenten Karzinomen unterschiedlich gehandhabt. Im einen Land werden sie in den Statistiken als Krebserkrankung aufgeführt, im anderen dagegen nicht registriert. Je häufiger in einem Land Krebsvorsorgeuntersuchungen erfolgen, desto häufiger werden zwangsläufig Tumorerkrankungen festgestellt und gemeldet. Insofern können – wegen der unterschiedlichen ärztlichen Versorgung und „Vorsorge"-Strategien – völlig falsche Eindrücke von der tatsächlichen Krebshäufigkeit entstehen. Es erscheint paradox, aber so manches weist darauf hin, dass die „Erkrankungshäufigkeit" umso höher ist, je besser die medizinische Versorgung ist.

Inzidenz	Neuerkrankungen in einer Population
Inzidenzrate	Anzahl von Neuerkrankungen in einer definierten Bezugsbevölkerung im gleichen Zeitrahmen
Altersspezifische Inzidenzrate	Anzahl der Neuerkrankungen in einer bestimmten Altersgruppe
Altersstandardisierte Inzidenzrate	„Altersbereinigte" Rate, für welche altersspezifische Inzidenzraten einer Population auf eine normierte Standardbevölkerung übertragen werden
Kumulative Inzidenz	Anzahl von Neuerkrankungen in einem bestimmten Zeitraum, geteilt durch die Zahl der Personen unter Risiko zu Beginn dieses Zeitrahmens
Mortalität	Todesfälle in einer Population
Mortalitätsrate	Anzahl von Todesfällen in einem bestimmten Zeitraum, geteilt durch die Zahl der Personen unter Risiko im gleichen Zeitrahmen
Ursachenspezifische Mortalitätsrate	Mortalitätsrate, bei welcher die Todesfälle auf eine bestimmte Ursache zurückgeführt werden
Letalität	Anteil der Verstorbenen unter den Erkrankten (in einem definierten Zeitraum)
Prävalenz	Erkrankte Personen in einer Population
Prävalenzrate	Anzahl der Erkrankten, geteilt durch die Zahl der Personen unter Risiko, zu einem bestimmten Zeitpunkt
Punktprävalenz	Prävalenz zu einem bestimmten Zeitpunkt

Terminologische Grundlagen der Krebsepidemiologie

- Sicher ist, dass das Risiko mit zunehmendem Alter deutlich ansteigt. Aus Ländern mit einer niedrigen Lebenserwartung sind daher geringere Erkrankungszahlen zu erwarten.

Gibt es geographische und regionale Häufigkeitsunterschiede?

Trotz berechtigter Bedenken bzgl. der Zuverlässigkeit der aus verschiedenen Ländern gemeldeten, statistischen Häufigkeitsangaben, besteht kein Zweifel, dass Prostatakrebserkrankungen in einigen Regionen und Kulturkreisen unterschiedlich häufig vorkommen. Die Erkrankungshäufigkeit kann von Land zu Land, von Kontinent zu Kontinent, bis auf das Zehnfache variieren. Hierfür sind allerdings weniger rassische, vererbbare Risiken als unterschiedliche Ernährungs- und Lebensgewohnheiten, sozioökonomische Einflüsse sowie die medizinische Versorgung der Bevölkerung verantwortlich. Die bei Autopsien gemachte Beobachtung, dass sich die Häufigkeit der klinisch bedeutungslosen, latenten Prostatakarzinome im Gegensatz zu den invasiven und aggressiven Formen weltweit kaum unterscheidet, spricht für die Bedeutung äußerer Einflüsse auf die Krebsentwicklung (Promotoren) und gegen genetische Einflüsse (Poulakis 2002, Breslow et al. 1977, Delongchamp et al. 2006).

In Ländern mit hohem Lebensstandard ist das Erkrankungsrisiko wesentlich größer als in Regionen der Dritten Welt und des Fernen Ostens. In China und Japan, wo die Proteinaufnahme vorrangig aus pflanzlichen Lebensmitteln mit phytoöstrogener Wirkung stammt, waren bislang Prostatakrebserkrankungen eher selten, nehmen aber parallel mit der Verstädterung zu.

In Europa, ja auch in Deutschland, gibt es spürbare Häufigkeitsunterschiede. Der Atlas der epidemiologischen Krebsregister in Deutschland (www.gekid.de) zeigt die unterschiedliche Erkrankungshäufigkeit hierzulande.

Es gibt ein Ost-West- und Nord-Süd-Gefälle. Auffallend ist in Europa der starke Häufigkeitsanstieg in den Mittelmeerländern. Einige Experten sehen diesen im Zusammenhang mit dem Fleischkonsum, der sich dort seit 1961 etwa verfünffacht hat (Brown 2009).

Sicher ist, dass von der mediterranen, früher für krebsschützend gehaltenen, Ernährungsweise in dieser Region nur wenig übriggeblieben, was sich möglicherweise auch in der Prostatakarzinomsterblichkeit widerspiegelt (Ferlay et al.2000 und 2010).

Am seltensten sind Prostatakarzinomerkrankungen in Südost- und Ostasien (4/100.000), am häufigsten in Australien und Neuseeland (100/100.000) und unter den Afroamerikanern (70/100.000). Die

> Die Erkrankungshäufigkeit kann von Land zu Land, von Kontinent zu Kontinent, bis auf das Zehnfache variieren. Hierfür sind allerdings weniger rassische, vererbbare Risiken als unterschiedliche Ernährungs- und Lebensgewohnheiten, sozioökonomische Einflüsse sowie die medizinische Versorgung der Bevölkerung verantwortlich

Häufigkeitsrate in China und Japan entspricht in etwa einem Achtel bis Zwanzigstel jener der USA (Bernstein 1991).

Womit erklärt man die erheblichen regionalen und geographischen Häufigkeitsunterschiede?

Früher führte man die Häufigkeitsunterschiede ausschließlich auf unterschiedliche genetische und rassische Einflüsse zurück. Heute neigt man eher dazu, sie mit ungleichen Umwelt-, Ernährungseinflüssen und Verhaltensweisen, dem andersartigen Lebensstil (Lifestyle) und nicht zuletzt der divergierenden medizinischen Versorgung zu erklären.

Krebsraten können sich in einer Bevölkerungsgruppe innerhalb kurzer Zeiträume verändern; ein Effekt, der sich weniger mit Erbfaktoren als mit veränderten Umwelteinflüssen erklären lässt. Lebensumstände haben eine große Bedeutung. So hat der „westliche Lebensstil" mit überreichlicher Ernährung bei relativer Bewegungsarmut nicht nur zu vermehrten Herz-Kreislauf- und Stoffwechselkrankheiten wie Diabetes geführt, sondern auch zu häufigeren Prostatakrebserkrankungen beigetragen.

Ob eine spezielle genetische Prädisposition der Grund für die häufigen Prostatakrebsfälle unter Afroamerikanern ist, erscheint denkbar, wird aber bezweifelt. Wahrscheinlichere Ursachen sind die speziellen sozio-ökonomischen Bedingungen und der Lifestyle dieser Bevölkerungsgruppe. Dass Prostatakrebs bei Juden und Moslems weniger häufig vorkommt, liegt auch nicht an ethnischen Besonderheiten, sondern eher an der in diesen Gemeinschaften üblichen Praxis der Beschneidung (Spencer et al. 2014).

> Dass Prostatakrebs bei Juden und Moslems weniger häufig vorkommt, liegt nicht an ethnischen Besonderheiten, sondern eher an der in diesen Gemeinschaften üblichen Praxis der Beschneidung

Der westliche Lebensstil – und besonders die „westliche Diät", die reich an tierischen Fetten und Protein, aber arm an Ballaststoffen ist – ist ein offensichtlicher Tumorpromotor, der die Krankheitsentwicklung fördert. Er hat zu mehr aggressiven Prostatakrebserkrankungen, nicht jedoch latenten Tumoren beigetragen.

Sogenannte Migrantenstudien unterstützen die These, dass die geographischen Häufigkeitsunterschiede im Wesentlichen auf exogenen Einflüssen beruhen. Japaner, die in die USA auswandern – wo sie (und insbesondere ihre Nachkommen) anderen Umwelteinflüssen und Ernährungsweisen ausgesetzt sind – erkranken wesentlich häufiger an Prostatakrebs als ihre Vorfahren und in der Heimat verbliebenen Landsleute. Die Nachkommen von Einwandern aus einem Niedrigerkrankungs- in ein Hochrisikogebiet entwickeln praktisch das gleiche Prostatakrebsrisiko wie die Bevölkerung des Gastlandes.

> Im Zuge der Verwestlichung der Lebensweise ist es in Japan inzwischen zu einer Veränderung des Prostatagewebes und parallel zu einer Häufigkeitszunahme gekommen

Im Zuge der Verwestlichung der Lebensweise ist es in Japan inzwischen zu einer Veränderung des Prostatagewebes und parallel zu einer Häufigkeitszunahme gekommen (Hayashi et al. 2014). Auch in China, wo in den letzten zwei Jahrzehnten der Fleischverzehr um mehr als das 14fache angestiegen ist, hat nicht nur die Anzahl der Übergewichtigen, sondern auch die der Prostatakarzinomerkrankungen zugenommen. Die altersstandardisierte Prostatakrebssterblichkeit ist seit dem Jahr 2000 um 80 % gestiegen (Ferlay et al. 2000 und 2010).

Dort, wo der buddhistische Glaube den Lebensstil nach wie vor prägt, ist die Prostatakarzinomsterblichkeit wesentlich geringer als etwa in den westlichen Ländern. Der andersartige Lebensstil, der geringere Verzehr von rotem Fleisch und tierischen Fetten, die sojareiche Kost, aber auch die divergierende Strukturierung der äußeren und inneren Lebensordnung sollen die Ursache sein.

Die demographischen Häufigkeitsunterschiede lassen sich auch mit der uneinheitlichen Einführung der Krebsvorsorgeprogramme erklären. So beobachtete man besonders in denjenigen Ländern einen deutlichen Anstieg von Prostatakrebs, in denen die routinemäßige Bestimmung des prostataspezifischen Antigens (PSA) als Screening-Maßnahme eingeführt wurde (Bill-Axelson et. al 2005).

Wieso erkranken in Nordeuropa mehr Männer an Prostatakrebs als im Süden des Kontinents?

Laut Statistik beträgt die Häufigkeit der Prostatakrebserkrankungen in Schweden 90,9/100.000, hingegen in Spanien nur 35,9/100.000 und in Griechenland 14/100.000. Neben Zweifeln an der Glaubwürdigkeit der gemeldeten statistischen Erkrankungsdaten gibt es mehrere Hypothesen für dieses auffällige Nord-Süd-Gefälle.

Einige Experten meinen, es läge an der unterschiedlichen Aufnahme von Vitamin D. Dunkelhäutige im sonnenarmen Norden, nehmen weniger krebsschützendes Vitamin D auf.

Bedeutsamer ist wohl die Rolle der traditionellen Lebens- und Ernährungsweise. Der hohe Fleisch- und Fettkonsum, das Übergewicht, der hohe Gehalt gesättigter Fettsäuren in der Ernährung sowie der ungleiche Kalzium- und Vitamin-D-Spiegel könnten hiernach die Ursache für die häufigeren Krebserkrankungen im Norden sein (Poulakis 2002).

Auch die unterschiedlich ausgeprägte körperliche Aktivität wird als Grund angeführt. Wegen der besseren klimatischen Verhältnisse, aber auch der geringeren Motorisierung und Mechanisierung in der

Arbeitswelt sind Südeuropäer körperlich aktiver. Bewegungsarmut gilt bekanntlich als Risikofaktor.

Wie erklärt man sich die Häufigkeitszunahme in Ländern der Dritten Welt?

Die Verwestlichung der Lebens- und Ernährungsgewohnheiten ist der Hauptgrund. Der zunehmende Konsum fetthaltiger Nahrungsmittel, der geringere Verzehr von Ballaststoffen, das häufigere Übergewicht, der Bewegungsmangel sowie der steigende Alkoholkonsum dürften wohl ebenfalls Gründe sein. Natürlich haben auch die steigende Lebenserwartung, die bessere medizinische Versorgung und die bessere zentrale Erfassung der Krankheiten einen Einfluss.

Erkranken arme Menschen häufiger?
Hat die Bildung einen Einfluss?

Armut ist ein Risikofaktor für gesundheitliche Beeinträchtigungen, auch für Krebs. Menschen mit niedrigem Einkommen, schlechter Ausbildung und geringer Bildung erkranken häufiger. Bei ihnen sind die Karzinome bei der Diagnose schon fortgeschritten.
Gründe sind die stärkere Exposition mit Krebs fördernden Stoffen im Privat- und Arbeitsleben, das häufigere Übergewicht, der verbreitete Alkohol- und Tabakkonsum, aber auch die fetthaltigere Ernährung sowie die körperliche Inaktivität und nicht zuletzt die geringere Inanspruchnahme von Krebsvorsorge-Angeboten. Auch der hohe Fett und Fleischkonsum wird als mögliche Ursache diskutiert. Es erscheint paradox, aber gemäß Statistik konsumieren sozial Benachteiligte in den Wohlstandsländern heute mehr Fleisch als Wohlhabende.
In den USA gibt es unter der sozial deklassierten schwarzen Bevölkerung wesentlich mehr Krebskranke als in der weißen Mittel- und Oberschicht. Ihr Erkrankungsalter ist zudem niedriger. Schlechtere soziale Bedingungen, besondere Lebensgewohnheiten, der niedrigere Bildungsstand und die geringere Wahrnehmung von Vorsorge-Früherkennungs-Angeboten gelten als eigentliche Ursachen. Nicht allein Prostatakrebs, auch viele andere Tumorerkrankungen sind in der wirtschaftlich weniger privilegierten Bevölkerung häufiger.

Armut ist ein Risikofaktor für gesundheitliche Beeinträchtigungen, auch für Krebs

Medikamentös und strahlenbedingte Einflüsse

Begünstigen Anabolika (Testosteron) die Entwicklung von Prostatakrebs?

Androgenhaltige Stärkungsmittel, die von vielen „Bodybuildern" zum Muskelaufbau, einigen Sportlern zur Leistungssteigerung und manchen Männern zur Stärkung der Sexualität eingenommen werden, begünstigen das Wachstum latenter Karzinome.

Testosteron führt zwar nicht direkt zur Krebsentstehung, aber verstärkt die Bösartigkeit von Krebsvorstufen bzw. Mikrokarzinomen. Therapeutisch nutzt man diese Erkenntnis bei Prostatakarzinomerkrankungen, indem man die Testosteron-„Empfängerstrukturen" an den Prostatakrebszellen medikamentös blockiert. Hierdurch kommt es zu einem Androgenentzug und einer Unterbrechung des Krebswachstums.

Aus diesen Erfahrungen heraus ist der Verdacht nahe liegend, dass das Wachstum latenter Karzinome und der Übergang zu invasiven Tumoren durch Androgene beschleunigt werden. Tatsächlich gibt es aber keine eindeutigen Hinweise dafür, dass eine kurzfristige testosteronhaltige Therapie Tumoren verursacht; auch für krebsfördernde Effekte bei längerfristiger Einnahme (12 bis 36 Monate) gibt es nur Vermutungen (Y Cui et al. 2014).

Bei einer Unterfunktion der Keimdrüsen (Hypogonadismus) kann bei jungen Menschen unbesorgt Testosteron substituiert werden. Solange dies kontrolliert und in Maßen geschieht, besteht keine Gefahr; anders hingegen, wenn ältere Männer über eine längere Zeit zur Stärkung ihrer „Manneskraft" Anabolika einnehmen. Latente Karzinome können dann „aufwachen" und aggressiv werden.

Welchen Einfluss hat die ionisierende Strahlung?

Experten vermuten, dass ehemalige Strahlenbelastungen wesentlich häufiger die Ursache für Krebserkrankungen sind als allgemein angenommen. Da die hierdurch verursachten Krebsfälle sich aber erst nach vielen Jahren manifestieren, haben Betroffene frühere Röntgenuntersuchungen oft vergessen und denken an andere Ursachen. Im Tierversuch konnte man eine Krebsgefährdung durch ionisierende Strahlen nachweisen (Huo et al. 2009).

Wenn eine ionisierende Strahlung auf den menschlichen Körper trifft, kann es zu einer Genschädigung kommen. Hierdurch entsteht allerdings nicht zwangsläufig Krebs, denn die Zellen verfügen über entsprechende Reparaturmechanismen. Je häufiger es jedoch zu

Schäden an der Erbsubstanz kommt, umso größer ist die Wahrscheinlichkeit, dass irgendwann dieser Reparaturmechanismus versagt. Dann stirbt die Zelle ab, oder es kommt zu einer bösartigen Entgleisung des Zellwachstums, wobei zusätzliche epigenetische Einflüsse die Aggressivität der Krebszellen und die Empfindlichkeit des Gewebes erhöhen.

Voraussetzung für einen strahleninduzierten Krebs ist eine besondere Empfindlichkeit des Gewebes. Sich schnell teilendes Gewebe ist stärker gefährdet als ruhendes. Die Zellteilungsrate in der Prostata ist besonders hoch während der Pubertät. Eine erhöhte Strahlengefährdung besteht auch bei einer genetisch angeborenen Krebsdisposition, bei Immunabwehrgeschwächten sowie einer chronischen Prostataentzündung. Ältere Menschen sind wegen der langsameren Zellteilung weniger gefährdet als jüngere; sie erleben den „Strahlenkrebs" nicht mehr bzw. sterben vorher an anderen Ursachen.

Wie groß ist die Krebsgefahr bei einer Strahlenexposition?

Niedrigdosiseffekte sind in der Medizindiagnostik von Bedeutung, während Hochdosiseffekte typischerweise nach strahlentherapeutischen Behandlungen oder nuklearen Unfällen beobachtet werden. Seit den Atombombenabwürfen in Hiroshima und Nagasaki besteht allgemeine Sicherheit über Krebsfolgen bei Dosiswerten oberhalb von ca. 100 mSv. Solche hohen Werte kommen aber in der Medizindiagnostik nicht vor.

Eine Hochdosis-Bestrahlung verursacht eine derart hohe Summierung von Schäden an der Erbsubstanz, dass eine effiziente Reparatur unmöglich ist und binnen kurzer Zeit der Tod eintritt. Bei einer Niedrigdosis-Bestrahlung, wie sie in der Medizindiagnostik üblich ist, kommt es hingegen zu einer mehr oder minder kompletten Reparatur. Verzögerte Späteffekte einzelner, nicht vollständig reparierter Gene sind jedoch viele Jahre nach der Exposition noch möglich.

Wie sich Strahlenexpositionen mit geringer Dosierung auf die Gesundheit auswirken, weiß man nicht. Man ist diesbezüglich bei der Risikoabschätzung auf Vermutungen und Modelle angewiesen. Allgemein geht man davon aus, dass das Krebsrisiko von vielen Begleitfaktoren (Bystandereffekte) abhängig ist, z. B. von Reparaturmechanismen, dem Zell- oder Gewebetyp, der Körperabwehr und – nicht zuletzt – der genetisch bedingten, individuellen Empfindlichkeit einzelner Organe. Lebensstilfaktoren, wie z. B. Alkohol- und Tabakkonsum, oder chronische Entzündungen, sind zweifellos auch von Bedeutung.

Späteffekte können sich viele Jahre nach einer Exposition einstellen. Ältere oder schwer kranke Menschen sind allein deshalb von den schädlichen Auswirkungen weniger betroffen. Hinzu kommt, dass sich Zellen in der Jugend besonders rasch teilen und daher strahlenempfindlicher sind. Die Indikation für Röntgen- Untersuchungen bei Kindern und Jugendlichen ist daher strenger als bei Erwachsenen zu stellen.

Wie hoch ist die Strahlenbelastung („Patientenexposition") bei diagnostischen Untersuchungen?

Die Strahlenbelastung bei den heute in der Medizindiagnostik eingesetzten Geräten ist wesentlich geringer als früher. Bis in die 1960er Jahre hinein wurden – aus heutiger Sicht – veraltete Röntgengeräte eingesetzt, die eine erhebliche Strahlenbelastung zur Folge hatten. Eine Gefährdung ist heutzutage unwahrscheinlich, wenn die geltenden strahlenschutztechnischen Vorschriften eingehalten werden. Zugenommen haben aber Röntgenuntersuchungen insgesamt, weshalb trotz aller Vorsichtsmaßnahmen die Strahlenbelastung für die Bevölkerung größer geworden ist.
Zunehmend wird Kritik an überflüssigen Computertomographien geübt. Zwei Drittel aller heute in der Medizindiagnostik verursachten Strahlung gehen zu Lasten der Computertomographie. Exakte Daten für die Strahlenbelastung bei CT-Untersuchungen anzugeben, ist allerdings insofern schwierig, da nicht nur Typ und Baujahr des Tomographen sowie die verwendete Untersuchungstechnik eine Bedeutung für die Exposition haben, sondern auch die Art des exponierten Gewebes, die Patientenmaße, die Gewebedichte, das Körpergewicht, die gewünschte Bildqualität und – nicht zuletzt – die Erfahrungen des Untersuchers diese beeinflussen. Bei den älteren CT-Geräten mit langer Strahlenexposition bzw. langsamer Datenspeicherung ist die Belastung höher als bei neueren Apparaten mit schnellerer Speicherung. Mit moderner CT-Technologie erreicht man deutlich geringere Systemdosiswerte bei gleichzeitig besserer Bildqualität.
Bei Sonographien und Kernspintomographien kommt es zu keinerlei Strahlenbelastung. Im Gegensatz zur Computertomographie werden bei der Magnetresonanztomographie (auch MRT, NMR oder Kernspintomographie genannt) keine Röntgenstrahlen, sondern ein starkes Magnetfeld und Radiowellen eingesetzt.
Detailliertere Informationen zum Thema Strahlenbelastung in der Medizin liefert das Bundesamt für Strahlenschutz (BfS) im Internet unter der Adresse http://www.bfs.de/service/faq/index.htm.

Wie groß ist die Gefahr eines „Strahlenkrebs" nach einer Strahlentherapie?

Nach Bestrahlung wegen Enddarmkrebs besteht ein erhöhtes Prostatakrebsrisiko, da Anteile der Prostata zwangsläufig mit im Strahlenfeld liegen.
Das Risiko für einen Zweitkrebs im Strahlenfeld, hängt von der Strahlendosis, der Größe des Bestrahlungsfeldes, der Empfindlichkeit des Gewebes und dem Alter der Betroffenen ab. Die Latenzzeit zwischen Bestrahlung und Krebs im Strahlenfeld kann sehr lang sein, weshalb ältere Menschen den Strahlen bedingten Tumor häufig nicht mehr erleben.
Ehemals in Bauchraum und Becken bestrahlte Kinder und Jugendliche sind besonders krebsgefährdet. Je jünger die Betroffenen zum Zeitpunkt der Bestrahlung sind, desto größer ist die Gefahr.

> Nach Bestrahlung wegen Enddarmkrebs besteht ein erhöhtes Prostatakrebsrisiko, da Anteile der Prostata zwangsläufig mit im Strahlenfeld liegen

Hat eine Vasektomie einen Einfluss?

Mehrere Beobachtungsstudien – auch prospektive Kohortenstudien – gehen von einem – allerdings nur sehr gering erhöhten – Erkrankungsrisiko aus, das sich lange nach einer Vasektomie auswirkt (Sidiqui et al. 2014).

Begünstigt eine „Anti Aging Therapie" mit DHEA das Krebsrisiko?

Das in den USA freiverkäufliche, in Deutschland aber nur auf Rezept erhältliche DHEA wird gerne bei unspezifischen Altersbeschwerden und zur Stärkung der „Manneskraft" eingenommen. Laut Werbung soll dieses „natürliche" Medikament nebenwirkungsfrei sein, was jedoch von Experten bezweifelt wird.
Durch den Testosterongehalt und die Erhöhung des Testosteronspiegels kann es – besonders bei älteren Patienten – zu einem Wachstumsstimulus bei schlafenden (latenten) Karzinomen kommen, weshalb die Einnahme von DHEA-Präparaten im Falle einer (auch latenten) Prostatakrebserkrankung kontraindiziert ist. Gesunde sollten vor Einnahme dieser Präparate den PSA-Spiegel im Blut bestimmen lassen.

Sind therapeutisch verabreichte Insuline Krebs fördernd?

Vor einigen Jahren wurde der Verdacht geäußert, dass das, bei Diabetikern häufig verabreichte Insulinanalagon Glargin (Lantus^R) Krebs fördernd sei (Janghorbani et al. 2012). In mehreren, bei Diabetikern daraufhin durchgeführten Beobachtungsstudien wurde jedoch keine erhöhte Krebsrate festgestellt (Northern European Diabetes Study 2012).

Besteht ein Zusammenhang zwischen Pflanzenschutzmitteln und Krebs?

Einflüsse auf die Krebsentstehung sind bei denjenigen Herbiziden, und Pestiziden theoretisch denkbar, die in die Erbsubstanz eingreifen, was aber – zumindest bei den in Europa eingesetzten Pflanzenschutzmitteln – bislang in der Praxis nicht nachgewiesen werden konnte. Nachweise sind allerdings auch schwierig zu erbringen, da die Untersuchungen wegen der langsamen und zeitversetzten Wirkungen von Pestiziden, Insektiziden und Herbiziden viele Jahrzehnte in Anspruch nehmen. Es fehlen Langzeituntersuchungen zu Wechselwirkungen der Pflanzenschutzmittel untereinander und deren Abbauprodukte.

In der Landwirtschaft eingesetzte Pestizide können noch viele Jahrzehnte nach ihrem Verbot die Umwelt schädigen. Längst verbotene Insektizide gelangen aus alten Anbauflächen noch viele Jahre danach in die Umwelt. Das Insektenschutzmittel DDT und seine Abbauprodukte sind noch immer – mehr als 30 Jahre nach dem Verbot 1972 – im Boden und im Grundwasser nachweisbar. DDT reichert sich im Fettgewebe an und bleibt lange in der Nahrungskette.

Weit größeren Gefahren als in Deutschland ist man wahrscheinlich in einigen Ländern der Dritten Welt ausgesetzt, wo einerseits noch immer Wirkstoffe erlaubt sind, die in Europa längst vom Markt verbannt wurden, und sich andererseits gesetzliche Bestimmungen leichter unterlaufen lassen. Einige Länder, z. B. China und Indien, schützen ihre schädlingsanfälligen Exportprodukte mit großen Mengen an Pestiziden.

Einflüsse von Vor- und Begleiterkrankungen

Ist Diabetes mellitus ein Risikofaktor?

> Ein Typ 2 Diabetes – nicht aber Typ 1 (jugendlicher Diabetes) – begünstigt die Entwicklung vieler Krebserkrankungen; für das Prostatakarzinom fehlen jedoch diesbezügliche Verdachtshinweise

Ein Typ 2 Diabetes – nicht aber Typ 1 (jugendlicher Diabetes) – begünstigt die Entwicklung vieler Krebserkrankungen; für das Prostatakarzinom fehlen jedoch diesbezügliche Verdachtshinweise. Lediglich ältere, methodisch sehr angreifbare Studien, gehen von einem erhöhten Risiko aus, wohingegen neue und methodisch anerkannte Beobachtungsstudien sogar auf ein eher erniedrigtes Erkrankungsrisiko hinweisen (RR= 0,7 -0,9) (Baradaran et al. 2009, Hem-

minki et al. 2010). Ambulant betreute Typ-2-Diabetiker sind stärker gefährdet (Stocks et al. 2007, Hemminki et al. 2010).
Es gibt zwei Hypothesen, die diesen, sehr überraschenden Befund erklären könnten:
Bei stationär betreuten Diabetikern liegt in der Regel eine schwere Diabetes-Erkrankung vor, die mit einer Lifestyle-Änderung nicht beherrschbar ist und deshalb medikamentös behandelt werden muss. Das am häufigsten bei ihnen eingesetzte Medikament ist Metformin[R] (z. B. Glucophage[R]), dem eine vor Krebs schützende Wirkung nachgesagt wird. Ambulant betreute Diabetiker werden dagegen in der Regel mit einer ausschließlichen Ernährungsumstellung und Bewegungstherapie, also ohne Medikamente, behandelt; sie kommen nicht in den Genuss der Schutzwirkung von Metformin[R]. Die in älteren Studien beobachtete Risiko-Erhöhung erklärt sich möglicherweise damit, dass zu dem Zeitpunkt der Beobachtungsstudie Diabetiker noch nicht mit Metformin[R] behandelt wurden.
Eine zweite – und wahrscheinlichere – Erklärung ist der geringere Testosteronspiegel bei Diabetikern. 25 bis 50 % der männlichen Typ-2-Diabetespatienten sollen einen Androgenmangel haben (hypogonadotroper Hypogonadismus).

Hat starkes Übergewicht einen Einfluss?

Starkes Übergewicht ist eine Krankheit. Viele Studien weisen auf eine höhere Bösartigkeit und somit einen ungünstigeren Krankheitsverlauf bei starkem Übergewicht hin (BMI >30) (Richter 2008). Bei Adipösen bestehen häufig subakute chronische Entzündungen, die Gene oder Signalwege aktivieren oder unterdrücken und so tumorwachstumsfördernd wirken.
Unklar bleibt, ob die Tumorzellen selbst aggressiver sind oder die veränderte Biologie des Gewebes die Ausdehnung der Krebszellen fördert (Hayashi, N et al. 2014).

Können chronische Entzündungen (z. B. eine chronische Prostatitis) zu Krebs führen?

In der ersten, nichtandrogen sensitiven Phase (Initialphase) werden bestimmte Mutationen sowie O_2-Radikale und Karzinogene für die Entstehung einer „proliferativen inflammatorischen Atrophie" verantwortlich gemacht, die wiederum zu einer bösartigen Entartung des Gewebes führen kann. Eine wesentliche Ursache hierfür sind chronische Entzündungsreaktionen.

Besteht ein Zusammenhang zwischen einem Prostataadenom (Altersprostata, Prostatahyperplasie) und Krebs?

Mit „Altersprostata" (auch Prostataadenom, benigne Prostatahyperplasie oder nur BPH genannt) bezeichnet man eine gutartige Vergrößerung der Prostatadrüse, die häufig zu Beschwerden wie abgeschwächtem Harnstrahl bei gleichzeitig erhöhtem Blasenentleerungsdruck führt.

Eine Altersprostata ist kein Vorläufer für ein Karzinom. In ihr kann sich allerdings, völlig unabhängig von dem gutartigen Adenom, Krebs entwickeln. Bei Männern, die wegen eines Prostataadenoms operiert wurden, wird gelegentlich im entfernten Gewebe ein Karzinom im Frühstadium entdeckt (inzidentelles Karzinom). Wahrscheinlich würde man noch viel mehr Karzinomzellen finden, wenn man bei der Adenomentfernung auch die peripheren Zonen der Prostata mit entfernen würde, in der sich die meisten Karzinome befinden.

Eine Altersprostata ist kein Vorläufer für ein Karzinom

Lebensstil und Lebensgewohnheiten

Die derzeitige Lehrmeinung ist, dass Krebs aus dem Zusammenspiel von Genen, Umwelt und menschlichem Verhalten resultiert, wobei diese Faktoren nicht unabhängig voneinander wirken, sondern sich gegenseitig beeinflussen. Dies bedeutet, dass die meisten „Krebsgene" erst unter dem Einfluss von Umwelt- und Lifestylefaktoren aktiv werden und zu einer Erkrankung führen. Wie stark ein bestimmter Risikofaktor, etwa der Genuss von Alkohol, Tabak oder körperliche Inaktivität, das Erkrankungsrisiko bestimmt, hängt allerdings auch von der individuellen genetischen Ausstattung des Betroffenen ab. Natürlich spielt auch die Mikroumgebung des Tumors eine Rolle.

Es ist schwierig, bei Verhaltensweisen eigenständige Einwirkungen nachzuweisen und sie, der Bedeutung entsprechend, quantitativ einzuordnen, da zumeist mehrere Einflussfaktoren gleichzeitig einwirken. So sind adipöse Menschen häufig auch körperlich weniger aktiv, sportlich aktive Zeitgenossen hingegen meist gesundheitsbewusster; sie rauchen und trinken weniger Alkohol. Einflüsse von Lebensgewohnheiten lassen sich auch deshalb schwer nachweisen, weil sie sich mit der Zeit ändern. Prostatakrebs entsteht nicht von heute auf morgen. Vielmehr ist es bis zum Krankheitsausbruch ein allmählicher Prozess, der sich über einen langen Zeitraum erstreckt, in dem sich Verhaltensweisen ändern können. Welche Gewohnheiten den Tagesablauf vor mehreren Jahrzehnten bestimmten, können viele Befragte nicht mehr angeben, aber so lange kann die Entwicklung zur Krebskrankheit dauern. Es ist unwahrscheinlich, dass bestimmte Verhaltensweisen kurzfristig zu einer Krebserkrankung führen.

Hat Stress einen Einfluss auf die Krebsentstehung?

Forschungsarbeiten weisen darauf hin, dass Stresshormone chronische Entzündungen fördern, die ihrerseits über eine Anzahl von Faktoren Krebs fördernd wirken können. Psychische Stressoren (Ärger, Angst, Wut, Zeitdruck) sollen eine Anzahl von Hormon- und Immunfunktionen beeinflussen, die zur Krebsentstehung mit beitragen und die Immunabwehr (Immunosurveillance) hemmen.
Chronischer Stress kann auch indirekt die Krebsentwicklung fördern, da sich viele Menschen in Belastungssituationen gesundheitsschädigend verhalten: Sie rauchen mehr, ernähren sich ungesund, konsumieren zunehmend Alkohol und schlafen weniger. Damit setzen sie sich mehreren Risikofaktoren aus (Mehnert 2010).
Positive Stressoren (Eustress) sollen sich nicht negativ, sondern positiv auswirken. Anders hingegen negative Stressoren, die zur Ausschüttung von Stresshormonen führen.

Ist Bewegungsmangel ein Krebsrisikofaktor?

Obwohl sich der Einfluss körperlicher Inaktivität kaum von anderen Lifestylefaktoren wie Übergewicht trennen lässt, soll Bewegungsmangel nach Einschätzung der meisten Experten ein zwar geringer, aber eigenständiger Risikofaktor sein (Leitzmann 2011). Auf den Krankheitsverlauf habe körperliche Inaktivität besonders negative Auswirkungen, heißt es (Richman et al. 2011). Bei körperlich inaktiven Karzinompatienten steige der PSA-Spiegel schneller an als bei sportlich aktiven Männern. Übergewicht und körperliche Inaktivität schon in früher Jugend sind Risikofaktoren, die die spätere Erkrankungsgefahr erhöhen, betonen einige Autoren (Giovannucci et al. 1997, Brown et al. 2009).
Der exakte Wirkmechanismus, der zu einer stärkeren Krebsgefährdung führt, ist bislang unklar. Man geht davon aus, dass körperliche Inaktivität nicht in der ersten Phase auf die Krebsentstehung eingreift (nicht androgene Phase), sondern dass sich Inaktivität wachstumsbeschleunigend auf die spätere Krebsentwicklung auswirkt, indem sie u. a. das Mikromilieu für eine Krebsentstehung fördert. Körperliche Inaktivität ist demnach ein Tumorpromotor. Möglicherweise kommt es auch zu hormonellen Interaktionen, indem Bewegungsarmut zu einem höheren Testosteron- und Insu-

> Auf den Krankheitsverlauf habe körperliche Inaktivität besonders negative Auswirkungen, heißt es

> Übergewicht und körperliche Inaktivität schon in früher Jugend sind Risikofaktoren, die die spätere Erkrankungsgefahr erhöhen, betonen einige Autoren

linspiegel führt, wohingegen körperliche Fitness diese Hormone hemmt. Gleichzeitig wird das sexualbindende Globulin in seiner Aktivität beeinflusst. Wahrscheinlich spielt auch der geringere Energieverbrauch bei inaktiven Männern eine Rolle, da hierdurch Übergewicht begünstigt wird.

Parathormon (PTH), Vitamin D_3 und der Kalziumspiegel im Blut könnten einen Einfluss haben (Schwartz 2008). Nach Skinner u. Schwartz (2009) kommt es bei einer vermehrten Parathormon-Sekretion zu erhöhtem Kalziumspiegel und einer Risikoerhöhung.

Bei Aktivitäten im Freien kommt es zu einer vermehrten UV-Strahlen-Exposition, die die Vitamin-D_3-Bildung anregt und einen Krebsschutz ausübt. Auswirkungen auf die Immunabwehr werden vermutet (Pedersen et al. 2000).

Hat Alkohol einen Einfluss?

Während die meisten Experten keinen Zusammenhang festzustellen meinen, gehen andere von einem erhöhten Risiko bei starkem Alkoholkonsum aus (50 g und mehr Alkohol täglich) (Kristal et 2010). Sie halten Alkohol für einen Tumorpromotor, der zur Erhöhung des Testosteron- und Insulinspiegels führt und deswegen die Krebsentwicklung begünstigt. Hiergegen spricht allerdings, dass bei einer alkoholbedingten Leberzirrhose der Testosteronspiegel erniedrigt und der Östrogenspiegel erhöht ist, weswegen das Krebswachstum eher gehemmt sein muss (Watters et al. 2010).

> Früher hatte man besonders den Bierkonsum für gefährlich gehalten. Heute führt man jedoch das erhöhte Krebsrisiko bei Biertrinkern auf deren häufiges Übergewicht zurück

Da Alkohol den Appetit anregt und darüber hinaus sehr kalorienreich ist, ist Alkoholkonsum mit dem Krebsrisikofaktor Übergewicht behaftet. Starkes Übergewicht ist ein Risikofaktor für Prostatakrebs. Früher hatte man besonders den Bierkonsum für gefährlich gehalten. Heute führt man jedoch das erhöhte Krebsrisiko bei Biertrinkern auf deren häufiges Übergewicht zurück. Alkohol, besonders Bier, ist sehr kalorienreich. Alkohol enthält – nach Fett – die meisten Kalorien. Ein g Alkohol liefert etwa 7 Kilokalorien. Ein Liter Bier enthält ca. 470 kcal und eine Flasche Wein (0,75 Liter) je nach Alkoholgehalt bis zu 1000 kcal. Theoretisch ist Wein kalorienreicher, da man hierzulande aber mehr Bier trinkt, neigen Biertrinker eher zu Übergewicht.

Wie für Lebensmittel, gibt es auch für alkoholische Getränke einen Glykämischen Index (GI). Er zeigt an, wie stark der Blutzuckerspiegel nach dem Genuss von Sekt, Bier & Co. ansteigt. Getränke mit hohen GI-Werten sind Bier, Gin Tonic, alkoholische Mixgetränke und Alkopops. Je niedriger der GI, desto geringer das Krebsrisiko. Je höher der Kaloriengehalt und der Glykämische Index von alkoholischen Getränken, umso höher die Ausschüttung von Insulin, das wiederum das Zellwachstum stimuliert, so auch das von latenten Krebszellen.

> - Ein Liter Altbier (1 l 5 %) enthält ca. 450 kcal.
> - Eine Flasche Sekt oder Champagner (0,75 l) enthält ca. 600 kcal.
> - Eine Flasche Rotwein (0,75 l) Südafrikanischer Shiraz 13,5% enthält ca. 710 kcal.
> - Eine Flasche Weißwein (0,75 l Saar Riesling 8%) enthält ca. 420 kcal).
> - Eine Flasche Whisky (500 ml) = 1240 kcal.
> - Eine Flasche Branntwein (500 ml) = 1075 kcal.

Kaloriengehalt alkoholischer Getränke

Hat Rauchen einen Einfluss?

Allgemein geht man von negativen Einflüssen aus, obwohl es hierfür noch keine überzeugenden Nachweise aus Studien gibt. Möglicherweise erhöht Rauchen die Gefahr für aggressive Tumore. Gesichert ist, dass bei Rauchern eine einmal ausgebrochene Krankheit ungünstiger verläuft (Kenfield et al. 2011). Es kommt schneller zur Metastasenbildung. Raucher und ehemalige Raucher haben nach der Entfernung der Prostata wegen eines Karzinoms ein deutlich höheres, nämlich doppelt so hohes Risiko, ein Rezidiv zu entwickeln.

Möglicherweise erhöht Rauchen die Gefahr für aggressive Tumore. Gesichert ist, dass bei Rauchern eine einmal ausgebrochene Krankheit ungünstiger verläuft

Hat das Sexualverhalten einen Einfluss?

In älteren Beobachtungsstudien wurde kein erhöhtes Tumorrisiko bei „hoher oder niedriger sexueller Aktivität" festgestellt. Neuere Beobachtungsstudien sprechen hingegen für ein geringeres Risiko bei häufigen Ejakulationen.
Frühere Studien hatten häufige Sexualkontakte mit einem erhöhten Risiko wegen der erhöhten Infektionsgefahr in Zusammenhang gebracht. Die chronische Prostatitis ist bekanntlich ein allgemein anerkanntes Krebsrisiko.

Beobachtungsstudien sprechen hingegen für ein geringeres Risiko bei häufigen Ejakulationen

Beeinflusst die Schlafqualität das Krebsrisiko?

Ob die Schlafdauer ein Krebsrisiko darstellt, wird kontrovers diskutiert. Störungen der Schlaf-Wach-Rhytmik wurden von der IARC (International Agency for Research of Cancer) als wahrscheinlich krebserregend eingestuft (Erren et al. 2010).
Entscheidend ist wahrscheinlich weniger die Quantität als die Qualität des Schlafs, der die Expression von Tumorgenen beeinflussen

soll. Unter Schlafqualität versteht man die Aufteilung der Schlafphase in ihre verschiedenen Stadien. Verantwortlich für Erholung und Entspannung ist im Wesentlichen das Tiefschlafstadium, das auch beim Kurzschlafen nicht zu gering ausfallen darf. Ein Schlafzyklus wiederholt sich normalerweise alle 90 bis 110 Minuten. Jeder Schlafzyklus besteht aus einer Abfolge unterschiedlicher Schlafstadien. Man unterscheidet vor allem zwei Arten von Schlaf: den REM-Schlaf oder „Traumschlaf" und den Non-REM-Schlaf.

Einige Studien bestätigen zwar einen Einfluss der Schlafdauer, führen aber die erhöhte Krebsgefährdung auf die häufigere Einnahme von Schlafmitteln und einen insgesamt ungesunden Lebensstil zurück. Wahrscheinlich sind es eher gesundheitsschädliche Begleitumstände, die sich Krebs fördernd auswirken.

Faktoren, die die Schlafqualität beeinflussen

- Alkohol, Drogen und Medikamente
- körperliche und psychische Erkrankungen
- Sorgen und Stress
- nächtliche Atemstillstände (Schlafapnoe)
- nächtlicher Harndrang
- nächtliche Hitzewallungen
- Schichtarbeit
- Schlafwandeln
- Unruhe in den Beinen (Restless-Legs-Syndrom)
- Zähneknirschen (Bruxismus)
- Jetlag

Risiken und Einflüsse am Arbeitsplatz

Gibt es Zusammenhänge mit Schadstoffen am Arbeitsplatz?

Umwelteinflüsse, etwa ein intensiver, anhaltender Kontakt mit elektromagnetischen Wellen, Belastungen mit Bisphenyl A, Pestiziden, Herbiziden, Cadmium, Radioaktivität und Strahlen wurden vereinzelt vermutet (Belpomme et al. 2009), konnten jedoch nie in Studien nachgewiesen werden.

Nicht nur von Laien, sondern auch von einzelnen Experten wird immer wieder auf eine mögliche Krebsförderung durch einzelne Chemikalien hingewiesen, mit denen man am Arbeitsplatz oder über Alltagsprodukte in Berührung kommt. Hierzu gehören Cadmium, industriell hergestellte Farbstoffe, Chlorlösungen, Nebenprodukte der Desinfektion von Trinkwasser, Aluminium, Hormone, polyzyklische aromatische Wasserstoffe, Dioxine, Furane, Alkylphenole, Phthalate, Parabene, Bisphenol A, Styrol, einige Metalle sowie Kosmetika. Einige von ihnen wirken direkt mutagen, andere, wie z. B. Cadmium, sollen indirekt über eine Beeinflussung des Hormonhaushalts die Aggressivität von Krebszellen fördern. Die meisten Vermutungen basieren jedoch auf Untersuchungen in Zellkulturen, einige wenige auch auf Tierversuchen (z. B. Bisphenol); bei Menschen konnte bislang kein Nachweis einer Krebsförderung erbracht werden. Behauptungen angeblicher Krebsrisiken von Nanopartikeln sind spekulativ (www.umweltrat.de).

Gibt es Hinweise, dass Arbeit das Erkrankungsrisiko beeinflussen könnte?

Dass Prostatakrebserkrankungen in den reichen Industrieländern häufiger sind, liegt weniger an arbeitsbedingten Schadstoffen als an den dortigen, spezifischen Lebens- und Ernährungsgewohnheiten. Die Beobachtung, dass Männer mit einer vorwiegend sitzenden, beruflichen Tätigkeit häufiger an Prostatakrebs erkranken, ist auf deren Bewegungsarmut und Übergewicht, aber nicht auf die Arbeit als solche zurückzuführen. Bewegungsarmut und Übergewicht sind bekanntlich Risikofaktoren.

> Dass Prostatakrebserkrankungen in den reichen Industrieländern häufiger sind, liegt weniger an arbeitsbedingten Schadstoffen als an den dortigen, spezifischen Lebens- und Ernährungsgewohnheiten

Hat Arbeitslosigkeit einen Einfluss?

Chronische Überforderung und Stress infolge von Arbeitslosigkeit verursachen psychosomatische und psychische Erkrankungen wie Herz-Kreislauf-Störungen, Bluthochdruck, Herzinfarkt, Rückenschmerzen, Angststörungen, Depressionen und Suchtleiden. Direkte Auswirkungen auf die Krebsbildung sind jedoch nicht bekannt. Indirekt sind Auswirkungen jedoch möglich, da ein mit längerer Arbeitslosigkeit assoziierter Lebensstil häufig Tabak- und Alkoholabusus, körperliche Inaktivität, Übergewicht und einen erschwerten Zugang zu Gesundheitsleistungen zur Folge hat (Kreuzfeld et al. 2013).

Hat (Nacht-)Schichtarbeit einen Einfluss auf die Krebsentwicklung?

Schlafstörungen, Fatigue, Aufmerksamkeits- und Konzentrationsstörungen, Herzkreislauferkrankungen sowie ein Typ 2 Diabetes kommen bei Schichtarbeitern häufig vor. Schichtarbeit hat zudem deutliche Auswirkungen auf das Sozial- und Privatleben. Seit einiger Zeit werden auch Vermutungen über mögliche Zusammenhänge mit Krebserkrankungen geäußert (Erren et al. 2010, Thompson et al. 2011).

Der Wirkmechanismus ist unklar. Arbeitsmediziner weisen auf eine geringere Melatoninausschüttung nachts und eine hierdurch bedingte Deregulation von Genen im tageszeitlichem Rhythmus hin. Melatonin verhindert in Tierexperimenten das Tumorwachstum, insbesondere des Prostatakarzinoms. Bekannt ist, dass der Tagesrhytmus die Genaktivität beeinflusst. Bis zu 20 % der Gene unterliegen Aktivitätsschwankungen, die sich im Rhythmus von Tag und Nacht wiederholen. Der besondere Lebensstil bei ständiger (Nacht-) Schichtarbeit kann möglicherweise bei erblicher Vorbelastung zu einer Chromosomeninstabilität führen. Der schwankende Insulinspiegel könnte darüber hinaus eine Rolle spielen.

Die IARC (International Agency for Research of Cancer) hat 2007 Schichtarbeit als „wahrscheinlich krebserregend" für den Menschen eingestuft (Erren et al. 2010), nachdem, neben tierexperimentellen Studien, auch klinische Beobachtungen auf einen kausalen Zusammenhang zwischen Störungen der Tag-Nacht-Rhythmik und der Entstehung bösartiger Tumore hinwiesen. Tatsächlich gibt es Beobachtungsstudien mit großen Fallzahlen, die auf häufigere Brustkrebserkrankungen bei Krankenschwestern und Flugbegleiterinnen hinweisen, die auch nachts arbeiten müssen.

Erste Studien – allerdings mit einer kleinen Fallzahl – deuten auf ein erhöhtes Risiko für Prostatakrebs hin; wohingegen in einer großen, gut dokumentierte Kohortenstudie mit 28000 Industriearbeitern kein Risikounterschied zwischen Wechselschicht- und Tagesarbeitern festgestellt wurde (Hammer et al. 2015).

Erhöhen Mobiltelefone (Handys) die Krebsgefahr?
Haben elektromagnetische Felder (Elektrosmog) einen Einfluss auf die Krebsentstehung?

Hochfrequente elektromagnetische Felder dringen kaum in den Körper ein. Ursache hierfür sind der so genannte Skineffekt und die ausgeprägte Feldabsorption in den oberen Hautschichten. Niederfrequente elektromagnetische Felder, zu denen es in der Umgebung von Stromversorgungstrassen und Elektrogeräten, z. B. der Mikrowelle, kommt (Elektrosmog), können hingegen mit ihrer magnetischen Feldkomponente in den Körper eindringen und dort elektrische Ströme induzieren.

Kontrovers werden nach wie vor die Auswirkungen von niederfrequenten Magnetfeldern diskutiert, während bei hochfrequenten Feldern keine der bisherigen Studien an Zellkulturen, Tieren und Probanden nachteilige gesundheitliche Folgen erkennen ließ. Nicht nur die Hersteller von Mobilfunkgeräten, auch das für die Sicherheit und den Schutz des Menschen und der Umwelt vor Schäden durch ionisierende und nichtionisierende Strahlung zuständige Bundesamt für Strahlenschutz (BFS) betonen jedoch, dass „nach dem derzeitigen wissenschaftlichen Kenntnisstand keine gesundheitlichen Beeinträchtigungen zu befürchten sind". Auch die Experten der Internationalen Agentur für Krebsforschung (IARC) finden keine ausreichenden Beweise für eine Krebsförderung (Inadequate Evidence if Carcinogenicity).

Trotz dieser Aussagen äußern sich manche Experten nach wie vor skeptisch. Sie befürchten Langzeitwirkungen, die mit den bisherigen Testmethoden nicht ausgeschlossen werden und zu vielfältigen Krankheiten, einschließlich einer Schädigung der Erbsubstanz (DNA), führen können. Ihre Skepsis bezieht sich nicht nur auf Mobiltelefone. Sie argumentieren im Wesentlichen damit, dass einerseits die bestehenden Grenzwerte nichts über mögliche Langzeitwirkungen aussagen und andererseits mit den derzeitigen Untersuchungstechniken erst in vielen Jahren eine endgültige Stellungnahme zu Spätfolgen, einschließlich Krebs, möglich sei.

In der Vergangenheit hat man gesundheitliche Auswirkungen von niederfrequenten Feldern negiert. Zunehmend wird jedoch in mehreren, unabhängig voneinander durchgeführten, epidemiologischen Studien über Beobachtungen einer erhöhten kindlichen Leukämierate bei Kindern im Zusammenhang mit niederfrequenten Magnetfeldern in Wohngegenden berichtet.

Wie hoch ist die Strahlenbelastung bei Flugreisen?

Menschen sind ständig kosmischer Strahlung ausgesetzt, die aus einem Strom hochenergetischer atomarer Teilchen aus den Tiefen des Universums besteht. Weil Flugzeuge in großen Höhen fliegen, wo die kosmische Strahlung deutlich stärker als auf dem Boden ist, kommt es zu einer erhöhten Strahlenexposition von Flugpersonal und Passagieren. Die Belastung hängt von der Sonnenaktivität, der Flugstrecke, der Dauer des Fluges und der Flughöhe ab. Sie ist bei einem Transatlantikflug wesentlich höher als während eines innerdeutschen Fluges; sie beträgt während eines innerdeutschen Flugs etwa 0,02 mSv, bei einem Transatlantikflug, von Frankfurt a. M. nach New York und zurück, etwa 0,075 mSv.

Auf Gelegenheitsflieger hat diese zusätzliche Strahlenexposition kaum Auswirkungen. Piloten, flugbegleitendes Personal oder berufliche „Vielflieger" können jedoch, vor allem wenn sie häufig Strecken entlang der nördlichen Polrouten fliegen, Opfer einer jährlichen, effektiven Strahlendosis werden, die vergleichbar ist mit

Flugpassagiere brauchen kaum Sorge um ihre Gesundheit zu haben, wenn sie durch den Ganzkörperscanner („Nacktscanner") gehen, da die strahleninduzierten Risiken hiernach unerheblich sind

Dosiswerten von Berufsgruppen, die regelmäßig mit radioaktiven Substanzen umgehen müssen. Die Strahlenschutzverordnung verlangt deshalb für das fliegende Personal die gleiche Strahlenschutzüberwachung wie für alle anderen, beruflich strahlenexponierten Personen.

Flugpassagiere brauchen kaum Sorge um ihre Gesundheit zu haben, wenn sie durch den Ganzkörperscanner („Nacktscanner") gehen, da die strahleninduzierten Risiken hiernach unerheblich sind.

Psychische Einflüsse

Die überwiegende Anzahl der Epidemiologen geht davon aus, dass psychische Faktoren viel weniger für die Krebsentstehung verantwortlich sind als man früher annahm. Die häufig gehörte Vorstellung, psychische Verstimmungen, Überbelastungen, reaktive Depressionen erhöhen das Krebsrisiko (Turner et al. 2009), ist in zahlreichen Studien widerlegt.

Die derzeitige schulmedizinische Meinung geht eher davon aus, dass seelische Veränderungen bei Tumorpatienten nicht Ursache, sondern Begleiterscheinung der Krebserkrankung sind. Psychische Beeinträchtigungen sind laut dieser Studien viel weniger für die Krebsentwicklung verantwortlich als allgemein angenommen.

Gibt es bestimmte Persönlichkeitsmerkmale von Krebskranken?

Als „Krebspersönlichkeiten" bezeichnete man bis vor wenigen Jahren Menschen, die in ihren Gefühlen besonders gehemmt sind. Es wurde vermutet, unterdrückte Aggressionen, Wut, Angst, Autoritätsgläubigkeit und das ständige Bemühen, gestellte Anforderungen möglichst perfekt zu erfüllen, seien typische Eigenschaften von Personen, die zu Krebserkrankungen neigen.

Heute vertritt man die Ansicht, Persönlichkeitsfaktoren sind nur dann relevant, wenn sie zu etwaigen Verhaltensweisen führen, die das Krebsrisiko erhöhen. Risikofaktoren sind dann aber diese Verhaltensweisen, nicht die Persönlichkeitsstruktur als solche (Mehnert 2010). Auch in der Psychoonkologie – die sich mit den psychischen Belastungen einer Krebserkrankung befasst – lehnt man heute den Terminus „Krebspersönlichkeit" ab.

Vorbeugemaßnahmen

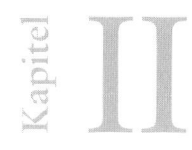

Kapitel II

Es mangelt nicht an Empfehlungen zur Prostatakrebsprävention. Die meisten beruhen allerdings auf Mythen, einige auf Erfahrungen, nur wenige auf Studien und noch viel weniger auf wissenschaftlich anerkannten, „evidenzbasierten" Untersuchungen. Der Laie vermag kaum die Aussagekraft von Empfehlungen und die Glaubwürdigkeit dieser Studien zu beurteilen. Grundsätzlich begeht er keinen Fehler, wenn er die Wertigkeit der meisten Aussagen hinterfragt.

Bei der Krebsvorbeugung geht es einerseits darum, zur Krankheit führende Genmutationen zu verhindern, andererseits, einer bösartigen Entartung und Aggressivität von Krebsvorstufen (HGPIN, Mikro-, Früh- und latente Karzinome) entgegenzuwirken. Letzteres gelingt auch durch den Schutz der Mikroumgebung.

Wenn auch nur begrenzt, so können wir doch durch unser eigenes Verhalten Einfluss darauf nehmen, ob und wann Krebsvorstufen und Mikrokarzinome entstehen, ob diese bösartig werden, ein

- Berücksichtigung von Risikogenen und familiärer Prädisposition (gesichert)
- Vermeidung von starkem Übergewicht (vermutlich)
- Verminderung des Anteils tierischer Fette in der täglichen Ernährung (gesichert)
- Körperliche Aktivität (gesichert)
- Mäßigung beim Alkoholkonsum (vermutlich)
- Mäßigung beim Tabakkonsum (vermutlich)
- Positive Lebenseinstellung (vermutlich)
- Keine einseitige Ernährung (vermutlich)
- Reichlich Obst und Gemüse in der Ernährung (vermutlich)
- Alternative Heilmethoden (nicht gesichert)
- Änderung ungesunder Lebensgewohnheiten (gesichert)
- Behandlung von Begleiterkrankungen (gesichert)
- Chemoprophylaxe (gesichert)
- Einschränkung unnötiger Strahlenbelastungen (vermutlich)
- Psychologisch-seelische Maßnahmen (nicht gesichert)

Gesicherte und vermutlich wirksame Schutzmaßnahmen zur Reduzierung des Prostatakarzinomrisikos latentes Karzinom fortschreitet, ja, sich möglicherweise sogar (Mikro)karzinome zurückbilden. Für die Entstehung, besonders jedoch für den weiteren Verlauf der Erkrankung sind vermeidbare Ursachen und Risiken verantwortlich, die bei der Vorbeugung zu berücksichtigen sind.

Im Idealfall sollte die Vorbeugung auf das individuelle Risikoprofil zugeschnitten sein (individualisierte oder personalisierte Prävention), denn pauschale, übertriebene Vorsichtsmaßnahmen führen zu einer Beeinträchtigung der Lebensqualität und tragen nicht zum notwendigen Schutz bei.

Einzelne Krebszellen – latent oder auch schlafend genannte Prostatakarzinome – gibt es weit häufiger als bisher angenommen. Viele von ihnen sind harmlos und folgenlos, nur einige Wenige werden unter der Einwirkung von Tumorpromotoren gefährlich und aggressiv. Tumorpromotoren – teilweise identisch mit epigenetischen Einflüssen – entscheiden mit darüber, ob und wann sich Krebszellen einen Wachstumsvorteil in ihrer Mikroumgebung verschaffen und so zu einer bedrohlichen, invasiven Prostatakrebserkrankung entwickeln. Bei der Vorbeugung geht es weitgehend um die Beeinflussung epigenetischer Faktoren und Hemmung von Tumorpromotoren.

> Bei der Vorbeugung geht es weitgehend um die Beeinflussung epigenetischer Faktoren und Hemmung von Tumorpromotoren

Der Körper erkennt und eliminiert normalerweise defekte (mutierte) Gene, welche veränderte Signale wie die einer Aufforderung zum unkontrollierten Zellwachstum, weitergeben. Wenn sich die mutierten Gene jedoch dem natürlichen Kontrollmechanismus durch Antiproliferationsgene (Suppressor- und Reparaturgene) entziehen, teilen sich die schadhaften Zellen ungebremst. Sie vermehren sich dann schneller als normale Körperzellen, verdrängen das gesunde Körpergewebe und bilden schließlich Tochtergeschwülste in anderen Organen. Häufig verschaffen Tumorpromotoren dann den kranken Zellen Wachstumsvorteile in ihrer Mikroumgebung.

In diesem Kapitel geht es ausschließlich um Empfehlungen zur Vorbeugung für (noch) Gesunde. Viele Empfehlungen helfen nicht sofort, sondern erst nach längerer Zeit. Erwähnt werden muss zudem, dass die Wirksamkeit vieler Präventionsmaßnahmen, je nach Krankheitsstadium, unterschiedlich stark ist.

Bei besonders bösartigem Gewebe und einem „fortgeschrittenen" Karzinomleiden sind Präventionsmaßnahmen nur wenig wirksam. Je früher man daher mit der Vorbeugung beginnt, umso Erfolg versprechender ist sie. Bei Beschwerdebeginn ist es häufig zu spät; im Endstadium sind Präventionsmaßnahmen ineffektiv. Nur eine Krebstherapie vermag in dieser Phase den weiteren Krankheitsverlauf zu beeinflussen.

> Je früher man daher mit der Vorbeugung beginnt, umso Erfolg versprechender ist sie. Bei Beschwerdebeginn ist es häufig zu spät; im Endstadium sind Präventionsmaßnahmen ineffektiv. Nur eine Krebstherapie vermag in dieser Phase den weiteren Krankheitsverlauf zu beeinflussen

Die Einhaltung der hier gegebenen Empfehlungen garantiert dem Einzelnen keinen definitiven Schutz; lediglich die durchschnittliche Erkrankungswahrscheinlichkeit kann reduziert werden. Andererseits ist selbst bei gröbsten Verstößen gegen diese Empfehlungen das Auftreten einer Krebserkrankung nicht mit Sicherheit voraussehbar, die Wahrscheinlichkeit ist „lediglich" höher.

Was bedeuten die von den verschiedenen wissenschaftlichen Fachgesellschaften – so der Deutschen Krebsgesellschaft – herausgegebenen S1 bis S3 Empfehlungen?

Die Graduierung in S-Klassen trifft Aussagen zur wissenschaftlichen Legitimation sowie zur Umsetzung von Empfehlungen. Bei einer S1- Leitlinie handelt es sich um eine, von einer Expertengruppe im informellen Konsens erarbeitete Orientierungs- und Entscheidungshilfe. S3-Leitlinien sind kontinuierlich aktualisierte Erkenntnisse und Empfehlungen zur Prävention, Erkennung und Behandlung von Krankheiten. Sie werden von Expertengruppen im Auftrag einer oder mehrerer wissenschaftlicher medizinischer Fachgesellschaften erstellt. Es finden regelmäßige Überprüfungen und Bewertungen der klinischen Relevanz wissenschaftlicher Studien zur Diagnose und Therapie statt.
Die methodische Qualität und die Unabhängigkeit von potenziellen Interessengruppen sind bei einer S3-Leitlinie höher einzuschätzen als die einer S2- oder S1-Leitlinie.

Gibt es eine Klassifikation zur Evidenz von Empfehlungen?

Die Deutsche Krebsgesellschaft und verschiedene Fachgesellschaften, die sich in Deutschland mit der Ermittlung von Krebsrisiken und Empfehlungen zur Krebsreduzierung befassen, haben eine Klassifikation erarbeitet, die eine Wertung der Aussagekraft von Empfehlungen ermöglicht.

A:	Konsistente Studien mit Evidenzgrad 1 vorhanden
B:	Konsistente Studien mit Evidenzgrad 2 oder 3 bzw. Extrapolationen von Studien mit Evidenzgrad 1
C:	Studien mit Evidenzgrad 4 oder Extrapolationen von Studien mit Evidenzgrad 2 oder 3
D:	Expertenmeinung oder inkonsistente bzw. nicht schlüssige Studien jedes Evidenzgrades

Klassifikation der Empfehlungsgrade

Wie wird eine Risikoreduktion berechnet?

Relative und Absolute Risikoreduktionen sind Angaben, die die Wirksamkeit einer Präventionsmaßnahme beschreiben. Sie beziehen sich auf Änderungen gegenüber vorher.

Die *Relative Risikoreduktion* beschreibt, um wie viel Prozent das Risiko durch eine Präventionsmaßnahme verringert wird (RRR = 1-RR). Bei einer Reduzierung der Erkrankungswahrscheinlichkeit von 2 auf 1,6 % beträgt z. B. die Relative Risikoreduktion 20 %. Diese Angabe – in der Werbung gerne benutzt – wird in der Fachwelt kritisch gesehen, da der Laie dazu neigt, den Effekt zu überschätzen.

Beispiel: Getestet werden soll, ob eine Vorsorgemaßnahme das Risiko verringert, an Krebs zu sterben. Bei der sich einer Vorsorgeuntersuchung unterziehenden Gruppe stirbt 1 von 10.000 Personen an Krebs, in der gleich großen Kontrollgruppe sterben 2 innerhalb eines Zeitraums von zwei Jahren. Die Relative Risikoreduktion beträgt also 50 %, was dem Laien eindrucksvoll erscheint, aber in der Praxis kaum relevant ist. Das absolute Risiko ist relevanter, auch wenn es größenmäßig nicht so sehr beeindruckt.

Beispiel: Durch eine Therapie reduziert sich bei einem Kollektiv von 1000 Probanden die Anzahl der Todesfälle von 10 (in der Vergleichstherapie ohne Prävention) auf 4 (in der Vergleichsgruppe, die eine Präventionsmaßnahme in Anspruch genommen hat). Das Relative Risiko in der Präventionsgruppe beträgt 4/10 = 0,4 = 40 %, in der Kontrollgruppe ohne Prävention definitionsgemäß 1. Das Mortalitätsrisiko sinkt also in der Präventionsgruppe deutlich. Die Relative Risikoreduktion beträgt 0,6 = 60 %. Das Absolute Risiko (AR) eines Todesfalls beträgt demgegenüber 0,004 (= 0,4 %) in der Präventions- und 0,01 (= 1,0 %) in der Vergleichsgruppe (Kontrollgruppe). Die Absolute Risikoreduktion (ARR), beträgt also „lediglich" 0,006 (= 0,6 %).

Beispiel: Durch eine Therapie reduziert sich die Anzahl der Todesfälle von 6 auf 4 bei 1000 Personen, das sind 2 von 1000. Die ARR beträgt 0,2 %. Die Relative Risikoreduktion wäre hier 2 von 6 bzw. 33 %.

Vorbeugung bei erblich bedingtem Karzinomrisiko

Ist eine, an einer Genomanalyse orientierte, Risikoabschätzung sinnvoll?

Bei weitaus der Mehrzahl der Prostatakrebserkrankungen handelt es sich nicht um die Folge eines einzigen, angeborenen Krebsgens (monogene erbliche Erkrankung), sondern um Auswirkungen zahlreicher angeborener Krebs-Risiko-Gene, die untereinander interagieren. Erschwerend ist, dass sie auf unterschiedlichen Chromosomen und verschiedenen „Loci" (Orten) liegen und erst bei zusätzlichen Einflüssen aktiv werden.

Eine Erbgutanalyse mit Bestimmung aller Krebsgene (Risikogene) und epigenetischer Faktoren könnte so Risikogruppen identifizieren (Genom-basierte Risiko-Abschätzung) und man könnte eine „maßgeschneiderte, zum persönlichen Genom passende", individualisierte Krebsprävention durchführen. Eine solche Analyse ist noch nicht möglich, wird in Zukunft aber an Bedeutung gewinnen. Die Forschung entdeckt immer mehr Genvarianten, die die Krankheitsentstehung und -entwicklung beeinflussen. Noch ist man aber nicht in der Lage, alle mehr oder weniger aktiven Risikogene und deren Interaktionen zu identifizieren.

> Die Forschung entdeckt immer mehr Genvarianten, die die Krankheitsentstehung und -entwicklung beeinflussen. Noch ist man aber nicht in der Lage, alle mehr oder weniger aktiven Risikogene und deren Interaktionen zu identifizieren

Gibt es eine präventive Gentherapie zur Verhinderung von Prostatakrebs?

Die experimentelle Therapieforschung befasst sich intensiv mit Möglichkeiten, über Manipulationen am Genom Einfluss auf die Krebsentstehung auszuüben und krankhafte Gene zu eliminieren. Ein Weg, den man intensiv verfolgt, ist der einer DNA-Methylierung, der Histon-Modifikation und MicroRNAs, ein anderer jener über Viren.

Viren können nämlich nicht nur Krebs verursachen, sondern auch als Vehikel zur Verhinderung von Krankheiten dienen.

Gelingt es, den Viren Reparaturgene unterzuschieben, die dann per „Huckepack" in Patientenzellen eingeschleust werden, so lassen sich dadurch reparierende Erbinformationen in die DNA einbauen und bestimmte Karzinome verhindern. In einigen Versuchen ist Forschern dies bereits gelungen, allerdings nur bei schweren Immundefekten. Bei Krebs befinden sich solche Gentherapien noch im Versuchsstadium.

Ist eine an einer Genomanalyse orientierte Risikoabschätzung sinnvoll?

Prostatakrebs ist ein Paradebeispiel für eine multikausale Erkrankung, bei der einzelne Risikogene nur eine begrenzte Aussage zur Wahrscheinlichkeit einer späteren Krebserkrankung gestatten, es sei denn, dass es sehr dominante Gene sind, die man allerdings beim Prostatakrebs bislang kaum identifizieren konnte.

Bei weitaus der Mehrzahl der Prostatakrebserkrankungen handelt es sich nicht um die Folge eines einzigen sehr dominanten Krebsgens, sondern um Auswirkungen zahlreicher angeborener und erworbener Krebs-Risiko-Gene, die untereinander interagieren. Erschwerend ist, dass sie auf unterschiedlichen Chromosomen und verschiedenen „Loci" (Orten) liegen, und meist erst bei weiteren schädlichen Einflüssen aktiv werden. Erst die Ermittlung der Gesamtheit der Risikogene mit ihrer Vernetzung und ihrem Aktivitätszustand würde eine routinemäßige Genomanalyse zur Risikoabschätzung rechtfertigen.

Die Forschung entdeckt immer mehr Genvarianten und schadhafte Gene, die die Krankheitsentstehung und -entwicklung beeinflussen. Noch ist man aber nicht in der Lage, alle mehr oder weniger aktiven Risikogene und ihre Interaktionen zu lokalisieren und ihre Bedeutung für die Krebsentwicklung einzuschätzen.

Wo kann man eine Analyse des Erbgutes (Genanalyse) vornehmen lassen, um eine angeborene Gefährdung zu erkennen?

Biotechnologie-Unternehmen, die die Gene ihrer Kunden bereits für 100 Dollar zu entziffern versprechen, werben mit Slogans wie „Kenne deine Gene, dann kennst du dich selbst".

Es gibt viele Angebote im Internet, die Erbgutanalysen (Gensequenzierungen) anbieten. Technisch und finanziell sind solche Analysen des Erbguts (DNA-Analysen) heute kein Problem mehr. Aus mehreren Gründen sind sie jedoch ohne fachärztliche Begleitung problematisch. Nicht allein, dass sie bloß eine begrenzte Anzahl von Risikogenen feststellen und nicht zwischen deren Penetranz (Dominanz) und Schwäche unterscheiden, es können auch Fehler bei der Probengewinnung des Speichels, beim Transport (z. B. Strahlenschäden) und bei der Probenaufbereitung (Kontamination mit Viren und Bakterien) entstehen. Datenschützer befürchten, dass Informationen an Arbeitgeber oder Versicherungen weitergegeben werden könnten. Auch gibt es ethisch-rechtliche Einwendungen. Am problematischsten ist aber, dass die Genanalyse ohne gleichzeitige fachärztliche Begleitung bei den Betroffenen zu falschen

Schlussfolgerungen führen kann. Laut Gendiagnostikgesetz dürfen in Deutschland deshalb nur Ärzte mit einer speziellen Qualifikation Beratungen und Analysen veranlassen und durchführen. Grundsätzlich dürfen sie einen DNA-Test auch nur veranlassen, wenn sich aus dem Ergebnis Konsequenzen für die Behandlung oder Vorbeugung ergeben. Adressen wohnortnaher, humangenetischer Beratungsstellen findet man im Internet (www.gfhev.de/de/beratungsstellen/beratungsstellen.php).

Was versteht man unter einer epigenetischen Beeinflussung des Krebsrisikos?

Bei der Entwicklung eines Prostatatumors geht man von einem Mehrschrittmodell aus. Dieses Modell besagt, dass der Tumor während seiner Entwicklung verschiedene Stadien durchläuft, beginnend mit Genmutationen, der Entstehung von Krebsvorstufen und -zellen, dem Übergang zu einem latent wachsenden Karzinom und endend mit einer aggressiven und metastasierenden Geschwulst. Der Übergang von einem Stadium zum nächsten wird u. a. durch die Stärke der Genaktivität bestimmt, deren Aktivität von epigenetischen Faktoren abhängt. Aus der Forschung mit eineiigen Zwillingen, aber auch aus Beobachtungen bei Tieren weiß man, dass ererbte Gensequenzen nicht allein für die weitere Entwicklung verantwortlich sind, sondern es zusätzlicher epigenetischer Prozesse bedarf, die diese gemeinsamen Gene aktivieren oder inaktivieren. Epigenetische Einflüsse schalten Reparaturgene und andere Schutzmechanismen an oder aus. Nachteilig ist, wenn Reparaturgene ausgeschaltet werden. Auf der Erkenntnis stabilisierender Einwirkungen epigenetischer Einflüsse basieren viele in diesem Kapitel kommentierte Empfehlungen.

> Bei der Entwicklung eines Prostatatumors geht man von einem Mehrschrittmodell aus

Vorbeugung durch Ernährung

Je nach Ernährungsweise erhöht oder verringert sich das Krebsrisiko, wobei man allerdings mehr über die Nachteile einer gesundheitsschädigenden und eventuell sogar Krebs fördernden Ernährungsweise als über eine schützende Ernährung weiß.
Der Einfluss der Ernährung sollte nicht überbewertet werden, denn es müssen zahlreiche Faktoren zusammentreffen, damit es zum Ausbruch der Krebserkrankung kommt. Eine falsche Ernährung allein reicht nicht aus! Die Ernährung ist in dem „Puzzle" der Risikofaktoren nur ein Aspekt von vielen. Die Fixierung auf die Ernährung und das zwanghafte Bestreben, sich gesund zu ernähren

> Die Ernährung ist in dem „Puzzle" der Risikofaktoren nur ein Aspekt von vielen. Die Fixierung auf die Ernährung und das zwanghafte Bestreben, sich gesund zu ernähren (Orthorexie) kann auch zum Gegenteil führen und die Lebensqualität, auch die der Angehörigen, einschränken, ja möglicherweise sogar das Krebsrisiko erhöhen

(Orthorexie) kann auch zum Gegenteil führen und die Lebensqualität, auch die der Angehörigen, einschränken, ja möglicherweise sogar das Krebsrisiko erhöhen.

Bei einzelnen Inhaltsstoffen in Lebensmitteln vermutete man eine Schutzwirkung, die teilweise in Zellkulturen, ja sogar in Tier-Tumor-Modellen, bestätigt wurde. Beim Menschen gibt es jedoch für keinen Inhaltsstoff schlüssige Beweise einer vorbeugenden Krebswirkung. Man geht heute davon aus, dass die Krebsgefährdung weniger durch einzelne Inhaltsstoffe in den Nahrungsmitteln als durch die Zubereitung der Ernährung und das gesamte Ernährungsverhalten beeinflusst wird, also durch das, was, wie und in welcher Menge, wir essen (WRCF).

Akute Veränderungen sind bei einer Umstellung der Ernährung unwahrscheinlich. Dies bedeutet jedoch nicht, dass man im höheren Alter nicht mehr von einer Ernährungsumstellung profitieren würde. Richtig ist vielmehr, dass durch eine gesunde Ernährung auf die Aggressivität von Krebszellen und Krebsvorstufen Einfluss genommen werden kann und ein Krankheitsverlauf abgemildert werden kann. Sicher ist, je früher man im Leben eine krebsgefährdende Ernährungsweise vermeidet, umso wahrscheinlicher ist ein positiver Effekt. Den Eltern kommt somit eine Mitverantwortung zu, wenn ihre Kinder aufgrund gesundheitsschädigender Verhaltensweisen später krank werden.

Vorstellungen über die „richtige" Ernährung gehen weit auseinander. Es gibt viele Mythen, skurrile Ernährungstipps und sehr viel Halbwissen, die bei Ratsuchenden oft Ratlosigkeit hinterlassen. Viele Empfehlungen zur optimalen Ernährung werden kontrovers diskutiert; manche sind widersprüchlich oder wenig konkret. Mythen und Fakten sind mitunter schwer zu trennen. Sicher ist, dass wir mehr über mögliche Nachteile als über Vorteile einiger Ernährungsweisen wissen.

Wie lassen sich Ernährungseinflüsse in Studien nachweisen?

Um Ernährungseinflüsse festzustellen, benutzt man verschiedene Testverfahren, etwa Fall-, Kontroll-, Kohorten- oder Interventionsstudien. Ihre Aussagekraft ist unterschiedlich.

In Fall-Kontroll-Studien werden Patienten und gesunde Kontrollpersonen, anhand von Fragebögen, nach bestimmten Verhaltensweisen, z. B. ihren Ernährungsgewohnheiten in der Vergangenheit, befragt (retrospektive Studien). In Kohortenstudien werden Personen über einen genau definierten Zeitraum hinweg beobachtet. Ihre Verhaltensweisen und sämtliche Geschehnisse werden dokumentiert.

Es gibt unzählige Untersuchungen, Studien und Kommentare zur positiven Wirkung bestimmter Ernährungsweisen. Die meisten von ihnen halten allerdings wissenschaftlichen Ansprüchen nicht stand. Schlüssige Studienergebnisse, welche die Kriterien einer evidenzbasierten Medizin erfüllen, gibt es nicht. Häufig sind die Studien schon vom Konzept her ungeeignet, da fälschlicherweise davon ausgegangen wird, dass Krebs die Folge einzelner Ernährungsbestandteile – etwa des Fettverzehrs – ist, und nicht berücksichtigt wird, dass es sich um eine multikausale Krankheit handelt, bei der zahlreiche Einflüsse zusammentreffen müssen.

Lebensmittel sind komplexe Systeme, deren Inhaltsstoffe miteinander und mit der Darmflora in Wechselwirkung treten. Sie ändern ihre Eigenschaften durch Verarbeitungsverfahren wie Würzen, Marinieren, Fermentieren, Kochen und Backen. Welchen Einfluss zudem die Küchentechnik auf unsere Gesundheit hat, ist bis heute nur bruchstückhaft erforscht.

Bevor man aus den Schlussfolgerungen in der Literatur und den in der Werbung gegebenen Empfehlungen Rückschlüsse zieht, sollte man die Aussagekraft der Studien und Behauptungen hinterfragen. Die höchste Aussagekraft und Relevanz haben „Ernährungs-Interventionsstudien". In ihnen wird der Einfluss einer bestimmten Ernährung oder eines Wirkstoffes auf die Krebsentstehung – am besten randomisiert, placebokontrolliert und doppelblind – innerhalb einer definierten Gruppe untersucht. Es sind prospektive Studien. Solche Studien zum Nachweis einer Wirksamkeit gibt es nicht; es wird sie voraussichtlich auch in Zukunft nicht geben. Neben ethischen Bedenken ist hervorzuheben, dass Interventionsstudien Jahrzehnte dauern und zu viele Teilnehmer beanspruchen würden, um relevante Ergebnisse erzielen zu können. Außerdem sind sie sehr kosteneffektiv.

> *Neben ethischen Bedenken ist hervorzuheben, dass Interventionsstudien Jahrzehnte dauern und zu viele Teilnehmer beanspruchen würden, um relevante Ergebnisse erzielen zu können. Außerdem sind sie sehr kosteneffektiv*

- Ein Kritikpunkt ist, dass in den meisten Studien die Ernährung nur in einem kurzen Zeitraum berücksichtigt wird. Studien, die die Ernährungsweise in der Jugend bzw. im frühen Erwachsenenalter berücksichtigen, gibt es kaum, obwohl es sehr wahrscheinlich ist, dass sich das Ernährungsverhalten erst nach vielen Jahren auf eine Krebserkrankung hin auswirkt. *Akute Veränderungen sind bei der Ernährung unwahrscheinlich.*
- Die meisten Hypothesen und Empfehlungen basieren auf Befragungen von Betroffenen (Fall-Kontroll-Studien). Deren Angaben sind erfahrungsgemäß unzuverlässig und häufig subjektiv gefärbt. Zuverlässiger sind Befragungen von gesunden Personen, die über einen längeren Zeitraum beobachtet werden und regelmäßig zur Ernährung Stellung nehmen (Kohortenstudien). *Analysen aufgrund von Befragungen von Betroffenen sind häufig subjektiv gefärbt.*

Aspekte, die bei der Interpretation von Ernährungsstudien zu beachten sind

Je nach Lebensalter ist der Einfluss der Ernährung unterschiedlich

- Häufig werden keine dem Alter angepassten Analysen vorgenommen, obwohl der Organismus auf Schadstoffe bei jungen Menschen anders reagiert als bei älteren. *Je nach Lebensalter ist der Einfluss der Ernährung unterschiedlich.*

- In vielen Studien konzentriert man sich ausschließlich auf das Gewicht, *obwohl sich der Einfluss nicht separat von anderen Krebsrisikofaktoren und Einflüssen bestimmen lässt.*

- Häufig werden Erfahrungen aus Tierversuchen und Studien mit Zellkulturen auf Menschen übertragen, *was nur sehr bedingt statthaft ist.*

- Nicht alle Studien, die sich mit dem Einfluss der Ernährung auf die Krebsentwicklung befassen, definieren und differenzieren Übergewicht und Fettsucht (Adipositas). *Nur wenige Studien gehen auf die Fettverteilung ein.*

- Manchmal sind die Befragten nicht repräsentativ. *Studien, in denen der überprüfte Personenkreis nicht repräsentativ ist, sind wenig aussagekräftig.*

- Mitunter liegen Informationsfehler bei Befragungen vor. *So geben Alkoholiker eher einen geringeren Alkoholkonsum an, während Normal- oder Nichttrinker in der Regel zutreffende Angaben machen (Informationsbias).*

- Aufgrund des individuellen Lebensstils der Probanden sind die Ergebnisse mancher Ernährungsstudien schwer vergleichbar. Die Ergebnisse *einer einzigen positiven Studie können purer Zufall sein. Aber auch Meta-Analysen – die häufig unterschiedlich konzipierte Studien mit Gesunden und Kranken aus verschiedenen Kulturkreisen und Altersgruppen zusammenfassen – lassen nur bedingt allgemeingültige Aussagen zu.*

- Häufig werden falsche Korrelationen mit unzutreffenden Risikofaktoren aufgestellt. *Erkrankungs-, Rezidiv- und Sterblichkeitsrisiken werden manchmal nicht voneinander getrennt.*

- In einigen Studien werden keine klaren Angaben zum Zeitpunkt der Gewichtsmessung gemacht, *obwohl das Körpergewicht auch Folge und nicht Ursache der Erkrankung sein kann.*

- In manchen Studien werden Einflüsse zur Erkrankungshäufigkeit mit solchen zum PSA-Wert vermischt. *Der PSA-Spiegel ist ein sehr unspezifischer Marker, der auch bei nicht krebsbedingten Ursachen erhöht sein kann.*

- Welche Surrogatparameter wurden benutzt? *Erkrankungs-, Rezidiv- und Sterblichkeitsraten müssen getrennt aufgeführt und beurteilt werden. Es bieten sich an: Gesamtüberleben (OS: Overall Survival), Krankheitsfreies Überleben (DFS: Disease Free Survival), Ereignisfreies Überleben (EFS: Event-free Survival), Objektive Ansprechrate (ORR: Objective Response Rate), Zeit bis zur Tumorprogression (TTP: Time to Progression), Progressionsfreies Überleben (PFS: Progression-free Survival). Zeit bis zum Therapieversagen (TTF: Time to Treatment failure), Tumormarker (PSA).*

- In einigen Studien werden Erfolgsquoten in Prozent (Relatives Risiko), in anderen in Absolutzahlen (Absolutes Risiko) ausgedrückt. *Angaben in Relativprozent verfälschen häufig die Bedeutung einer Aussage.*

- Soziale Ursachen werden nur in wenigen Studien ausreichend gewürdigt, obwohl – völlig unabhängig von der Ernährung – sozioökonomisch Benachteiligte häufiger an Karzinomen erkranken. *Je niedriger der soziale Status, desto häufiger sind Tabak- und Alkoholabusus, Immobilität, Exposition mit Krebs fördernden Stoffen.*

- Studien können immer nur auf gestellte Fragen eingehen. Epidemiologische Studien können im Optimalfall Korrelationen, nicht aber Kausalitäten nachweisen. *Je unklarer die Frage, desto unklarer die Aussage einer Studie.*

- Wesentlich häufiger als negative werden positive Studien publiziert. *Negative Studienergebnisse verschwinden häufig in der Schublade (Publikationsbias).*

Gibt es eine krebsfeindliche Ernährung?
Bieten Diäten einen Schutz?

Problematisch ist, dass gerade bei Fragen der Ernährung jeder kompetent mitzureden glaubt und, dass die Medien gerne sensationsträchtige Halbwahrheiten bei so genannten Krebsdiäten, verbreiten. Dabei ist die Qualität von Datenerhebungen bei Ernährungsstudien häufig sehr unbefriedigend. Sie beruhen in der Regel allein auf Selbstauskünften von Probanden, deren Wahrheitsgehalt nicht weiter überprüft werden kann. Hinzu kommt, dass das Thema Ernährung und Krebs auch zu einem Geschäftsfeld geworden ist, mit dem sich offensichtlich viel Geld verdienen lässt. Man suggeriert den Konsumenten, dass bestimmte Nahrungs- und Nahrungsergänzungsmittel vor Krebs schützen bzw. den Verlauf einer Erkrankung günstig beeinflussen.

Es gibt unzählige wohlmeinende, manchmal aber auch kommerziell ausgerichtete Empfehlungen für angeblich krebssichere oder gar -hemmende Ernährungspraktiken. Häufig beruhen die Behauptungen auf falschen Schlussfolgerungen aus Datenerhebungen, die auf den ersten Blick einleuchtend erscheinen und sich schwer widerlegen lassen.

Krebsfeindliche Diäten gibt es nicht! Wer so etwas behauptet, muss sich den Vorwurf der Unwissenheit, Naivität oder – schlimmer – der Scharlatanerie gefallen lassen. Wenn überhaupt, dann kann man nur eine Ernährung empfehlen, die sich nicht Krebs fördernd auswirkt. Nach dem derzeitigen Stand der Forschung gibt es auch keine einzelnen Nahrungsbestandteile, die an sich „krebssicher"

Krebsfeindliche Diäten gibt es nicht! Wer so etwas behauptet, muss sich den Vorwurf der Unwissenheit, Naivität oder – schlimmer – der Scharlatanerie gefallen lassen. Wenn überhaupt, dann kann man nur eine Ernährung empfehlen, die sich nicht Krebs fördernd auswirkt

sind. Zu Unrecht wird dies immer wieder von „Gesundheitsaposteln" und Geldmachern behauptet.

Ich bin jetzt 65 Jahre alt und fühle mich trotz eindeutigem Übergewicht recht wohl. Da lohnt es sich doch kaum, Essgewohnheiten zu ändern, zumal sich Schutzeffekte ja erst nach vielen Jahren bemerkbar machen.

Diese oft gehörte Ansicht ist falsch. Sicherlich, das Risiko einer Krebserkrankung ist umso geringer, je früher man auf eine gesunde Ernährung achtet. Es ist auch richtig, dass die Entwicklung eines Prostatatumors 10 bis 20 Jahre und länger dauert.
Andererseits weiß man, dass sich lange vor der Diagnose Krebszellen und -vorstufen in der Prostata befinden, die keine Beschwerden bereiten und lange stationär bleiben, d. h. nicht wachsen (latente oder schlafende Tumore). Erst bei Eintritt bestimmter Ereignisse werden sie „wach". Dazu gehört ein ungesunder Lebensstil mit einer ebenso falschen Ernährung. Die Aggressivität von Krebszellen sowie das Wachstum latenter Karzinome werden bei gesunder Lebensführung gehemmt.
Ganz abgesehen davon, dass sich eine gesunde Ernährung auch schützend auf andere Erkrankungen auswirkt, ist die allgemeine Lebenserwartung heute derart gestiegen, dass man selbst im hohen Alter von einer idealen Lebensweise noch profitiert. Die durchschnittliche Lebenserwartung von 65jährigen Männern betrug 2006/07 immerhin noch 17,1 Jahre, die von Frauen 20,4. Dies ist eine Zeitspanne, in der sich Auswirkungen der Ernährung auf die Krebsentstehung durchaus bemerkbar machen.

Ideale Ernährung bedeutet nicht den Verzicht auf schmackhaftes Essen

Ein gesunder Lebensstil nutzt der Gesundheit und dem persönlichen Wohlergehen in jedem Fall. Ideale Ernährung bedeutet nicht den Verzicht auf schmackhaftes Essen.

Ist eine Gewichtsregulierung sinnvoll?

Übergewicht ist ein Risikofaktor, der vermeidbar ist. Übergewichtige sind stärker gefährdet, an einer aggressiven Form von Prostatakrebs zu erkranken.
Die meisten Experten raten Krebsgefährdeten dazu, Übergewicht vorzubeugen. Sie raten primär zu einer Ernährungsweise, die sich nach dem tatsächlichen Bedarf richtet. Körperliche Aktivität und eine bedarfsorientierte Ernährungsweise verhindern eine Gewichtszunahme. Körperliche Aktivität gilt darüber hinaus als eigenständiger Hemmfaktor für Prostatakrebs.

Wichtig ist, dass man schon in der Jugend und im frühen Erwachsenenalter Übergewicht vermeidet. Nicht nur, weil bis zu 80 % der übergewichtigen Kinder auch im Erwachsenenalter zu einer Adipositas neigen, sondern auch, weil Übergewicht im jugendlichen Alter nach Meinung einiger Experten direkte Auswirkungen auf ein späteres Krebsrisiko hat (Giovannucci et al. 1997, Brown et al. 2009). Sicher ist, dass die Anlage für Prostatakrebs schon lange vor der Krebsdiagnose besteht. „Im Alter muss man den Preis für (Ernährungs-) Sünden in der Jugend bezahlen."

Im Alter muss man den Preis für (Ernährungs-) Sünden in der Jugend bezahlen

Mit mehr körperlicher Aktivität, einer bedarfsorientierten Kalorienaufnahme und einer geringeren Aufnahme von gesättigten Fettsäuren (besonders Transfetten) reduzieren Übergewichtige auch andere Krankheitsrisiken wie Herz-Kreislauf-Erkrankungen, hohen Blutdruck und Diabetes. Vielen ist nicht bewusst, dass die Mehrzahl der Prostatakrebspatienten nicht etwa am Prostatakrebs sondern an Herz- Kreislauf-Versagen verstirbt.

Wie schafft man es, bei starkem Übergewicht (Adipositas) abzunehmen?

Nur zu sagen, man solle weniger essen und sich mehr bewegen, ist zu einfach. Ohne Berücksichtigung der Ursachen führen derartige Empfehlungen selten zu einem dauerhaften Erfolg. Besser sind individualisierte Empfehlungen, die die Ursachen berücksichtigen und auch langfristig befolgt werden können. Unrealistische Ziele zu setzen ist kontraproduktiv und führt mit Sicherheit zu einem baldigen Rückfall. Es gibt zahlreiche Diätempfehlungen, auf deren Vor- und Nachteile an dieser Stelle nicht näher eingegangen werden kann. Die meisten führen zu einer mehr oder weniger ausgeprägten Gewichtsabnahme in den ersten Monaten; kaum eine wirkt aber länger als ein oder zwei Jahre. Wichtiger als die Befolgung irgendwelcher Diäten ist die langfristige Umstellung der Ernährungsgewohnheiten.

Nur zu sagen, man solle weniger essen und sich mehr bewegen, ist zu einfach

Hungerkuren durchzuführen, mit Gewalt die Kalorienaufnahme zu beschränken, für eine der zahlreichen „Wunder-Diäten" viel Geld auszugeben, ist nicht ratsam. Eine bessere Alternative ist sich bewusst zu ernähren. Allein durch bewusstes Essen nehmen Übergewichtige häufig ab. Bewusst heißt, nur dann zu essen, wenn man Hunger hat, langsamer zu essen und das Essen zu genießen, sich bewusst zu sein, was man isst. Häufig sind es nicht Hunger und Appetit, sondern Kummer, Frust, Langeweile oder Ablenkung in schwierigen Lebenslagen und Automatismen, die Übergewichtige veranlassen, zu viel essen. Wer bewusst isst, isst langsamer. Das

Gefühl der Sättigung setzt umso früher ein, je langsamer man isst! „Nebenbei zu essen" führt zu Übergewicht!

Grundsätzlich gilt das Prinzip: „Entweder man nimmt weniger Kalorien auf oder man verbraucht mehr Kalorien." Wer mehr Kalorien aufnimmt, als er verbraucht, setzt Speck und Bauch an. Maßnahmen zur Erhöhung des Energieverbrauchs sowie eine Anpassung der Ernährung an den Energiebedarf führen zwar langsam, aber dafür sicher zu einer anhaltenden Gewichtsabnahme.

Bei einer Reduktionskost spielt die Zusammensetzung aus Kohlenhydraten, Fett und Eiweiß eine wesentlich geringere Rolle als allgemein angenommen. Entscheidend ist die Gesamtkalorienzahl. Wie das anzustrebende Kaloriendefizit zustande kommt, ob mit low-carb, low-carb-fat oder eiweißreicher Kost, ist unerheblich.

Zwar ist eine schnelle Gewichtsreduzierung motivierend, kurzfristigen Gewichtsabnahmen folgt aber meist ein deprimierender Stillstand, wenn nicht sogar ein prompter Rückfall. Eine langsame Steigerung bei regelmäßiger körperlicher Belastung und einer „bewussten Ernährung" wirken hingegen langfristig und nachhaltig.

Neben der Gewichtsabnahme kommt es bei körperlicher Aktivität zu einer Zunahme an Muskelmasse und einer Sensibilisierung der Rezeptoren für das Schlüsselhormon Insulin, sowie einer besseren Nutzung von Zucker in der Zelle. Der Appetit nimmt dadurch ab.

Die Ernährung sollte fettarm und ballaststoffreich sein und einen niedrigen Glykämischen Index haben. Ballaststoffe vermitteln ein frühes Sättigungsgefühl. Man sollte nicht nur auf den Fettgehalt, sondern auch auf die Art des Fettes achten. Den größten Sättigungseffekt hat Olivenöl, das darüber hinaus einen hohen Anteil an einfachen, ungesättigten Fettsäuren enthält.

Gewichtskontrollen, eine Art Tagebuch und Ernährungs-Apps sowie Fitness-Bänder können nützlich sein.

Eine fettreiche Ernährung kann sich – zumal bei mangelnder Bewegung – schnell auf das Körpergewicht auswirken. Bei pflanzlichem Eiweiß ist das Risiko wesentlich geringer. Tierisches Eiweiß befindet sich oft in Lebensmitteln, die darüber hinaus fettreich sind. Selbst körperliche und sportliche Höchstleistungen sind bei ausschließlich pflanzlicher Kost möglich, was einige erfolgreiche Iron-Triathlon-Kämpfer bewiesen haben.

Den Alkoholkonsum sollte man mäßigen! Vielen ist nicht bewusst, dass Alkohol fast ebenso viele Kalorien enthält wie Fett.

Metformin^R reduziert nicht nur den Zuckerspiegel bei Typ-2-Diabetikern, sondern auch den Appetit und wird erfolgreich zur Gewichtsreduzierung eingesetzt. Abgesehen davon gibt es Beobachtungen, dass sich die Einnahme von Metformin^R bei Diabetikern präventiv gegen Krebs auswirkt.

Vielen ist nicht bewusst, dass Alkohol fast ebenso viele Kalorien enthält wie Fett

Es gibt Beobachtungen, dass sich die Einnahme von Metformin^R bei Diabetikern präventiv gegen Krebs auswirkt

Gibt es ein Idealgewicht im Hinblick auf die Krebsgefährdung? Ab welchem Schwellenwert ist eine Gewichtsreduzierung notwendig?

Ein Idealgewicht gibt es nicht. Das „Normalgewicht", d. h. den Body-Mass-Index (BMI) zwischen 18 und 25, braucht man nicht zu erreichen. Er gilt nur für junge Menschen. Es ist unwahrscheinlich, dass ein BMI bis 28 bei Senioren Krebs fördernd ist. Der BMI sollte bei ihnen aber keinesfalls höher als 30 sein. Der Body-Mass-Index berechnet sich aus dem Körpergewicht (in kg), dividiert durch Körpergröße x Körpergröße (in m^2).

Es gibt Studien, die auf eine längere Lebensdauer bei leichtem Übergewicht hinweisen (BMI = 25 bis 27). Auch bei mittlerem Übergewicht (BMI = 25 bis 30) ist die Notwendigkeit einer Gewichtsabnahme sehr umstritten. Sie ist nur bei zusätzlichen Krebsrisiken und anderen gewichtsbedingten Gesundheitsstörungen relevant, z. B. bei Typ 2 Diabetes oder ausgeprägtem Bauchfett. Auch bei hohem psychosozialem Leidensdruck ist ein BMI zwischen 25 und 29,9 kg/m^2 interventionsbedürftig.

Generelle Angaben, ab welchem Körpergewicht mit einer Krebsgefährdung zu rechnen ist, und ab wann gewichtsreduzierende Maßnahmen notwendig sind, gibt es nicht. Es wird sie auch niemals geben, denn je nach Alter, Gesundheitszustand, Knochenbau, Gelenkstatus und Größe, ja selbst nach genetischer Prädisposition, gibt es andere Schwellenwerte. Das Phänomen der „glücklichen Adipösen" (Happy Obese), die – zumindest, was ihren Stoffwechsel betrifft – gesund sind und bei denen keinerlei erhöhtes Krebsrisiko bekannt ist, zeigt, dass sich Übergewicht offensichtlich nur bei zusätzlichen Risikofaktoren Krebs begünstigend auswirkt.

Ziel sollte ein BMI-Wert < 28 sein. Ein realistisches Ziel ist eine Gewichtsabnahme um ca. 500 g wöchentlich. Die Gewichtsabnahme sollte nicht abrupt, sondern langsam erfolgen. Bei einem täglichen Energiedefizit von 600 kcal und einer Begrenzung des Nahrungsfetts auf maximal 30 % der zugeführten Kalorien kann dieses Ziel erreicht werden. Besser, und langfristig auch eher erreichbar, ist eine Steigerung des Energieverbrauchs durch zusätzliche körperliche Aktivität und Sport. Am besten ist es, beides gleichzeitig zu tun, d. h. eine negative Energiebilanz dank bewusster und kalorienarmer Ernährung und gleichzeitig eine Erhöhung des Energiebedarfs durch sportliche Aktivität.

> Generelle Angaben, ab welchem Körpergewicht mit einer Krebsgefährdung zu rechnen ist, und ab wann gewichtsreduzierende Maßnahmen notwendig sind, gibt es nicht

Empfehlungen für das ideale Körpergewicht (BMI) in Abhängigkeit vom Lebensalter (Quelle: NRC, Diet and Health. Implications for Reducing Chronic Disease Risk 1989)

Alter	Empfohlener BMI
19 – 24	19 – 24
25 – 34	20 – 25
35 – 44	21 – 26
45 – 54	22 – 27
54 – 65	23 – 28
> 65	24 – 29

Aus onkologischer Sicht ist es wichtiger, Fett abzubauen, als das Gewicht zu verringern. Gelingt es, Fettgewebe und -depots abzubauen, so nehmen auch die Entzündungsfaktoren ab, die für die Entwicklung von Karzinomen mit verantwortlich sind.

Nach Meinung vieler Experten ist die Fettverteilung ein bedeutenderer Einflussfaktor für die Krebsgefährdung als ein erhöhter BMI bzw. das mit kg ermittelte Übergewicht.

> Der Bauchumfang sollte bei Männern idealerweise unter 92 cm liegen.

Noch sinnvoller als die Bestimmung des Bauchumfangs ist nach Meinung vieler Experten die Ermittlung des Taille-Hüft-Verhältnisses (Waist Hip Ratio = WHR). Der Taille-Hüft-Quotient gibt das Verhältnis von Bauch- und Hüftumfang an. Er errechnet sich aus dem Quotienten des Taillen- und Hüftumfangs in Zentimetern, wobei die Taille in Nabelhöhe und die Hüfte an der dicksten Stelle gemessen wird.

> Das Taille-Hüft-Verhältnis sollte bei Männern kleiner als 1,0 sein.

Der **Taille-Körpergröße-Quotient** (Waist to Height Ratio = WHtR) ist ein noch besserer Indikator, zumindest was die Krebsgefährdung betrifft, da er die Ausprägung des Bauchfetts und die Körpergröße stärker berücksichtigt. Die alleinige Messung des Taillenumfangs berücksichtigt nämlich nicht die Körpergröße. Das Verhältnis zwischen Bauchumfang und Körpergröße (Bauchumfang in cm geteilt durch Körpergröße in cm) gilt nach neuesten Forschungen als aussagekräftigste Methode zur Bestimmung des Krebsrisikos.

Grenzwerte gelten für Männer und Frauen gleichermaßen; sie ändern sich allerdings mit dem Alter: Für unter 40jährige ist ein Wert über 0,5 kritisch. Je höher der WHtR, desto größer das Risiko. Ein WHtR von 0,53 entspricht normalerweise einem BMI von 25.

> Die Waist to Height Ratio (WHtR) sollte bei Personen <40 Jahren zwischen 0,32 und 0,50 liegen, bei 40- bis 50jährigen zwischen 0,5 und 0,6 und bei über 50jährigen bei 0,6.

- Viele Übergewichtige essen zu schnell und sind sich gar nicht bewusst, was sie essen. *(Überlegen Sie, was Sie essen, und ob Sie tatsächlich noch Appetit und Hunger haben. Es gilt heute nicht mehr als unhöflich, wenn man etwas auf dem Teller lässt!)*

- Der Kaloriengehalt bestimmter Lebensmittel ist vielen bekannt, weniger hingegen der Kaloriengehalt von Getränken, besonders der von Alkohol. *(Allein die Reduzierung des Alkoholkonsums kann zur Gewichtsabnahme führen!)*

- Unregelmäßige Mahlzeiten bergen die Gefahr von Heißhunger. *(Regelmäßigkeit im Tagesablauf, auch bei Mahlzeiten ist wichtig!)*

- Viele Übergewichtige trinken zu wenig. *(Die Flüssigkeitszufuhr sollte mindestens 2,5 Liter betragen!)*

- Der Energiegehalt von Fleisch wird häufig unterschätzt. *(Wer viel Fleisch isst, wird eher dick, da Fleisch einen hohen Energiewert hat und häufig fetthaltig ist!)*

- Eine ballaststoffreiche Kost ist nicht nur kalorienarm, sondern sättigt auch nachhaltig; sie lässt den Blutzuckerspiegel nur langsam ansteigen und beugt so Heißhungerattacken vor. *(Die Deutsche Gesellschaft für Ernährung (DGE) empfiehlt Erwachsenen, pro Tag mindestens 30 g Ballaststoffe über das Essen aufzunehmen!)*

- Stress, wenig und unregelmäßiger Schlaf sind Risikofaktoren. *(Stress verleitet zu unkontrolliertem Essen!)*

- Die Bedeutung von Bewegung wird häufig unterschätzt. *(Mindestens 30 bis 60 Minuten sollte man sich täglich bewegen!)*

- Grundsätzlich gilt das Prinzip: „Entweder man nimmt weniger Kalorien auf oder man verbraucht mehr Kalorien." Wer mehr Kalorien aufnimmt, als er verbraucht, setzt Speck und Bauch an. Maßnahmen zur Erhöhung des Energieverbrauchs und eine Anpassung der Ernährung an den Energiebedarf führen zwar langsam, aber dafür sicher zu einer lang anhaltenden Gewichtsabnahme.

Fehler, die von Übergewichtigen bei der Ernährung am häufigsten begangen werden

Welche sportlichen Aktivitäten sind sinnvoll? Wie viel Kalorien verbraucht man bei welchen sportlichen Aktivitäten?

Es ist schwierig, allgemeingültige Empfehlungen zu geben. Nicht nur, dass sich die körperliche Belastungsfähigkeit, je nach Alter und Gesundheitszustand, unterscheidet, es spielen auch Vorlieben eine Rolle.

Die unten angegebenen Sportarten zählen zum Ausdauertraining, dem nicht nur in der Herz-Kreislauf-Prävention, sondern auch in der primären Krebsprävention der Vorzug gegeben wird.

Durchschnittlicher Kalorienverbrauch (kcal) bei verschiedenen sportlichen „Ausdauer-Aktivitäten" in Abhängigkeit vom Körpergewicht pro 30 Minuten

Sportart	70 kg	80 kg	90 kg	Äquivalenz
Fußball (Spiel)	350	400	450	390 kcal entsprechen 2 Handvoll geröstete Erdnüsse (60 g)
Spazierengehen	105	120	135	Kartoffelpuffer (60 g) entspricht 132 kcal
Golf (ohne Caddy, Trolley und Cart)	157	180	203	180 kcl entsprechen 60 g Fleischwurst
Tanzen	157	180	192	200 kcal entsprechen 2 Stück Kartoffelpuffer
Tennis	245	280	315	100 g Gummibärchen entsprechen 328 kcal
Tischtennis	140	160	180	300 kcal entsprechen 1 Portion mariniertem Hering
Krafttraining/Bodybuilding	245	280	315	300 kcal entsprechen 1 Portion Rührei
Volleyball	140	160	180	1 Frankfurter Würstchen (55 g) entspricht 137, 5 kcal
Laufen (langsam)	280	320	360	450 kcal entsprechen 1 Eisbecher mit Früchten, Sahne und Gebäck
Walken/Joggen	245	280	315	1½ Scheiben Brot mit 1 Scheibe Emmentaler entsprechen 300 kcal
Laufen (Schnell)	437	500	563	480 kcal entsprechen 1 Grillwurst mit 1 Scheibe Mischbrot
Wandern	210	240	260	2 Kugeln Eiscreme entsprechen 200 kcal
Mountainbike/BMX	297	340	382	1 Eclair (130 g) entspricht 383,5 kcal
Wasserski	210	240	270	1 Hamburger (100 g) entspricht 259 kcal
Nordic Walking	280	320	360	1 Donat gezuckert (70 g) entspricht 295,4 kcal
Yoga	87	100	113	1 Esslöffel Leinsamen (20 g) entspricht 87,8 kcal

Ist eine vegetarische Kost sinnvoll?

Eine fleischarme oder gar fleischlose Kost hat erwiesenermaßen positive Auswirkungen auf zahlreiche Gesundheitsrisiken, wahrscheinlich auch auf das allgemeine Krebsrisiko (RR = 0,75).
Ob das geringere Krebsrisiko jedoch auf besonderen pflanzlichen Inhaltsstoffen beruht oder mit der geringeren Zufuhr tierischer Fette, der vermehrten Aufnahme von Ballaststoffen und Antioxydantien zusammenhängt, ist unklar (Banim et al. 2012). Die Fettarmut, die niedrigere Energiedichte und Kalorienaufnahme, die geringeren Schadstoffe bei der Zubereitung, aber auch der insgesamt gesündere Lebensstil von Vegetariern (meistens Nichtraucher, weniger Alkoholkonsum und mehr Bewegung) könnten eine Rolle spielen.
Es heißt, dass sich Kohl, Broccoli, Sojaprodukte und Vollkornerzeugnisse besonders günstig auswirken. Deren schützende Wirkung erklären sich einige Experten vorwiegend mit der Einwirkung von Ballaststoffen. Mehrere Wissenschaftler verweisen aber auch auf eine mögliche Schutzwirkung der, besonders in Kohlarten, Senf und Meerrettich enthaltenen, Glukosinolate (Steinbrecher et al. 2009). Broccoli soll neben antioxydativen Enzymen auch Sulforaphane enthalten, die zu einem programmierten Zelltod (Apoptose) geschädigter Zellen – zumindest in Zellkultur – führen.
Angeblich essen Deutsche im Schnitt doppelt so viel Fleisch wie von den Gesundheitsorganisationen empfohlen. Erfreulicherweise ist die Bevölkerung sich aber der Nachteile dieses hohen Fleischverzehrs zunehmend bewusst und schränkt den Konsum ein. Man achtet immer mehr auf die Qualität und den Fettgehalt. Die Ernährungsindustrie trägt dem Rechnung. So entdecken sogar Fleischkonzerne seit geraumer Zeit ihr Herz für Vegetarier und bieten in ihrem Sortiment plötzlich auch „vegetarische Schnitzel, vegetarische Fleischwurst, Streichwurst auf Basis von Milchfasern und Soja, Sojaleberkäse" und viele andere vegetarische Produkte mit Fleischgeschmack an.
Dass der Fleischkonsum in Deutschland rückläufig ist, hat nicht nur gesundheitliche Gründe. Kriterien, wie artgerechte Tierhaltung, Tierschutz und ethische Überlegungen beeinflussen die Kaufentscheidung. Konnten sich früher vornehmlich die höheren Einkommensgruppen Fleisch leisten, so nimmt heute der Fleischkonsum bei höherem Einkommen und steigendem Bildungsgrad eher ab. Vegetarier zu sein, ist „in"! Die Anzahl der Vegetarier – in Deutschland einst mit dogmatischen Sektenanhängern gleichgesetzt – ist in den letzten Jahren erheblich gestiegen. Allein in Deutschland sind beinahe 4 % der Bevölkerung Vegetarier; der Prozentsatz derjenigen

> Eine fleischarme oder gar fleischlose Kost hat erwiesenermaßen positive Auswirkungen auf zahlreiche Gesundheitsrisiken, wahrscheinlich auch auf das allgemeine Krebsrisiko (RR = 0,75)

Menschen, die an mindestens drei Tagen in der Woche bewusst auf Fleisch verzichten („Teilzeitvegetarier"), dürfte weit höher sein.

Argumente von Vegetariern für eine fleischlose Kost

- Gesundheitliche Gründe: *„Vegetarische Kost wirke dem Völlegefühl entgegen." „Im Fleisch würden sich zu viele Antibiotika, Hormone, Wachstumsfaktoren befinden. Die Massentierhaltung führe zu Antibiotika-Resistenzen." „Eine fleischreiche Kost fördere das Krebsrisiko." „Fleischkonsum begünstige die Entstehung von Übergewicht."*
- Belastung des Grundwassers: *„Die intensive Tierhaltung führe zu einem enormen Stickstoffüberschuss durch die anfallende Gülle und zu einer starken Belastung des Grundwassers mit Nitraten."*
- Beitrag zum Klimaschutz: *„Es könnten viele Millionen Tonnen CO^2 eingespart werden, wenn die Menschen sich vegetarisch ernährten. 18 % der weltweiten Treibhausgase würden durch die Massentierhaltung und die Methangase beim Rülpsen wiederkäuender Rinder verursacht." „Ein Fünftel der Treibhausgasemissionen in Deutschland gehe auf den Ernährungssektor zurück."*
- Ökonomische Bedenken: *„Fleisch sei ein sehr Ressourcen aufwendiges Produkt."*
- Ethische Bedenken: *„Nicht für das Töten von Tieren mitverantwortlich sein."*
- Tierschutz: *„Echter Tierschutz sei nur möglich, wenn man jedem Tier ein Recht auf Leben zugestehe. Die Massentierhaltung sei eine Quälerei. Fleischkonsum sei mit echtem Tierschutz unvereinbar."*
- Soziale Abgrenzung: *„Würstchen und Steaks seien ein Privileg der unteren sozialen Schichten."*

Prozentualer Anteil der sich vegetarisch ernährenden Menschen in Deutschland (nach: FAZ 168, 7, 2013)

- Vegetarier (3,7 %) lehnen Fleischkonsum ab. Man unterscheidet Ovo-lacto-Vegetarier, die Eier und Milchprodukte in der Ernährung akzeptieren, von Lacto-Vegetariern, die nur Milchprodukte konsumieren. Ovo-Vegetarier essen Eier, da diese, wenn sie nicht befruchtet sind, keinen lebendigen Organismus enthalten und daher bei ihrem Verzehr kein Lebewesen getötet wird. Ovo-Lacto-Pisco-Vegetarier essen Eier, Milchprodukte und Fisch, jedoch kein tierisches Fleisch. Allgemein schließt der Vegetarismus auch weitere Stoffe aus, die aus geschlachteten Tieren hergestellt werden, etwa Gelatine und Schmalz.
- Veganer (<0,5 %) verzichten nicht nur auf Fleisch, sondern auch auf Milch, einige sogar auf Wolle. Sie lehnen für ihre Ernährung und Lebensweise die Nutzung von Tieren und tierischen Produkten ganz ab.
- Teilzeitvegetarier essen bewusst an mindestens drei Tagen in der Woche kein Fleisch.
- Flexitarier oder Flexarier (12 %) essen bewusst wenig Fleisch.
- Frutarier streben eine Ernährung mit ausschließlich pflanzlichen Produkten an, die aber nicht die Beschädigung der Pflanze selbst zur Folge haben. Dazu gehören, etwa mit Obst und Nüssen, Pflanzenteile, die botanisch gesehen als Früchte oder Samen klassifiziert werden.
- Piscetarier verzichten auf Fleisch, essen aber Fisch und weitere tierische Produkte.

Welche Alternativen gibt es zu Fleisch?

Die Frage, wie man sich ohne tierische Produkte überhaupt ernähren kann, stellt sich heute aus ernährungsphysiologischer Sicht nicht mehr. Es ist eindeutig, dass Fleisch als Nährstoffquelle nicht nur entbehrlich ist, sondern vegetarische Kost auch sehr schmackhaft und sättigend sein kann.

Bei einer Kombination von Eiern, Molkereiprodukten und pflanzlichen Lebensmitteln – wie etwa Kartoffeln und Quark oder Ei und Soja – wird man ausreichend mit Eiweiß versorgt; es befinden sich in pflanzlicher Kost genügend Vitamine und Mineralien, einschließlich Eisen. Die DGE (Deutsche Gesellschaft für Ernährung) empfiehlt 0,8 g Protein pro kg Körpergewicht und Tag; eine Menge, die man ausreichend über Hülsenfrüchte (z. B. Bohnen, Erbsen, Linsen, Kichererbsen), aber auch über Getreide, Samen und Nüsse sowie zum kleinen Teil auch über Gemüse zu sich nehmen kann

Zunehmend können Kunden in den Supermärkten frische vegane und vegetarische Produkte auswählen. Wer sich für eine fleischfreie Ernährung entscheidet, dem stehen geschmackliche Alternativen zur Verfügung, die auch wie Fleisch schmecken. Die Zahl der vegetarischen Restaurants nimmt rapide zu, die der veganen hat sich in den letzten Jahren mehr als verdoppelt,

> Es ist eindeutig, dass Fleisch als Nährstoffquelle nicht nur entbehrlich ist, sondern vegetarische Kost auch sehr schmackhaft und sättigend sein kann

Wirkt sich eine cholesterinarme Kost positiv auf das Krebsrisiko aus? Ist eine mit Omega 3 Fettsäuren angereicherte Ernährung sinnvoll?

Zur Herz-Kreislauf-Prävention mag eine Senkung erhöhter Cholesterinwerte sinnvoll sein, aus krebspräventiver Sicht besteht hierzu keine Notwendigkeit. In keiner der zahlreichen Studien, die überprüfen sollten, ob ein Verzicht auf cholesterinhaltige Nahrungsmittel gesundheitliche Vorteile bringt, fanden sich Verdachtsmomente einer Krebsförderung (Howard et al. 2006). Viele cholesterinhaltige Nahrungsmittel enthalten allerdings gesättigte Fettsäuren, vor deren übermäßigem Konsum nach wie vor eindringlich gewarnt wird. Nicht mehr als 8 % der täglichen Kalorien sollten idealerweise gesättigte Fettsäuren sein.

Von vielen Experten wurde in der Vergangenheit empfohlen, zur gesundheitlichen Prävention tierische Fette durch Fett aus pflanzlichen Ölen oder Fischprodukten zu ersetzen. Fischölkapseln wurden groß vermarktet. Die zeitweilige Euphorie bzgl. Omega-3-Fettsäurepräparate war jedoch überzogen. Die Hoffnung, dass Omega-3-Fette sich wachstumshemmend auf Tumoren auswirken, konnte bislang nicht bestätigt werden (Andreeva et al. 2012). Die Autoren der Select-Studie sehen sogar mehr Gefahren nach Einnahme von Fischöl-Kapseln (Kristal et al. 2010).

Ein bis zwei Fischmahlzeiten pro Woche decken nicht nur den Bedarf reichlich ab, sondern sind auch schmackhafter und preiswerter als mit Omega-3-Fettsäuren angereicherte Mahlzeiten.

Kann man sein Erkrankungsrisiko durch die zusätzliche Einnahme von Vitaminen vermindern?

Nur noch wenige Wissenschaftler erwarten von der zusätzlichen Einnahme industriell hergestellter Vitamine einen Krebsschutz. Die Anreicherung von Ernährungsprodukten und von Softdrinks mit Vitaminen und Mineralstoffen wird von Ernährungswissenschaftlern zunehmend kritisch gesehen.

Auswertungen der Physicians' Health Study II – eine der größten Placebo kontrollierten Interventionsstudien mit Vitaminpräparaten in den USA – ergaben keinerlei schützende Einflüsse von Multivitaminen auf die Krebsentwicklung. Im Gegenteil, eine mit Multivitaminen angereicherte Zusatznahrung kann sich nach Meinung einiger Experten sogar krebsgefährdend auswirken (Figueiredo et al. 2009, Lawson et al. 2007). In einigen Tierexperimenten förderten hohe Vitamingaben die Bösartigkeit von Tumoren.

Sehr kontrovers ist die Einschätzung von Vitamin E. Es gibt einerseits experimentelle Befunde und Behauptungen, Vitamin E reduziere das Prostatakrebsrisiko besonders bei Rauchern (Heinonen et al. 1998, Virtamo et al. 2003). Andererseits warnen Experten zunehmend vor einer Einnahme von Vitamin E. In randomisiertkontrollierten Studien führten weder Vitamin E noch Selen zu einer statistisch nachweisbaren Senkung des Krebsrisikos; in einer Studie erkrankten sogar signifikant mehr Teilnehmer an einem aggressiven Prostatatumor, wenn sie präventiv Vitamin E oder Selen einnahmen (Kristal et al. 2010, Tombal 2012, Klein 2011, Lippman et al. 2009). Von der früher propagierten Anreicherung von Lebensmitteln mit Vitamin E nimmt man zunehmend Abstand. Wenn überhaupt, dann ist nur bei einem sehr niedrigen Vitamin-D-Spiegel die Einnahme von synthetischem Vitamin D vertretbar.

Beta-Karotin scheint keinen Einfluss zu haben. Ob Vitamin K_2 (Menachinon)-haltige Nahrungsmittel das Risiko reduzieren, wie eine Analyse der EPIC-Studie vermuten ließ (Nimptsch et al. 2010), wird man erst in größeren Nachfolgestudien klären können. Vitamin K_2 befindet sich vor allem in Käse.

Der Einfluss von Vitamin B 9 (Folsäure) wird kontrovers diskutiert. Während synthetische Folinsäure-Präparate das Prostatakrebsrisiko möglicherweise erhöhen (Ebbing et al. 2009, Vollset et al.

2013), nimmt man bei folatreicher Kost nach wie vor eine Schutzwirkung an (Figueiredo et al. 2009). Ob allerdings die schützenden Effekte Folge der Folsäure oder anderer Nahrungsbestandteile sind, bleibt unklar (Konigs et al. 2002). Leber, grüne Gemüse, Bohnen, Milch, Spinat, Salat, Vollkornprodukte und Nüsse enthalten so viel Folsäure, dass man auf die zusätzliche Einnahme von Vitamin-B-Präparaten verzichten kann.

Beta-Karotin wird in einigen Ländern noch Lebensmitteln beigegeben, so z. B. Butter und Margarine zur Gelbfärbung. Dadurch wird die empfohlene Tageshöchstdosis schnell erreicht und sogar überschritten. Die Anreicherung von Nahrungsmitteln mit Beta-Karotin ist aber seit der CARET-Studie (Bjelakovic et al. 2007) in fast allen Staaten streng reglementiert. Das BfR verlangt in Deutschland eine Begrenzung der Beimischung von Karotin in Lebensmitteln. Die American Cancer Society fordert Warnschilder auf Beta-Karotin-haltigen Lebensmitteln, um Rauchern deren möglicherweise höheres Lungenkrebsrisiko vor Augen zu führen.

In der Physicians Health Study II wurde in 8 Jahren kein schützender Effekt nach täglicher Einnahme von Vitamin C (500 mg am Tag) festgestellt.

Die „Vitaminindustrie" wirbt damit, dass sich antioxydativ wirkende Präparate krebssicher auswirken.

Grundannahme der Antioxidantien-Hypothese ist, dass Krebs, infolge von „oxydativem Stress", durch freie Radikale entsteht. Antioxidantien, allen voran die Vitamine C und E, sowie die Vitamin-Vorstufe Beta-Karotin, sollen nach dieser These aggressive Radikale abfangen und so vor Krebs jedoch schützen.

Umfassendere Analysen haben ergeben, dass der Schutz wesentlich geringer ausfällt als früher angenommen. Im Gegenteil: Megadosen dieser vermeintlichen „Antioxydantien" überfluten den Körper mit Radikalen, insbesondere in Anwesenheit von Eisen. Die Ergebnisse von Therapiestudien mit Antioxydantien wie Vitamin C und E, Beta-Karotin, Selen und Kalzium sprechen nicht für eine Schutzwirkung.

Neuere Therapiestudien haben sogar bei Einnahme antioxydativ wirkender Substanzen den Verdacht einer Krebsförderung aufkommen lassen. Hohe Selen-Gaben scheinen bei Prostatakarzinompatienten die Mortalität zu erhöhen (Byers 2000, Scheppach 2007, Bjelakovic et al. 2007, Tombal 2012).

> Neuere Therapiestudien haben sogar bei Einnahme antioxydativ wirkender Substanzen den Verdacht einer Krebsförderung aufkommen lassen

Schützt Vitamin D vor Krebs?

In den letzten Jahren wurden, neben den bekannten positiven Wirkungen von Vitamin D für den Knochenaufbau, auch vermehrt präventive Effekte in Bezug auf chronische Erkrankungen – insbesondere auf Krebs – diskutiert (Freedman et al. 2006, Zeeb et al. 2010). Die erhöhte Krebshäufigkeit im weniger sonnenverwöhnten Nordeuropa könnte Folge der dortigen Unterversorgung mit Vitamin D sein.

Skeptiker negieren jeglichen Einfluss auf das Krebsrisiko und behaupten, man verwechsle Ursachen und Folgen. Ein niedriger Vitamin-D-Spiegel sei bei Tumorpatienten eine Folge der Erkrankung und nicht etwa die Ursache. Sie raten wegen möglicher Nebenwirkungen von einer Vitamin-D-Prophylaxe ab (Zeeb und Greinert 2010, Larsson 2009, Freedman et al. 2008). Eine blinde Vitamin-D-Prophylaxe verursache mehr Schaden als Nutzen, sagen sie (Wactowski-Wende et al. 2006, Weinstein et al. 2011). Tatsächlich gibt es zunehmend Hinweise und auch eine Metaanalyse, dass ein hoher Vitamin-D-Spiegel im Blut eher nachteilig ist, ja möglicherweise sogar das Prostatakrebsrisiko erhöht (Yongha, Xu et al. 2014).

Die Einnahme von synthetischem Vitamin D wird prophylaktisch – wenn überhaupt – nur noch Kleinkindern und Senioren empfohlen. Sie zählen zu den Risikopersonen, die im Winter eventuell präventiv Vitamin-D-Präparate einnehmen sollten. Ansonsten reicht körperliche Aktivität im Freien aus. In den Monaten März bis Oktober ist schon eine halbe Stunde ausreichend.

Was ist von Vitaminen und anderen Mikronährstoffe in hoher Dosierung (Megadosen) zu halten?

Megadosen von Antioxidantien und anderen Mikronährstoffen überfluten den Körper mit Radikalen und können negative Auswirkungen haben. Es wird sogar ein höheres Krebsrisiko diskutiert.

Nicht benötigte wasserlösliche Vitamine (z. B. Vitamin C) scheidet der Körper aus, weswegen gesundheitliche Schäden nach sehr hoher Dosierung unwahrscheinlich sind. Hingegen können fettlösliche Vitamine in hoher Dosis zu zahlreichen Problemen, ja möglicherweise sogar zu Krebs führen.

Ausführlicheres zu der Bedeutung von Vitaminen, Mikronährstoffen, Spurenelementen, Nahrungsergänzungsmitteln und Functional Food findet man im Internet unter: http://www.was-esse-ich.de, http://www.bmelv.de, http://www.wcrf.org, http://www.cancer.org.

Schützen Tomaten vor Prostatakrebs?

Lycopen gilt als krebsschützend. Tomaten sind besonders lycopenhaltig, weswegen ihnen in der Vergangenheit eine krebsschützende Wirkung zugeschrieben wurde. In Therapiestudien ließ sich eine solche allerdings bisher nicht bestätigen (Tombal 2012). Dennoch herrscht in der Bevölkerung nach wie vor die Vorstellung, reichlicher Verzehr von Tomaten und Tomatenmark beeinflusse die Bösartigkeit latenter Karzinome. Ähnliche Vorstellungen gelten auch für den Verzehr anderer gelber Früchte.

Schützen Kaffee und Tee vor Prostatakrebs?

Eine inverse Assoziation zwischen Kaffee und Prostatakrebs wurde in mehreren Studien beschrieben. Prostatakarzinom-Patienten, die vier oder mehr Tassen Kaffee am Tag trinken, sollen länger von einer Prostatakrebserkrankung verschont bleiben. Als mögliche Ursache der Schutzwirkung werden verschiedene Phytochemikalien im Kaffee diskutiert. Bei Teetrinkern wurden keine ähnlichen Effekte festgestellt (Geybels et al. 2013).

Prostatakarzinom-Patienten, die vier oder mehr Tassen Kaffee am Tag trinken, sollen länger von einer Prostatakrebserkrankung verschont bleiben

Im Internet, in Apotheken, Drogerien und Supermärkten werden Nahrungsergänzungsmittel mit einer Vielzahl von Gesundheitsversprechen, so auch zur Krebsprävention, angeboten.

Nahrungsergänzungsmittel sind – wie der Name schon sagt – Produkte, die die normale Ernährung ergänzen sollen. Sie werden in Form von Tabletten, Kapseln, Pulver oder Flüssigkeiten angeboten und enthalten Nährstoffe wie Vitamine oder Mineralstoffe, die auch in normalen Lebensmitteln vorkommen, allerdings nicht in so konzentrierter Form und hoher Dosierung.

- Provitamine, Vitamine
- Vitamin-ähnliche Substanzen wie Coenzym Q 10
- Mineralstoffe wie Kalzium, Magnesium, Eisen, Zink
- Spurenelemente wie Selen
- Fettsäuren wie Omega 3 oder 6
- Kohlenhydrate wie die Ballaststoffe Oligofructose und Probiotika
- Sekundäre Pflanzenstoffe
- Pflanzliche Extrakte wie Algen, Bierhefe, probiotische Kulturen
- Eiweißbestandteile wie L-Cystein, L-Carnitin

Nahrungsergänzungsmittel, die häufig zur Prävention empfohlen werden

Ihr Vorteil in der Krebsprävention ist fraglich. Es gibt keine einzige wissenschaftlich fundierte Studie, die einen gesundheitlichen Nutzen oder Schutz vor Krebs bestätigt hätte (Bjelakovic et al. 2012). Negative Effekte sind nicht auszuschließen! Durch Nahrungsergänzungsmittel nimmt der Körper unter Umständen viel mehr Mikronährstoffe und antioxydativ wirkende Substanzen auf als über die normale Ernährung, was zu gesundheitlichen Problemen führen kann. Die in ihnen enthaltenen Vitamine, Spurenelemente und Mineralstoffe können eventuell sogar zur Krebsförderung beitragen, so z. B. wenn sie Vitamin A in hoher Dosierung enthalten (Ebbing et al. 2009, Lippman et al. 2009, Papaioannou et al. 2010, Cole et al. 2007, Tombal 2012).

Anders als Arzneimittel brauchen Nahrungsergänzungsmittel keine Zulassung, wenn sie auf den Markt kommen. Sie werden weder auf ihre Wirksamkeit und Unbedenklichkeit noch auf ihre Qualität geprüft. Die Verantwortung für die Einhaltung lebensmittelrechtlicher Vorschriften liegt somit beim Hersteller oder der Firma, die das Mittel in den Verkehr bringt. Da Nahrungsergänzungsmittel keine Arzneimittel sind, dürfen die Hersteller nicht mit der Beseitigung, Linderung oder Vorbeugung von Krankheiten sowie der Eignung für ein bestimmtes Anwendungsgebiet werben. Dies ist der Grund, weswegen die Produkte oft mit allgemeinen Aussagen, wie „unterstützt die Abwehrkräfte", „übt einen ausgleichenden Effekt auf den Hormonhaushalt aus" oder „zur Unterstützung einer gesunden Gelenkfunktion" beworben werden. Es sind Behauptungen, die nicht nachgewiesen werden können und nichts über einen tatsächlichen gesundheitlichen Nutzen aussagen.

Eine ausgewogene Ernährung enthält genügend Vitamine. Wer sich abwechslungsreich und vollwertig ernährt, bekommt in Deutschland alle Nährstoffe, die der Körper benötigt. Die zusätzliche Einnahme von Vitaminen und Mineralstoffen, ist in der Regel unnötig. *Nur unter bestimmten Umständen, zu denen die Krebsvorbeugung nicht zählt, kann die vorübergehende Einnahme von Nahrungsergänzungsmitteln sinnvoll sein, um gezielt Mangelzustände auszugleichen.*

Welche Ernährung schützt möglicherweise?

Die Meinungen darüber, welche Ernährung am ehesten schützt, gehen weit auseinander. Mehr Einigkeit besteht, welche Nahrung zu vermeiden ist. *Gute Ernährung bedeutet nicht, das Richtige zu essen, sondern das falsche zu vermeiden:*

- Gesättigte Fette und Transfette sind sehr energiereich und haben zu wenig oder keine essentiellen Nahrungsbestandteile wie Vitamine, Mineralien oder Ballaststoffe. Fett fördert die Entwicklung einer Insulinresistenz und Hyperinsulinämie, somit auch Krebs. Besser als tierische sind pflanzliche Fette bzw. Nahrungsmittel mit einem hohen Gehalt an ungesättigten Fettsäuren. Ob Transfette – die sich vorwiegend in frittierten Speisen, Backwaren und gesättigten Pflanzenfette befinden – Krebs fördernd sind, ist zwar nicht erwiesen. Gesund sind sie sicherlich nicht. Ihr Anteil sollte nicht mehr als 2 % betragen.

- Die empfohlene Proteinzufuhr liegt laut DGE bei 0,8 g/kg pro Tag, das entspricht 56 g bei einer 70 kg schweren Person. Die Ernährung kann durchaus auch Fleisch, ja auch Schweinefleisch, beinhalten. Es sollte nur nicht zu viel Fleisch sein! Nicht mehr als 400 bis 600 g. wöchentlich sind ideal. Mageres Muskelfleisch ist besser als fettreiches Fleisch. Mageres Muskelfleisch ist besser als fettreiches Fleisch. Gutes Fleisch ist Fleisch von Wildtieren und solches von Tieren, die vor allem Gras und weniger Kraftfutter gefressen haben. Für die Nähstoffzusammensetzung ist es durchaus von Bedeutung, was die Tiere gefressen haben. Man muss nicht unbedingt das Extrem eines Veganers wählen, der sämtliche tierische Eiweiße, einschließlich Milch und Eier ablehnt. Gegen einen „Veggie Day" (ein fleischloser Tag pro Woche), ist – aus onkologischer Sicht – nichts einzuwenden. Etwa drei Viertel der Ernährung sollten aus pflanzlichen Quellen stammen und ein Viertel aus tierischen, empfiehlt die Deutsche Gesellschaft für Ernährung (DGE).

- Empfohlen wird eine Obst- und gemüsereiche Ernährung, die Eiweiß, Fisch und weißes Fleisch enthält. Ob Fisch-Fettsäuren (Omega 3) das Erkrankungsrisiko reduzieren, ist nicht erwiesen; von Fischkapseln wird allgemein abgeraten. Ballaststoffe haben viele positive Effekte auf den Körper. 30 bis 40 g werden täglich empfohlen.

- Mediterrane Kost ist sicherlich nicht ungesund. „Mediterran" heißt aber nicht Bistecca Fiorentina, Salami oder Gorgonzola, sondern viel Obst und Gemüse, Fisch und wenig rotes Fleisch. Typisch für die mediterrane Ernährung ist der Umstand, dass die aufgenommene Menge an tierischem Fett moderat bleibt (35 bis 40 % der Gesamtenergie) und hauptsächlich über Olivenöl oder Nüsse aufgenommen wird.

- Es ist unwahrscheinlich, dass sich ein Verhalten, bei dem man gleichsam besessen davon ist, sich gesund zu ernähren (Orthorexie), krebsschützend auswirkt. Wahrscheinlicher ist, dass sich ein solches Verhalten auf die eigene Lebensqualität und die des Umfeldes ungünstig auswirkt. Die ständige Sorge, ob man sich richtig ernährt, schlägt wahrscheinlich mehr auf die Gesundheit,

„Mediterran" heißt nicht Bistecca Fiorentina, Salami oder Gorgonzola, sondern viel Obst und Gemüse, Fisch und wenig rotes Fleisch

ja fördert nach Meinung einiger Psychopharmakologen sogar das Krebsrisiko mehr als hohes Cholesterin, hohe Fett-Werte, Alkohol, Kaffee und Nikotin.

Lebensmittel mit einem hohen Gehalt an ungesättigten Fettsäuren

- Lachs, Thunfisch und Makrele
- pflanzliche Öle (Sonnenblumen- oder Olivenöl)
- Nüsse und Kerne
- Avocados

Prävention durch Stärkung der Immunabwehr und Impfungen

Welche Abläufe in der „Immunkaskade" für den Ausbruch einer Tumorerkrankung verantwortlich sind, ist noch weitgehend unklar. Klar ist nur, dass durch unspezifisch wirkende Immunpräparate, wie Mistelextrakte, Enzym- und Thymuspräparate, Spurenelemente, Selen u. Ä. nicht für alle Abläufe in der Tumorabwehr positive Auswirkungen zu erwarten sind.

In den Illustrierten liest man häufig von „Functional Food", das besonders ältere und immungeschwächte Menschen vor Krankheit schützen soll.

Unter Functional Food (funktionelle Lebensmittel) versteht man Nahrungsmittel, die mit zusätzlichen Inhaltsstoffen angereichert sind und über den Nährwert des Produktes hinaus einen positiven Effekt auf die Gesundheit – besonders die Immunabwehr – haben sollen. Der zusätzliche Nutzen soll durch Anreicherung mit Vitaminen, Mineralstoffen, Bakterienkulturen und ungesättigten Fettsäuren erzielt werden, die häufig auch als Nahrungsergänzungsmittel dienen.
Im Gegensatz zu Nahrungsergänzungsmitteln werden Functional Foods nicht in Form von Kapseln oder Pulver, sondern als vollwertige Lebensmittel angeboten. Beispiele sind probiotische Joghurts oder Nahrungsmittel, die etwa Omega-3-Fettsäuren oder Phytosterinen enthalten.

Eine präventive Wirkung stärkender Immunpräparate, insbesondere von „biologischen Zubereitungen", ist nicht bekannt

In speziellen Situationen, etwa bei einer Immunabwehrschwäche oder Unternährung, mag eine solche Ernährung sinnvoll sein; bei Gesunden reicht die tägliche Mikronährstoffversorgung einer ausgewogenen Ernährung auf Basis obst- und gemüsereicher Kost aus. Eine präventive Wirkung stärkender Immunpräparate, insbesondere von „biologischen Zubereitungen", ist nicht bekannt.

Was ist von den zahlreichen Präparaten zur Stärkung der Immunabwehr zu halten?

Zunehmend werden von der Nahrungsmittelindustrie, aber auch von Apotheken, Drogerien und einigen Ärzten, immunstärkende Therapien zur Krebsprävention empfohlen, deren Wirksamkeit jedoch fraglich ist. Gerne werden immunstärkende Diäten und „biologische Zubereitungen" beworben. Sie helfen vorwiegend dem Hersteller und dem Apotheker.

Tatsache ist, dass eine krebspräventive Wirkung stärkender Immunpräparate – insbesondere „biologischer Zubereitungen" – niemals nachgewiesen wurde. Der Wert der meisten, derzeitig von der Industrie angebotenen Präparate zur Stärkung des Immunsystems wird von der „Schulmedizin" negativ beurteilt. Nahrungsergänzungsmittel werden oft mit allgemeinen Aussagen wie „unterstützt die Abwehrkräfte", „übt einen ausgleichenden Effekt auf den Hormonhaushalt aus" oder „zur Unterstützung einer gesunden Gelenkfunktion" beworben. Dies sind jedoch nicht belegbare Behauptungen, die nichts über den tatsächlichen gesundheitlichen Nutzen der Mittel aussagen (www.bfr.de, www.gesundheitsinformation.de).

Die meisten „Immuntherapien" – häufig auch biologische oder immunmodulierende Therapien genannt – sind Zusatztherapien. Ihre Wirkung wird von der wissenschaftlich orientierten Medizin bestritten, weshalb die Kosten von den Krankenkassen auch nicht getragen werden.

Nur eine beeinträchtigte Immunabwehr kann durch eine immunstärkende Ernährung verbessert werden; eine Ernährung, die eine intakte Immunabwehr noch verbessert, gibt es – entgegen den Behauptungen mancher „Diätapostel" – nicht.

Unzweifelhaft ist, dass eine intakte Immunabwehr durch „falsche Ernährung" geschädigt werden kann. Sowohl Unter- als auch Überernährung – oder einseitige Mangel- bzw. Fehlernährung – können die Abwehrkräfte schwächen. Eine zu geringe Aufnahme von Eiweiß und essentiellen Aminosäuren oder Fetten schwächt das Immunsystem ebenso wie eine übersteigerte Eiweiß- und Fettzufuhr. Bewegung und frische Luft und mehr Schlaf sowie Maßnahmen zur Stressvermeidung oder -reduktion sind wirksamer als die meisten im Handel angebotenen Präparate zur Stärkung der Immunabwehr.

> Nur eine beeinträchtigte Immunabwehr kann durch eine immunstärkende Ernährung verbessert werden; eine Ernährung, die eine intakte Immunabwehr noch verbessert, gibt es – entgegen den Behauptungen mancher „Diätapostel" – nicht

Lässt sich die Immunabwehr mit einer mistelhaltigen Ernährung, natürlichen Vitalstoffkomponenten und anderen biologischen Therapien sowie Nahrungsergänzungsmitteln verbessern?

Weder für mistelhaltigen Tee noch für Vitalstoffkomplexe, wie Gelee Royale, Blütenpollen, Ginseng und Getreidekeimen, gibt es wissenschaftlich nachprüfbare Beweise für eine Stärkung der Immunabwehr und erst recht nicht für eine Beeinflussung des Krebsrisikos.

Immer dann, wenn der Gesundheitsmarkt seine Produkte mit dem Hinweis auf eine biologische Therapie zu vermarkten versucht, sollte man skeptisch sein und die Wirksamkeit kritisch hinterfragen. Der Begriff der biologischen Tumortherapie ist in aller Munde, obwohl niemand dieses Schlagwort so recht zu definieren weiß. Von den Vertretern der unkonventionellen Therapieverfahren wird der Begriff gerne wegen seiner suggestiven Wirkung verwendet. Eine biologische Therapie ist nicht so einfach durchzuführen wie von den Verfechtern der alternativen Medizin häufig behauptet wird. Tumorzellen, in denen mehrere Gene verändert sind, lassen sich nach dem derzeitigen Stand der Wissenschaft nicht durch „biologische" und homöopathische Präparate, Enzyme oder Ozon, auch nicht durch eine biologische Ernährung beeinflussen (www.bfr.de, www.gesundheitsinformation.de).

Was kann man selbst zur Stärkung der körpereigenen Abwehr tun?

Die körpereigene Abwehr wird von vielen physischen, aber auch psychischen Faktoren positiv bzw. negativ beeinflusst.
Unzweifelhaft werden die Immunabwehr und die Virulenz onkogener Viren – ja möglicherweise sogar die Genaktivität – durch gesundheitsschädigende Verhaltensweisen negativ beeinflusst. Schlafentzug, Stress, Drogen, körperliche Inaktivität und nicht zuletzt Nikotin oder Alkohol zählen zu den Faktoren, die die Körperabwehr schwächen.
Zu den eindeutig negativen Einflüssen zählt auch die psychische Belastung. Mit verschiedenen Entspannungsverfahren, autogenem Training, Yoga, Sport, Musik etc., können psychische Belastungen reduziert und die Abwehrkräfte positiv beeinflusst werden. Viele Menschen nehmen ihre Probleme von der Arbeit mit nach Hause. Durch ständige Erreichbarkeit und Reizüberflutung verstärken sich die Belastungen. Wer bei der Arbeit psychisch gefordert ist, wird sich abends mit Bewegung besser distanzieren und erholen können als vor dem Fernseher.

> Immer dann, wenn der Gesundheitsmarkt seine Produkte mit dem Hinweis auf eine biologische Therapie zu vermarkten versucht, sollte man skeptisch sein und die Wirksamkeit kritisch hinterfragen

Positive physische Einflüsse sind von einer vielseitigen Ernährung, körperlicher Aktivität und Abhärtung sowie einer guten Schlafhygiene zu erwarten, wobei ein erholsamer Schlaf wichtiger ist als die Schlafdauer. Bei Schlafstörungen sollten Schlafmittel die Therapie der letzten Wahl sein. Auch pflanzliche Schlafmittel sollten nicht zur Gewohnheit werden. Häufig helfen meditative Tätigkeiten – etwa ruhige Musik, Konzentration auf die eigene Atmung oder eine schöne Phantasiegeschichte.

Gibt es Impfungen gegen Prostatakrebs?

Die Idee, Krebs durch Stärkung der körpereigenen Immunabwehr zu verhindern, führte in der Vergangenheit zu verschiedenen Impfstudien, so zu Impfungen mit „Killerzellen", Tumor-Antigenen oder der Einnahme immunstimulierender Substanzen. Bislang hat sich jedoch keines dieser Mittel erfolgreich durchgesetzt.
Seit 2011 ist in den USA ein Impfstoff bei fortgeschrittenem Prostatakrebs zugelassen (Sipuleucel-T = Provenge^R), der die körpereigenen Immunzellen (T-Zellen) gegen hormonunabhängige Prostata-Krebszellen mobilisieren soll. Der Impfstoff ist zwar nur für die Behandlung von Prostatakarzinomen im fortgeschrittenen Stadium zugelassen, könnte aber bei tatsächlichem Nutzennachweis auch für die Prävention bei Hochrisikopatienten von Bedeutung sein.

Vorbeugung durch Hormone

Sind weibliche Geschlechtshormone krebshemmend?

Weibliche Geschlechtshormone bremsen das Tumorwachstum, weshalb sie lange mit Erfolg in der Prostatakarzinomtherapie eingesetzt wurden. Sie haben jedoch Nebenwirkungen, derentwegen man sie heute nur noch in besonderen Situationen einsetzt.

Schadet eine Testosteron-Ersatztherapie?

Testosteron fördert das Tumorwachstum. Männer, die vor der Pubertät beide Hoden verloren (z. B. Eunuchen) und daher einen sehr niedrigen Testosteronspiegel im Blut haben, erkranken extrem selten an einem Prostatakarzinom.
Vor einem unkritischen und unkontrollierten Einsatz androgenhaltiger Medikamente sollten besonders ältere Männer gewarnt werden, da diese oft latente Prostatakarzinome haben, deren Übergang

> Vor einem unkritischen und unkontrollierten Einsatz androgenhaltiger Medikamente sollten besonders ältere Männer gewarnt werden, da diese oft latente Prostatakarzinome haben, deren Übergang zu aggressiven Karzinomen durch androgenhaltige Stärkungsmittel gefördert werden könnte

zu aggressiven Karzinomen durch androgenhaltige Stärkungsmittel gefördert werden könnte.

Vor Einnahme von Testosteronpräparaten sollte immer ein (latenter) Krebs durch Bestimmung des PSA-Spiegels im Blut ausgeschlossen werden.

Vorbeugung durch Änderung der Lebensgewohnheiten

Regeln für einen gesunden Lebensstil

- Nicht rauchen
- Mäßigung beim Alkoholkonsum
- Regelmäßige körperliche Aktivität
- Vermeidung von Übergewicht
- Ernährung ähnlich der mediterranen Kost

Ob eine gesunde Lebensführung direkte Auswirkungen auf die Erbsubstanz hat – und so die Entstehung von Krebs verhindert – ist zweifelhaft. Wahrscheinlicher sind Auswirkungen auf Reparaturmechanismen, vor allem eine Hemmung bereits ausgelöster Krankheitsprozesse. Krebsvorstufen und „schlafende Karzinome" bleiben bei einem gesunden Lebensstil noch viele Jahre ruhig. Die Aggressivität von Tumorzellen reduziert sich, das Tumorwachstum verlangsamt sich und die Immunabwehr verbessert sich. Im Übrigen schützt ein gesunder Lebensstil nicht nur vor Krebs, sondern auch vor anderen chronischen Erkrankungen und altersbedingten Gebrechen.

Zwischen dem Wissen um eine gesunde Ernährung, um die Notwendigkeit körperlicher Aktivität, dem Verzicht auf Tabak sowie die Mäßigung beim Alkoholkonsum einerseits und einer Umsetzung im Alltag andererseits besteht eine große Diskrepanz. Anspruch und Wirklichkeit klaffen insbesondere bei Männern weit auseinander. Sie gelten als „Präventionsmuffel" (www.maennergesundheitsportal.de).

„Bei meinen 65 Jahren lohnt es sich wohl kaum noch, meine Lebensgewohnheiten zu ändern, machen sich positive Effekte doch erst nach vielen Jahren bemerkbar."

Diese oft geäußerte Ansicht ist falsch. Zwar sind tatsächlich kurzfristige Auswirkungen auf die Krebsentstehung nicht zu erwarten und das Risiko für eine Prostatakrebserkrankung ist umso geringer, je früher man auf einen gesunden Lebensstil achtet, aber dennoch lohnt eine Umstellung krebsgefährdender Lebensgewohnheiten auch im höheren Alter.

Prostatakrebs hat eine lange Vorlaufzeit. Schon lange vor Ausbruch der Erkrankung sind Krebszellen in der Prostata feststellbar. Sie bereiten keine Beschwerden und wachsen – wenn überhaupt – nur langsam. Erst bei bestimmten Ereignissen, etwa einem ungesunden Lebensstil, wachen diese „schlafenden" Zellen und Mikrokarzinome auf. Umgekehrt wird ihr Wachstum bei einem gesunden Lebensstil verlangsamt, wenn nicht sogar verhindert. Erfahrungen zeigen eindeutig, dass Krebspatienten mit starkem Alkohol- und Nikotinkonsum die Therapie nicht so gut vertragen, und diese bei ihnen schlechter anschlägt, als bei Patienten, die das Rauchen aufgegeben und/oder etwa den Alkoholgenuss eingeschränkt haben.

Ein weiteres Argument ist die gestiegene Lebenserwartung. Die durchschnittliche Lebenserwartung für 65 Jahre alte Männer betrug 2006/7 in Deutschland mehr als 17 Jahre. Das ist in etwa der durchschnittliche Zeitraum der Entwicklung von latenten zu invasiven Karzinomen.

Ein gesunder Lebensstil fördert die Gesundheit und das persönliche Wohlergehen; dabei braucht man keineswegs auf Annehmlichkeiten zu verzichten.

Körperliche Aktivität und Sport

Ausreichende körperliche Aktivität ist zwar als Prävention für zahlreiche Erkrankungen längst anerkannt, als Prävention gegen Krebs jedoch vielen Menschen noch wenig bekannt. Jede Art der Bewegung ist sinnvoll, und zwar je mehr, desto besser.

Die Datenlage zur möglichen Schutzwirkung vor Prostatakrebs ist unübersichtlich (Torti et al. 2004, Orsini et al. 2009). Sie scheint nicht so groß zu sein wie beim Darm- und beim Brustkrebs, soll aber im Mittel immerhin 10 bis 30 % betragen (RR. = 0,9) (Steindorf 2012). Eindeutiger und eindrucksvoller als auf die Krebsentstehung sind positive Einflüsse auf den Krankheitsverlauf. Aggressive Verlaufsformen sind seltener (Kenfield et al. 2011, Richman et al. 2011, WCRF (World Cancer Research Fund)). Bei sportlich aktiven Männern steigt der PSA-Spiegel langsamer an und eine Metastasierung setzt – wenn überhaupt – später ein (Orsini et al. 2009).

Auch gibt es Beobachtungen, dass starkes Übergewicht dann kein Nachteil ist, wenn Übergewichtige körperlich aktiv sind. Offensichtlich ist der Schutzfaktor „körperliche Aktivität" dominanter

> Bei sportlich aktiven Männern steigt der PSA-Spiegel langsamer an und eine Metastasierung setzt – wenn überhaupt – später ein

Mögliche Erklärungen für die Reduzierung des Prostatakrebsrisikos bei körperlicher Aktivität

- Das Prostatagewebe wird widerstandsfähiger gegen die Invasion von Krebszellen.
- Geringerer Testosteronspiegel
- Reduzierung der Insulinresistenz mit Verhinderung einer Hyperinsulinämie und Reduzierung Insulin ähnlicher Faktoren
- Vermeidung von Übergewicht
- Reduzierung des Körperfetts mit Verminderung Krebs fördernder Adipokine
- Stärkung der Immunabwehr
- Verhinderung chronischer Entzündungsreaktionen
- Erhöhte Aufnahme von Vitamin D_3
- Reduzierung des ionisierten Kalziums im Blut
- Aktivierung von Reparaturgenen und anderen genetischen Schutzmechanismen

als der Negativfaktor „Übergewicht" (Kenfield et al. 2011, Richman et al. 2011, Orsini et al. 2009).

Wahrscheinlich ist, dass sich mehrere Schutzfaktoren in ihrer Wirkung addieren, ja möglicherweise sogar potenzieren.

Gibt es empfehlenswerte sportliche Aktivitäten?

Aus den bisherigen Studien lassen sich nur grobe Empfehlungen im Hinblick auf die spezifische Art, Dauer, Häufigkeit und Intensität aktiver körperlicher Tätigkeit ableiten (www.dgsp.de). Sie fallen sehr unterschiedlich aus.

Sein Bewegungsprogramm sollte man so auswählen, dass es zu den persönlichen Voraussetzungen und Neigungen passt. Die Gefahr, sportliche Aktivitäten einfach abzubrechen, ist umso größer, je schlechter die Bedingungen sind, je größer der organisatorische Aufwand ist, je unangenehmer Belastungen empfunden werden – und je weniger einem die Sportart liegt.

Für den Einen ist Ausdauertraining (Laufen, Schwimmen, Radfahren) geeigneter, für den Anderen Krafttraining. Bestimmte Sportarten sind eher für Jugendliche geeignet, andere eher für Senioren:

- Aktivitäten ohne Leistungsdruck, bei denen neben körperlichen Herausforderungen, auch psychische und soziale Aspekte integriert sind, werden in der Regel empfohlen. Optimal ist ein Gleichgewicht zwischen Spannung und Entspannung, zwischen Aktivität und Erholung.

- Regelmäßigkeit ist eine Grundvoraussetzung für Gesundheitseffekte. Regelmäßig heißt, wenigstens dreimal pro Woche für eine halbe Stunde aktiv zu sein.
- Sportarten, die nur spezielle Muskelpartien belasten, eignen sich weniger. Ausdauersportarten mit kontrollierbaren Dauerbelastungen, wie Gehen, Laufen, Schwimmen, Radfahren oder Fahrradergometer, sind wirksamer als Aktivitäten mit kurzen Spitzenbelastungen, wie manche Ballsportarten.
- Man sollte sich körperlich so belasten, dass man mindestens dreimal pro Woche für eine halbe Stunde in leichtes Schwitzen gerät.
- Optimal sind mittelgradige, aber regelmäßige Belastungen.
- Sportliche „Höchstleistungen" sollte man nicht anstreben. Leistungs- und Wettkampfsport, aber auch extreme Ausdauersportarten, wie Marathonlauf, sind eher nachteilig. Sie können das Immunsystem schwächen, während eine moderate körperliche Belastung die Immunabwehr eher stärkt. Sportarten, die nur spezielle Muskelpartien belasten, eignen sich weniger.
- Mit großer Wahrscheinlichkeit beugen sowohl Kraft- als auch Ausdauertraining Prostatakrebserkrankungen vor.
- Wegen der günstigen Auswirkungen des Sonnenlichts auf den Vitamin-D-Spiegel sind körperliche Aktivitäten im Freien besonders sinnvoll. Eine zu starke Einwirkung von UV-Strahlen sollte allerdings wegen der Hautkrebsgefahr und der Beeinträchtigung der Immunabwehr vermieden werden
- Vorteilhaft bei einer sportlichen Betätigung in der Gruppe ist, dass man sich gegenseitig motiviert und regelmäßig aktiv bleibt. Soziale Kontakte und Anerkennung durch gemeinsame Aktivitäten sind von großer Bedeutung. Älteren Personen wird allgemein die Teilnahme an einem Gruppentraining empfohlen, das Vereine über Internetplattformen (www.pur-life.de) anbieten. Begleitende Maßnahmen, wie Wellness, Sauna oder Massagen, dienen dem Wohlbefinden
- Da Übergewicht und Bewegungsmangel schon in der Jugend und im frühen Erwachsenenalter ein Erkrankungsrisiko darstellen, sollte frühzeitig auf ausreichende Bewegung geachtet werden. Bekanntlich dauert es Jahre, wenn nicht gar Jahrzehnte, bis zur Invasion latenter Karzinome.
- Im Grunde wirken sich sämtliche körperlichen Aktivitäten in Freizeit, Beruf oder Haushalt schützend aus. Eine Erhöhung der Alltagsaktivitäten (Treppen steigen statt Fahrstuhl fahren, gehen oder Rad fahren statt Autofahren etc.) ist gleichwertig mit Sport. Freizeitsport wird aber besonders positiv beurteilt. Auch körperliche Belastungen im Rahmen einer beruflichen Tätigkeit

> Eine Erhöhung der Alltagsaktivitäten (Treppen steigen statt Fahrstuhl fahren, gehen oder Rad fahren statt Autofahren etc.) ist gleichwertig mit Sport

sind positiv zu bewerten. Eine Beobachtungsstudie bei Briefträgern würde eine geringere Prostatakrebshäufigkeit nachweisen.
- Wichtig sind regelmäßige Aktivitäten.
- Allgemein empfiehlt man einen individuellen Trainingsplan, der Ausdauertraining (60 bis 75 % der maximalen Herzfrequenz) mit Krafttraining (40 bis 70 % der Maximalkraft) kombiniert. Einige Autoren empfehlen 7 Stunden schnelles Spazierengehen pro Woche (Chao et al. 2004), andere mindestens 30 Minuten schnelles Gehen, Joggen oder Fahrradfahren an mindestens fünf Tagen, besser noch 45 bis 60 Minuten. Auch Sportarten wie Schwimmen, Golf oder Skilanglauf werden vorgeschlagen. Nach Verlautbarung der Weltgesundheitsorganisation sollte man mindestens 2,5 Stunden pro Woche Sport treiben.

Günstige aerobe Ausdauersportarten zur Krebsprävention

- Walking, Nordic Walking, Laufen, Wandern, Jogging
- Radfahren, Fahrradergometertraining
- Schwimmen
- Golf
- Ski-Langlauf
- Tanzen

Kraft- und Ausdauertraining

Aus Sicht der Krebsprävention ist kombiniertes Kraft- und Ausdauertraining besonders sinnvoll. Sowohl die körperliche Leistungsfähigkeit als auch die Muskelkraft werden hierdurch verbessert. Während Ausdauertraining den Metabolismus, die Kapillarisierung und den Sauerstofftransport erleichtert, kann Krafttraining gezielt die Synthese von Strukturproteinen des Muskels anregen und somit die Muskelkraft erhöhen. Die Insulinresistenz, die für die Krebsentwicklung eine hohe Bedeutung hat, wird durch Krafttraining stärker gesenkt. Insofern wird der krebspräventive Effekt von Krafttraining häufig unterschätzt.

Das Training sollte bei Untrainierten mindestens einmal pro Woche, bei Trainierten zwei- bis viermal pro Woche erfolgen, die Übungen mindestens 30 bis 45 Minuten in Anspruch nehmen.

Unter Krafttraining versteht man körperliches Training, mit dem Ziel, Muskelkraft und Muskelmasse zu steigern. Es stellt eine gute Ergänzung zum Ausdauertraining dar (Mayer et al. 2011). Ein wichtiges Argument für das Krafttraining ist das Faktum, dass über die Stärkung der körperlichen Leistungsfähigkeit hinaus auch vermehrt hormonell aktive Zytokine in die Blutbahn abgegeben werden. So hemmt das Zytokin SPARC (Secreted Protein Acidic and Rich in Cysteine) – zumindest im Tierversuch – die Tumorentwicklung im Darm (Aio et al. 2013).

Inwieweit passives Muskeltraining – in Form von Elektro-Muskel-Stimulationstraining (EMS) und/oder Vibrationstraining (Power Plate) – die gleichen Effekte wie aktives Krafttraining hat oder dieses sogar übertrifft, ist noch unklar.

Während Krafttraining den Muskelaufbau fördert, hat Ausdauertraining die Steigerung der körperlichen Leistungsfähigkeit zum Ziel. Ausdauertraining eignet sich idealerweise zur Prävention bei Herz-Kreislauf-Erkrankungen, wird aber auch bei primärer Krebsprävention empfohlen. Am häufigsten werden Ausdauersportarten mit kontrollierbaren Dauerbelastungen, wie Gehen, Wandern, Laufen, Nordic Walking, Schwimmen, Langlaufski und Radfahren, empfohlen; Ballsportarten mit abrupten Spitzenbelastungen sind weniger vorteilhaft. Extreme Ausdauersportarten, wie Marathonlauf, sind möglicherweise eher nachteilig. Sie können zu einer Überforderung des Immunsystems führen, während moderate Ausdauerbelastungen die Immunabwehr stärken und sich somit krebssicher auswirken.

Ideal sind mittelgradige, aber regelmäßige Belastungen, deren Intensität man selbst beeinflussen kann. Empfohlen wird meist ein 30minütiges Ausdauertraining mit moderater bis aerober Aktivität an mindestens 5 Tagen pro Woche.

Vorsichtsmaßnahmen, die bei Ausübung sportlicher Aktivitäten zu beachten sind

Nach längerer Inaktivität sollten sportliche Wiedereinsteiger ganz moderat beginnen, und dies auch erst nach einer vorherigen qualifizierten ärztlichen Untersuchung mit Beratung, welche Übungen dem Alter, den eventuellen gesundheitlichen und körperlichen Einschränkungen entsprechend vorteilhaft sind (Löllgen 2011). Eine Überforderung wäre ein großer Fehler. „Höchstleistungen" im höheren Alter zu erbringen, ist nicht erstrebenswert.

Sport ist kontraindiziert bei akuten Infektionen, bei Erkältungen, Fieber und Durchfall. Plötzliche Temperaturschwankungen sind zu vermeiden.

Bei **vorgeschädigtem Herzen** – so nach einem Herzinfarkt – ist es zwar sinnvoll, sich körperlich zu belasten und Sport zu treiben, doch gibt es eine Belastungsschwelle, die nicht überschritten werden sollte. Die Grenze liegt bei einer Stunde moderatem Jogging am Tag, bzw. 7,2 MET-Stunden (Metabolic Equivalent Task). Bei sehr schnellem Herzschlag (Tachycardie) und Herz-Rhythmus-Störun-

Ein unzureichend eingestellter Blutdruck, eine instabile Angina pectoris sowie belastungsinduzierte Herz-Rhythmus-Störungen können körperliches Training unmöglich machen

gen ist besondere Vorsicht geboten. Auf jeden Fall muss bei einer Herzschädigung vor Beginn des Trainings generell eine ärztliche Untersuchung stattfinden. Ein unzureichend eingestellter Blutdruck, eine instabile Angina pectoris sowie belastungsinduzierte Herz-Rhythmus-Störungen können körperliches Training unmöglich machen.

Bei **kritischen Smogwerten** sollte man auf Ausdauertraining verzichten. Von einem intensiven Ausdauertraining ist auch bei **hohen Außentemperaturen** und einer **Luftfeuchtigkeit** von 80 bis 85 % abzuraten. Liegen hohe Ozonwerte vor, sollte man das Training in die frühen Morgenstunden bzw. den späten Abend oder in geschlossene Räume (z. B. Ergometertraining) verlegen.

Bluthochdruckpatienten und Menschen, die unter starken Herz-Kreislauf-Beschwerden bzw. einer koronaren Herzkrankheit leiden, sollten ein Krafttraining aufgrund der hierbei möglichen hohen Blutdruckschwankungen nur in Abstimmung mit einem Arzt praktizieren. Eine Pressatmung kann zu einer mangelhaften Durchblutung und Sauerstoffversorgung des Gehirns führen. Schnelle Bewegungen sind gefährlich, weil in der Anfangsphase Belastungsspitzen auftreten. Wenn man untrainiert ist, überschreiten manche rasch ihre Leistungsgrenze. Muskeln, Gelenke, Rücken, Stoffwechsel, Herz und Kreislauf sind dann aufgrund der Mehrbelastung schnell überfordert.

Bei mehr als 10 kg Übergewicht sollte man zunächst mit Walking und Nordic Walking, Aqua Jogging und Aqua Riding, Schwimmen, Radfahren oder Ergometertraining beginnen. Sie nehmen dem Körper die eigene Last und kurbeln gleichzeitig die Fettverbrennung und den Kalorienverbrauch an. Sinkt das Körpergewicht und stimmen Kraft und Koordination, erweitert sich die Palette der passenden Sportarten.

Vor dem Training sollte der Körper gut aufgewärmt sein. **Sportgerechte Kleidung** und Schutzvorrichtungen sind zu beachten. 80 % der schweren Kopfverletzungen bei Unfällen von Radfahrern könnten vermieden werden, wenn ein Helm getragen würde.

Zu den Hauptrisikofaktoren sowohl für weißen wie schwarzen Hautkrebs (Melanom) zählt die **Sonnenexposition**. Hellhäutige Menschen reagieren besonders empfindlich und sollten sich deshalb besonders gut vor der Sonne schützen. Sonnenbrände vor dem 15. Lebensjahr, bergen ein enormes Risiko. Bestimmte Medikamente (z. B. Tetracycline, manche Akne-Mittel, immunsuppressiv wirkende Arzneien) erhöhen die Gefährdung. Schatten, geeignete Kleidung sowie Lichtschutzpräparate bieten den besten Schutz.

Für unbedeckte Körperstellen empfiehlt sich ein Lichtschutzpräparat, das einen Schutzfaktor von mindestens 15 im UVB- und UVA-

Bereich aufweist. Beim Aufenthalt in den Bergen oder auf dem Wasser empfiehlt die Krebsliga Schweiz Sonnenschutzmittel der Kategorie LSF 50+. Auch Sonnenschutzmittel mit einem hohen Lichtschutzfaktor sind kein Freipass für einen unbeschränkten Aufenthalt in der Sonne. Da die Sonnen- und UV-Strahlung mittags am stärksten ist, sollte man zu dieser Zeit Aktivitäten im Freien meiden!

Schwimmen ist in mehrfacher Hinsicht zur Krebsvorbeugung ideal. Voraussetzung ist allerdings, dass das Wasser nicht zu warm ist. Bei einer Herzschwäche und hohem Blutdruck sollte es nicht wärmer als 29 Grad sein. Im Falle von Durchblutungsstörungen der Herzkranzgefäße kann es bei plötzlichem Kältereiz zu einem Herzanfall kommen.

Gewichtsabnahme und Bewegung sind zentrale Bestandteile der **Arthrosetherapie**. Zu den geeigneten Sportarten gehören Schwimmen, Gehen (Nordic Walking), Skilaufen, Jogging, Aerobic und Radfahren. Nicht zu empfehlen sind Sportarten, die mit hohen mechanischen Belastungen, abrupten Richtungswechseln und Stoßbelastungen einhergehen – wie Tennis, Squash, Volleyball, Alpinski, Fußball oder Handball. Ergänzende, nicht medikamentöse Maßnahmen stellen physikalische Therapie, Ergotherapie und orthopädische Hilfsmittel wie Einlagen oder Orthesen dar.

Menschen mit einer akuten und **chronischen Hepatitis** sollten stärkere körperliche Belastungen meiden, da ansonsten der Übergang in eine Zirrhose und ein Leberkarzinom gefördert wird. Hochleistungssport ist kontraindiziert. Nicht nur das Krebsrisiko, auch die Gefahr einer Dekompensation der Leberfunktion (Zunahme des Blutungsrisikos, Aszites oder Enzephalopathie) steigt bei intensiver körperlicher Aktivität.

Bei gleichzeitiger **Chemo- und Strahlentherapie** sind körperliche Belastungen nur in beschränktem Maße möglich (Dimeo 2011). Ein Blutzellmangel kann bei ihnen, muss aber nicht eine Kontraindikation darstellen. Immuntherapien mit Interferon-alpha oder Interleukin 2 können grippeähnliche Beschwerden verursachen. Bis zum Abklingen der Symptome ist Schonung angebracht. An Tagen der Verabreichung potentiell herzschädigender Medikamente (z. B. Anthrazykline, Herzeptin etc.) sollte man mit sportlichen Belastungen zurückhaltend sein. Während und einige Tage nach der Bestrahlung des Brustkorbs sind körperliche Belastungen zu unterlassen. Die Bestrahlung lokalisiert begrenzter Areale stellt keine Kontraindikation dar.

Viele Mediziner raten radikal operierten Prostatakarzinompatienten vom Krafttraining und Radfahren in den ersten drei bis sechs Monaten nach der Operation ab. Der Grund ist, dass lokale Durch-

> Viele Mediziner raten radikal operierten Prostatakarzinompatienten vom Krafttraining und Radfahren in den ersten drei bis sechs Monaten nach der Operation ab

blutungsstörungen zu einer Verengung der Harnröhre führen können. Bei Harninkontinenz sollte man auch auf Schwimmen verzichten.

Es ist ein weitverbreiteter Irrtum, dass man wegen der Frakturgefährdung bei **Skelettmetastasen** grundsätzlich körperliche Belastungen meiden sollte. Das Gegenteil kann der Fall sein. Bei Bewegungsmangel kommt es zu einem Abbau der Muskulatur und einer beschleunigten Knochenentkalkung mit erhöhter Frakturgefährdung. Bei einer diffusen Knochen(mark)metastasierung sind allerdings Belastungen, insbesondere in den tragenden Skelettteilen, wie der Wirbelsäule, dem Becken und den Oberschenkelknochen, wegen der Gefahr eines Bruchs absolut kontraindiziert. Bei lokalisierten Metastasen ist eine differenziertere Betrachtungsweise notwendig. Entscheidend sind Größe und Lokalisation. Häufig sind Skelettmetastasen an Stellen lokalisiert, wo nur eine geringe Bruchgefährdung besteht. Bei befallener Wirbelsäule sollten Sportarten vermieden werden, bei denen diese stark sowie – was noch gefährlicher ist – abrupt und ruckartig belastet wird. Empfohlen werden Ausdauersportarten wie Radfahren, Schwimmen, Aqua Jogging und Walking. Ob Krafttraining möglich ist, sollte der Onkologe entscheiden; er kennt die Einschränkungen aufgrund der Metastasen-Lokalisation und des Gewebebefundes am besten (z. B. unterschiedliche Gefährdung bei osteolytischem und osteoplastischem Befall des Knochens bzw. Infiltration des Periosts). Bei Wirbelsäulenmetastasen ist nur Rückenschwimmen erlaubt. Beim Becken-, Schädel- oder Rippenbefall ist allgemein nichts gegen sportliche Aktivitäten einzuwenden. Indiziert ist nur leichtes aerobes Training. Sind die langen Röhrenknochen befallen, sind Belastungen kontraindiziert. Für Menschen mit **Asthma** ist die Tatsache bedeutsam, dass Anstrengungsasthma eher bei kalter und trockener Luft auftritt. Asthma-Anfälle kommen daher eher beim Wintersport als beim Schwimmen vor, wo die Luft warm und feucht ist. Sinnvoll ist, sich vor Belastungen gut aufzuwärmen. Bei ausgeprägtem **Mangel an weißen Blutkörperchen und Hämoglobin** sollte man wegen Infektionsgefahr und Überanstrengung auf das Schwimmen verzichten, ebenso nach dem Essen und nach Alkoholgenuss. Um Erkältungen vorzubeugen, sollte die nasse Badebekleidung nach dem Schwimmen rasch gewechselt werden. Bei Durchblutungsstörungen der Herzkranzgefäße und höhergradigem Blutzellmangel ist von der Sauna abzuraten. Praktische Hinweise und Kontaktadressen finden sich in der kostenlosen Broschüre „Bewegung und Sport bei Krebs" aus der blauen Ratgeberreihe der Deutschen Krebshilfe (www.krebshilfe.de).

Alter (Jahre)	Trainingsfrequenz (S/min.)	Max. Herzfrequenz (S/min.)
20	126 – 154	200 (180 – 220)
25	123 – 151	195 (176 – 215)
30	120 – 146	190 (171 – 209)
35	116 – 142	185 (167 – 204)
40	113 – 139	180 (162 – 198)
45	111 – 134	175 (158 – 193)
50	107 – 130	170 (153 – 187)
55	104 – 127	165 (148 – 182)
60	101 – 123	160 (144 – 176)
65	98 – 120	155 (140 – 171)
70	95 – 116	150 (135 – 165)

Sportmedizinische Empfehlungen für die Pulsfrequenz zu Beginn eines körperlichen Trainings: Trainingspuls = 70 % des Maximalpulses (Löllgen 2011)

Beteiligen sich Betriebe und Krankenkassen an den Kosten körperlicher Fitnessmaßnahmen?

Die Bedeutung von Bewegung und Sport zur Gesunderhaltung und zur Reduzierung chronischer Erkrankungen wird zunehmend von den Krankenkassen und den Betrieben erkannt (www.bzga-ebs.de, www.bewegtleben.net). Die Unterstützung ist je nach Krankenkasse sowie nach Größe und Struktur der Betriebe sehr unterschiedlich. Sie reicht von großzügigen Sportangeboten bis hin zu gymnastischen Übungen in regelmäßigen zeitlichen Abständen und Ausgleichsgymnastik am Arbeitsplatz (info@deutscher betriebssport verband.de). Die Krankenkassen honorieren, wenn ihre Mitglieder Sport treiben. Speziell private Krankenversicherungen entwickeln Bonusprogramme. Sie bieten ihren Versicherten Boni an, wenn diese sportliche Aktivitäten nachweisen. Zur Belohnung bekommen sie Gutscheine für Fitnessstudios oder Reisen. Wer nachweist, dass er gesünder lebt, zahlt weniger für seine Krankenversicherung. Diejenigen, die sich wenig bewegen oder ihre Daten nicht preisgeben, zahlen mehr.

Ähnliche Beitragsnachlässe werden auch von den gesetzlichen Kassen in Erwägung gezogen. In Frankreich, den USA und in Südafrika ist dies schon üblich. Zu erwarten ist, dass – ähnlich wie bei einigen ausländischen Versicherungen – Menschen weniger Prämien bezahlen, wenn sie nachweisen können, dass sie gesund leben.

Seit 2001 bieten die gesetzlichen Krankenkassen Rehabilitationssport und Funktionstraining an (§ 44 SGB) (Becker 2011). Sie übernehmen weitgehend die Kosten für Patientenschulungsmaßnahmen

Die Krankenkassen honorieren, wenn ihre Mitglieder Sport treiben

im Rahmen von Disease-Management-Programmen. Ziel dieser Programme ist, chronisch Kranken zu einer höheren Gesundheitskompetenz und damit einer notwendigen Lebensstiländerung zu verhelfen.

Körperlich aktivierende Maßnahmen tragen zur Steigerung der Leistungsfähigkeit und Produktivität im Arbeitsleben und zur Zufriedenheit der Berufstätigen bei; sie verbessern auch das Betriebsklima. Der demographische Wandel stellt Unternehmen mehr und mehr vor die Herausforderung einer alternden Gesellschaft. Firmen wollen ihre Mitarbeiter auch in zunehmendem Alter fit halten. Die Bedeutung von Sport zur Steigerung der Produktivität wird daher zunehmend von **Betrieben, Arbeitgeber- und Arbeitnehmervertretern** erkannt. Die von ihnen geförderten Maßnahmen (**Betriebliches Gesundheitsmanagement**) reichen – je nach Größe und Struktur der Betriebe – von großzügigen Sportangeboten und hauseigenen Fitnessstudios bis hin zu firmeninternen Lauftreffs und gymnastischen Übungen am Arbeitsplatz *(info@deutscher-betriebssportverband.de)*. Gesetzlich Versicherte erhalten in aller Regel 80 % der entstandenen Kursgebühren für Sportprogramme von den Krankenkassen erstattet. Voraussetzung ist allerdings, dass die Angebote von zertifizierten Anbietern durchgeführt (www.sportprogesundheit.de) und von Ärzten (www.baek.de/specialdownloads/Rezept_fuer_Bewegung.pdf) befürwortet werden. Vielerorts werden „Sportgruppen nach Krebs" gefördert. Adressen können beim Krebsinformationsdienst (Tel. 08 00/4 20 30 40), beim Landessportverband (Tel. 0203/7381-0) oder im Internet (www.wir-im-sport.de, www.lsb-nrw.de/ref1/gesundheit/thema12.htm) in Erfahrung gebracht werden.

Widmen sich Sportverbände und -vereine zusätzlich Gesundheitsaspekten, so werden die Teilnahmekosten ganz oder teilweise von den Krankenkassen und Sozialversicherungsträgern übernommen. In dem Leitfaden „Prävention der gesetzlichen Krankenkassen zur Primärprävention" sind Handlungsfelder sowie Qualitätskriterien von Präventionsangeboten aufgeführt.

Älteren Personen wird allgemein die Teilnahme an Gruppen empfohlen, die Vereine unter dem Siegel „Sport pro Gesundheit" – oder über eine Internetplattform (www.pur-life.de) – anbieten.

Weiteres kann im Internet (www.bzga-ebs.de, www.bewegtleben.net, www.richtigfitab50.de) recherchiert werden. Auf den Homepages der Krankenkassen findet man, nach Eingabe der Postleitzahl, die passenden und qualitätsgeprüften Anbieter von Gesundheitskursen, mit Programmen für Bewegung, Ernährung, Stressbewältigung und Suchtmittelprävention.

Die **Versicherungswirtschaft** überlegt Bonusprogramme bei körperlicher Aktivität bzw. bei Erreichen eines bestimmten Body-Mass-Indexes anzubieten. Kunden können sich dafür entscheiden, regelmäßig Daten über ihre sportlichen Aktivitäten, ihre Vorsorgeuntersuchungen und ihre Ernährung zu übermitteln. Zur Belohnung bekommen sie Gutscheine für Fitnessstudios oder Reisen. Bewährt sich das System, sind Beitragsnachlässe denkbar. Vorbild ist der amerikanische Versicherer United Health, der schon länger einen Tarif anbietet, bei dem Kunden per Messgerät festhalten, wie viele Schritte am Tage sie gehen.

1970 wurde vom Deutschen Sportbund (DSB) die **Trimm-Dich-Kampagne** ins Leben gerufen, die Sport, Bewegung und Gesundheit ins öffentliche Bewusstsein rufen sollte und auf die Teilnahme an Breitensportarten abzielte. Viele **Stadtsportbünde, Sport- und Gesundheitszentren** sowie **Volkshochschulen** ermöglichen und subventionieren gemeinsam mit **Sportbildungswerken** (BLSB) allgemeine und spezielle Angebote: Sport für Diabetiker, Lungensport, Sport für Wirbelsäulen- und orthopädische Behinderungen, Präventive Osteoporose-Gymnastik, Bewegung für das Hüftgelenk, Fitness für den Rücken, Pilates, Sport für Kinder, Spielturnen für Kinder, Aqua-Fitness speziell für Frauen mit Übergewicht und/oder Diabetes, Fitness für Männer, Seniorensport, Familiensport Aktiv&Vital, Funktionsgymnastik, Nordic Walking, Qi Gong & Bewegung, Feldenkrais, Skigymnastik etc. Näheres kann unter www.bzga-ebs.de, www.bewegtleben.net, www.richtIGFitab50.de, www.gesundheitsinformation.de/index.de sowie auf den speziellen Homepages der einzelnen Krankenkassen recherchiert werden.

Im Vorspann des vorgesehenen **Präventionsgesetzes** heißt es, Aufgabe der Prävention sei, „das Wissen und die Motivation in der Bevölkerung zu gesundheitsbewusstem Verhalten in allen Lebensphasen zu stärken und damit gesundheitliche Risiken zu reduzieren". Unter Berücksichtigung der derzeitigen Infragestellung des Wertes sekundärpräventiver Maßnahmen – also Screening-Untersuchungen – ist zu hoffen, dass die primäre Prävention – in der Sport eine hohe Bedeutung hat – ein größeres Gewicht erlangt. Bewegung soll auf Kosten der Kassen verschrieben werden.

Neben den genannten Angeboten gibt es eine weitere Anzahl kommerziell und nicht kommerziell orientierter Programme.

Die Versicherungswirtschaft überlegt Bonusprogramme bei körperlicher Aktivität bzw. bei Erreichen eines bestimmten Body-Mass-Indexes anzubieten

Mäßigung beim Alkoholkonsum

Hartnäckig hält sich der Mythos, dass mäßiger Alkoholgenuss – und hier besonders Rotwein

Hartnäckig hält sich der Mythos, dass mäßiger Alkoholgenuss – und hier besonders Rotwein – vor Krebs schützt (Kröger 2010). Hierfür gibt es aber keinerlei Nachweise. Wenn überhaupt, so könnten positive Wirkungen von den in alkoholischen Getränken enthaltenen Pflanzenstoffen, nicht jedoch vom Alkohol selbst, ausgehen. Zu den angeblich schützenden Inhaltsstoffen gehören Gerbstoffe, die sich in bestimmten Rotweinen befinden. Sie sollen zu einer Hemmung der Verklumpung von Blutplättchen führen (Thrombozytenaggregation) und somit eine Gewebeinvasion von Krebszellen verhindern. Die stärker im Rot- als im Weißwein vorhandenen, antioxydativ wirkenden Polyphenole und Phytooestrogene (Flavonoide, Resveratrol, Querzetin) entfalten in Zellkulturen teilweise eine wachstumshemmende Wirkung; ob dies jedoch auch beim Menschen der Fall ist, bleibt spekulativ. Der Anteil von Resveratrol im Rotwein beträgt zwischen 0,1 und 15 mg pro Liter (Pinot Noir 3,7 – 8,7 mg/l, Cabernet Sauvignon 0,5 – 4,3 mg/l und

Empfehlungen verschiedener Präventionsmediziner und Institutionen zum Alkoholkonsum

- Der Europäische Kodex gegen den Krebs weist darauf hin, dass sich selbst kleine, aber regelmäßig konsumierte Alkoholmengen auf das Krebsrisiko negativ auswirken.

- Unter moderatem Alkoholkonsum versteht die WHO eine tägliche Alkoholmenge, bei der die Erkrankungs- und Sterberate am geringsten ist. Moderat sei ein täglicher Konsum von bis zu 10 g bei Frauen und 20 g bei Männern. Sie empfiehlt außerdem, pro Woche mindestens 1 bis 3 alkoholfreie Tage einzulegen. Personen mit einer Fettleber, einer Hepatitis, einer Leberzirrhose oder einer Bauchspeicheldrüsenentzündung sollten völlig auf Alkohol verzichten.

- In anglo-amerikanischen Empfehlungen – und gelegentlich auch in deutschen Leitlinien – wird gerne die Maßeinheit „Drink" benutzt. Einem Drink entsprechen etwa 12 g Alkohol. Es heißt, Frauen sollten nicht mehr als einen Drink pro Tag zu sich nehmen, Männer zwei Drinks (Kierkegaard et al. 2010).

- Die International Agency for the Research on Cancer und zahlreiche andere internationale Organisationen erlauben Männern höchstens zwei Standardgetränke, Frauen nicht mehr als ein Getränk täglich. Ein „Standardgetränk" enthält etwa 8 bis 10 g Alkohol.

- Die Deutsche Gesellschaft für Ernährung (DGE) empfiehlt Männern höchstens 20 g Alkohol täglich. Frauen rät die DGE nur die Hälfte an, also maximal 10 g. Die DGE betont, dass selbst diese Mengen nicht jeden Tag konsumiert werden sollten. Sie sagt: „Wer regelmäßig ein bisschen trinkt, kommt letztlich keineswegs besser weg, als jemand, der gelegentlich zu viel Alkohol konsumiert."

Merlot 3,6 – 5,4 mg/l). Bei Weiß- und Roséweinen ist der Gehalt an Resveratrol deutlich geringer, da bei der Herstellung die Traubenschalen entfernt werden.

Zu den im Rotwein enthaltenen Inhaltsstoffe, die das Krebswachstum hemmen sollen, gehören die Phytooestrogene, die allerdings auch in Zwiebelgewächsen in reichlichem Maße enthalten sind. Nachgewiesen ist, dass der Inhaltsstoff Querzetin in Zellkulturen das Wachstum von Prostatakrebszellen hemmt.

Ernüchternd für die Weinwerbung ist die Tatsache, dass diese angeblich vor Krebskrankheiten schützenden Polyphenole in Zwiebeln, Knoblauch oder Brokkoli in höherer Konzentration als im Rotwein vorkommen.

Ein „Standardgetränk" entspricht:

- 1 Glas Pils, Exportbier oder Altbier (300 ml)
- 1 Glas Bockbier (200 ml)
- 1 Glas Weißwein, Rotwein oder Sekt (120 ml)
- 1 Glas Sherry oder Portwein (60 ml)
- 2 Gläser Kräuterlikör oder Korn (je 2 cl)
- 1 Glas Doppelkorn, Weinbrand oder Wodka (je 2 cl)

Der Alkoholgehalt von Getränken wird in Volumenprozent angegeben. Die Trinkmenge wird in Gramm reinen Alkohols bemessen. Ein Alkoholgehalt von mehr als 0,5 % ist nach dem Lebensmittelgesetz kennzeichnungspflichtig. Auch „alkoholfreie" Getränke dürfen eine geringe Alkoholmenge enthalten. Bei sog. alkoholfreiem Bier und Malzbier kann diese bis zu fünf Gramm pro Liter ausmachen.

Berechnung des Alkoholgehalts eines Getränks

Volumenprozente x spezifisches Gewicht von Alkohol (0,78)
= Alkohol in g pro 100 ml.

Beispiel:
13 Volumenprozente (Rotwein) x 0,78 = 10,14 g Alkohol pro 100 ml

Berechnung des Alkoholgehalts eines Getränks

- 0,2 l Bier (ca. 4,8 Vol -%) enthalten 8 g, 0,3 Liter 12 g und 0,5 Liter 19 g Alkohol
- 0,1 l Wein/Sekt (ca.11 Vol.-%) enthält 9 g, 1/8 Liter 11 g Alkohol
- 0,02 Cl Spirituosen (ca. 33 Vol.-%) enthalten 5g, 0,04 cl 10 g Alkohol
- 0,02 Liter Whisky enthalten 7 g Alkohol

Allgemeine Richtlinien und Empfehlungen im Umgang mit Alkohol (modifiziert nach Seitz 2009)

- Der tolerable obere Alkoholzufuhrwert liegt für die erwachsene Frau bei 10 g pro Tag, für den erwachsenen Mann bei 20 g.
- Der Getränketyp spielt bezüglich der alkoholischen Nebenwirkungen keine entscheidende Rolle.
- Junge Erwachsene – insbesondere Jugendliche – sollten ihren Alkoholkonsum maximal reduzieren.
- Wird Alkohol getrunken, sollte er langsam und bevorzugt zu den Mahlzeiten genossen werden.
- Alkoholhaltige Getränke nicht als Durstlöscher genießen, sondern den Durst mit Mineralwasser, Fruchtsaftschorle oder koffeinfreiem Tee löschen.
- Alkoholkarenz an mindestens zwei Tagen in der Woche ist sinnvoll.
- Alkohol sollte komplett gemieden werden: In der Schwangerschaft zur Verhinderung von Schäden beim Embryo, während des Stillens zur Vermeidung einer Exposition des Kindes, bei gleichzeitiger Einnahme von Medikamenten, bei chronischen Erkrankungen des Magen-Darmtrakts, der Bauchspeicheldrüse, der Leber, bei Erkrankungen des Herzmuskels und des Herzreizleitungssystems, bei Störungen des zentralen Nervensystems, bei psychiatrischen Erkrankungen, bei Stoffwechselerkrankungen wie Diabetes mellitus, Gicht und intermittierender Porphyrie.

Was ist zu tun, wenn der persönliche Alkoholkonsum über das Normalmaß hinausgeht oder man bereits Gesundheitsschäden erlitten hat?

Falls Hemmungen bestehen, sich an den Hausarzt zu wenden, kann man spezialisierte Suchtmediziner zu Rate ziehen. Auch gibt es Beratungsstellen, wie die Caritas oder Einrichtungen der Kommunen.

In vielen Städten gibt es Suchtberatungsstellen, die Einzel- oder Gruppengespräche für Alkoholkranke und Angehörige anbieten. Sie sind Anlaufstellen in jedem Stadium der Erkrankung, also vor, während und nach der Therapie. Sie helfen u. a. bei der Wahl eines geeigneten Therapieangebots und informieren über örtliche Selbsthilfegruppen. Einige bieten auch ambulante Therapien an. Die Suchtkrankenhilfe hat auch zahlreiche Angebote für Angehörige, die häufig unter den Folgen der Sucht mit leiden.

Abstinenz ist die beste Entscheidung, lässt sich in der Praxis jedoch häufig nicht ermöglichen. Heute hält man das frühere Dogma einer absoluten Abstinenz nicht mehr für das ausschließliche Ziel einer Behandlung von Menschen mit riskantem Trinkverhalten, sondern sieht auch die Reduktion des Alkoholkonsums auf ein medizinisch und sozial verträgliches Maß als erstrebenswertes und erreichbares Ziel an. Dies auch, weil sich nicht wenige, die zunächst ihren Konsum nur reduzieren wollen, später doch noch für die Abstinenz entscheiden. Nach verschiedenen Studien führt reduziertes und „kontrolliertes Trinken" bei 40 % der Patienten zu einem Trinkverhalten, das im Alltag keine Probleme mehr bereitet. Bei einer Abstinenztherapie sind die Werte nur geringfügig besser. Statt ganz auf Alkohol zu verzichten, lernen die Betroffenen beim kontrollierten Trinken den Konsum einzuschränken und mit Situationen umzugehen, die bisher zum ungehemmten Alkoholkonsum führten.

Mit dem Ende einer Therapie – und im Idealfall einer Abstinenz – ist die Alkoholabhängigkeit nicht geheilt, denn die Rückfallgefahr ist für diejenigen groß, die einmal alkoholkrank waren. Auf sich alleine gestellt, erleiden 70 % aller Alkoholabhängigen im ersten Jahr nach ihrer Therapie einen Rückfall, im zweiten Jahr trinken sogar 90 % wieder. Die Gefahr ist besonders groß, wenn die Betroffenen nach einem Klinikaufenthalt wieder in das gleiche Umfeld geraten und keinerlei soziale Unterstützung erfahren. Hier leisten Selbsthilfegruppen wesentliche Arbeit, in denen sich die Betroffenen gegenseitig unterstützen. Seit vielen Jahren bewähren sich Gruppen wie Anonyme Alkoholiker, Blaues Kreuz, Guttempler oder Kreuzbund.

Raucherentwöhnung

Allgemein geht man von positiven Einflüssen bei einem Rauchstopp auf den Krankheitsverlauf aus. Schwelende Krankheitsprozesse verlangsamen sich, die Bösartigkeit von Krebsvorstufen nimmt ab. Bei Exrauchern, die das Rauchen länger als 10 Jahre aufgegeben haben, unterscheiden sich Krankheitshäufigkeit und -verlauf kaum noch von Nichtrauchern.

Dass Rauchen schädlich und krebsfördernd ist, gehört inzwischen zu den Binsenweisheiten. Die meisten Raucher haben mindestens einmal einen Versuch zur Abgewöhnung gemacht. Tatsache ist aber, dass die wenigsten überhaupt ein Jahr durchhalten, wenn sie dies ohne Hilfe tun (Breitling et al. 2009). Um die Chancen einer langfristigen Tabakabstinenz zu erhöhen, sind individuelle Empfehlungen notwendig. Der Wille zum Aufhören ist allerdings eine Grundvoraussetzung für den Erfolg.

Bei der Tabakabhängigkeit gibt es physische und psychische Ursachen, die über Wahl und Erfolgswahrscheinlichkeit einer Methode zur Entwöhnung entscheiden. Eine psychische Abhängigkeit äußert sich darin, dass das Rauchen zu einer Gewohnheit geworden ist;

> Bei der Tabakabhängigkeit gibt es physische und psychische Ursachen, die über Wahl und Erfolgswahrscheinlichkeit einer Methode zur Entwöhnung entscheiden

einer physischen Abhängigkeit liegt hingegen eine starke Abhängigkeit vom Nikotinspiegel zu Grunde. Meist liegen beide Abhängigkeiten in einem mehr oder minder starken Verhältnis vor, weshalb bei der Entwöhnung auf beide Ursachen eingegangen werden muss. Zusätzlich gibt es viele soziale und soziodynamische Gründe, die bei der Tabakentwöhnung berücksichtigt werden müssen. Genetisch bedingtes – und somit schwerer beeinflussbares – Suchtverhalten gibt es zwar, bleibt jedoch die Ausnahme. Bei den meisten Rauchern liegen beeinflussbare Ursachen vor.

Rauchern, die das Rauchen aufgeben. und Rat und Hilfe in Anspruch nehmen wollen, ist die von der Deutschen Krebshilfe und dem Deutschen Krebsforschungszentrum organisierte Raucher-Hotline zu empfehlen (www.tabakkontrolle.de, Tel.: 06221/ 424224, Mo bis Freitag 14 bis 18 Uhr). Neben einer telefonischen Beratung werden von ihnen Adressen speziell ausgebildeter Kursleiter vermittelt, die in Wohnortnähe Tabak-Entwöhnungskurse anbieten.

Kriterien der Abhängigkeit bei starken Rauchern (z. B. Kettenraucher)

- Zwanghaftes Rauchverlangen
- Verminderte Kontrollfähigkeit bzgl. Beginn, Beendigung und Menge des Tabakkonsums
- Entzugserscheinungen bei Wegfall bzw. Einschränkung des Konsums
- Toleranzentwicklung (Erhöhung der Zahl täglich gerauchter Zigaretten)
- Vernachlässigung anderer Tätigkeiten zugunsten des Rauchens
- Fortgesetztes Rauchen, trotz des Wissens um die gesundheitsschädlichen Wirkungen

Wie erfolgreich sind die verschiedenen Methoden der Raucherentwöhnung?

Verhaltensweisen werden schon im Kindesalter geprägt, so auch Rauchgewohnheiten. Je früher mit dem Rauchen begonnen wird, desto höher ist das Risiko einer lebenslangen Abhängigkeit und somit auch das einer Krebserkrankung. Wichtig ist daher die Tabakprävention im Kindes- und Jugendalter! Ein ganz schlechtes Vorbild sind Eltern, die in Gegenwart von Kindern rauchen. Kinder rauchender Eltern greifen später dreimal häufiger selbst zu Zigaretten als Sprösslinge von Nichtrauchern. Nicht allein die negativen gesundheitlichen Auswirkungen des Rauchens, sondern vor allem die positiven Konsequenzen des Nichtrauchens müssen bei Jugendlichen hervorgehoben werden. Jugendliche haben häufig eine größere Angst vor Einbußen ihrer körperlichen (sportlichen) Leistungsfähigkeit und ihres äußeren Erscheinungsbildes als vor erhöhten Krebs- und Herz-Kreislauf- Problemen im Erwachsenenalter. Größere Erfolgschancen als Hinweise auf körperliche und intellektuelle Einbußen haben bei ihnen Argumente wie eine bessere körperliche Leistungsfähigkeit, das Gefühl der Unabhängigkeit, finanzielle Einsparungen und eine größere Attraktivität des Nichtrauchens.

Wichtig ist eine effektive Tabakprävention in der Jugend, lange bevor es zu schweren Gefäßschäden und Einschränkungen der Herz-Lungen-Funktion kommt. Die wirksamste Methode, um den Zigarettenverbrauch gerade bei Minderjährigen und jungen Erwachsenen zu vermindern, ist eine deutliche Erhöhung der Tabaksteuer. Sinnvoll ist, schon in der Grundschule Maßnahmen zur Verhinderung des Rauchens in den allgemeinen Lehrplan aufzunehmen, wobei die Inhalte der Lebenswelt der Kinder und Jugendlichen anzupassen sind.

Je nach Ursache der Tabakabhängigkeit gibt es bei Erwachsenen verschiedene Entwöhnungshilfen, die deshalb unterschiedlich erfolgversprechend sind.

> Sinnvoll ist, schon in der Grundschule Maßnahmen zur Verhinderung des Rauchens in den allgemeinen Lehrplan aufzunehmen, wobei die Inhalte der Lebenswelt der Kinder und Jugendlichen anzupassen sind

Methoden der Raucherentwöhnung – Wie sind die Erfolgsaussichten?

Punktschlussmethode?

Die Mehrzahl der Raucher, die sich das Rauchen erfolgreich abgewöhnt haben, hat dies im Rahmen eines Willensentschlusses abrupt getan. Sie beschließen, „von heute auf morgen" nicht mehr zu rauchen und halten sich daran.

Kommentar: Die Punktschlussmethode zeigt in Studien die höchste Erfolgsquote. Jedem Raucher sollte geraten werden, zunächst aus eigener Anstrengung einen Aufhörversuch zu unternehmen. Nur wenn ihm dies nicht gelingt, sollte er die Hilfe bei anderen Methoden der Raucherentwöhnung suchen.

Reduktionsmethode?

Sie besteht darin, Schritt für Schritt das Rauchen zu reduzieren, um schließlich ganz aufzuhören. Ein Nachteil liegt darin, dass nach anfänglichen Erfolgen die „letzten" Zigaretten an Bedeutung gewinnen und das endgültige Aufhören dann deutlich schwerer fällt.

Da das Verhalten vieler abhängiger Raucher im Wesentlichen durch das Bedürfnis und Verlangen nach Nikotin gesteuert wird, passen „Reduktionsraucher" häufig die Inhalationstiefe und -stärke dem an, um die erwünschte Dosis aufzunehmen. Sie ziehen stärker an einer Zigarette und inhalieren tiefer. Dies führt dazu, dass trotz täglich reduziertem Zigarettenkonsums weiterhin die gleiche Menge an Krebs fördernden Schadstoffen aufgenommen wird.

Kommentar: Gar nicht mehr zu rauchen fällt erfahrungsgemäß vielen „Ausstiegswilligen" leichter als kontrolliertes Rauchen und eine schrittweise Reduzierung des Zigarettenkonsums.

„Light"-Zigaretten?

Die Bezeichnung „leicht" oder „light" ist irreführend, denn sie suggeriert ein geringeres Krebsrisiko, das in keinster Weise erwiesen ist. „Leicht" bezieht sich in erster Linie auf den Nikotin- und Teergehalt im Zigarettenrauch, nicht aber auf das Erkrankungsrisiko.

Kommentar: „Leichte" Zigarettenraucher rauchen meist mehr, zumindest inhalieren sie tiefer. Trotz eines deutlich reduzierten Schadstoffgehalts der Zigaretten ist die Höhe der Krebs fördernden Schadstoffmenge die gleiche.

Filter- und Mentholzigaretten?

Zwischen 40 und 70 % der durch Polonium (^{210}Po) und radioaktives Blei (^{210}Pb) bedingten Strahlenbelastung sowie anderen Krebs fördernden Stoffen werden zwar im Filter zurückgehalten, jedoch wird die Krebsgefährdung dadurch nicht wesentlich reduziert. Grund ist, dass Filterzigarettenraucher häufiger zur Zigarette greifen und tiefer inhalieren.
Zusatzstoffe in Tabakprodukten – insbesondere Aromastoffe wie Menthol – verringern das Krebsrisiko nicht. Menthol verändert den strengen Geruch des Rauches, außerdem stimuliert es die Kälterezeptoren, was ein Gefühl von Frische vermittelt. Da die Flüssigkeit zudem kühlt und befeuchtet, ist ein tieferes Inhalieren möglich, was die gesundheitsschädigende Wirkung verstärkt. Wissenschaftler des Deutschen Krebsforschungszentrums (DKFZ) haben ein Verbot von Zigaretten mit integrierten Mentholkapseln im Filter gefordert.

Kommentar: Filter- und Mentholzigaretten reduzieren nicht die Krebsgefährdung. „Gesundes Rauchen gibt es nicht!"

E-Zigaretten (auch elektronische oder elektrische Zigarette genannt)?

Verfechter der E- Zigaretten loben ihre „saubere Sucht" als Alternative zum schädlichen Rauchen oder als wirksame Möglichkeit, die Abhängigkeit vom Nikotin zu überwinden. Die E-Zigarette qualmt tatsächlich wie eine richtige Zigarette, aber ohne Tabak. Der "Rauch", der bei ihr austritt und inhaliert wird, ist der beim Zerstäuben der nikotinhaltigen Tabakalkaloidflüssigkeit entstehende Wasserdampf. Da Tabak nicht verbrannt wird, entsteht keine Glut, und es werden keine krebsfördernde Gifte wie Teer freigesetzt; jedoch befinden sich in dem inhalierten „Wasserdampf" unterschiedliche Stoffe wie Nikotin, Propylenglykol, Aromen, Ethanol und Glycerin. Es gibt Tausende von Aromastoffen für E-Zigaretten. Wie sie auf die Atemwege wirken, ist weitestgehend unbekannt. Dass sie nicht ganz ungefährlich sind, zeigen Berichte von allergischen Reaktionen.

Kommentar: *E-Zigaretten – auch solche mit nikotinfreien Liquids – können Entzugserscheinungen abmildern. Ohne Teer, Zusatzstoffe und Kohlenmonoxid sind sie weniger ungesund als herkömmliche Tabakzigaretten, sauberer für die Umgebung und weniger gefährlich für Passivraucher. Finger werden nicht gelb und auch Vorhänge und Tapeten behalten ihre Farbe und stinken nicht.*
Ihr Nutzen ist jedoch mehr als umstritten. Gegner verweisen auf unbekannte gesundheitliche Folgen und Einstiegsanreize für Jugendliche, während Befürworter hoffen, damit Rauchern den Ausstieg aus dem Nikotinkonsum zu erleichtern. Der Behauptung der Industrie, dass E- Zigaretten gesundheitlich völlig unbedenklich sind, wird von vielen Experten energisch widersprochen. Nicht nur die Gesundheit der Raucher, sondern auch die unbeteiligter Dritter würde beeinträchtigt, heißt es. Selbst Krebserkrankungen könnten, nach Auffassung des Deutschen Krebsforschungszentrums in Heidelberg, gefördert werden. Rauchen mit E- Zigarette sei auch keine echte Raucherentwöhnung, da ja nach wie vor „geraucht" wird.
Die Weltgesundheitsorganisation (WHO), die Bundeszentrale für gesundheitliche Aufklärung (BZgA) und viele medizinische Gesellschaften, einschließlich dem Deutschen Krebsforschungszentrums Heidelberg warnen vor einem kritiklosen Gebrauch der E-Zigarette. Das Deutsche Krebsforschungszentrum warnt vor dem „Chemikaliengemisch" und hält E-Zigaretten für gesundheitlich bedenklich. Die langfristigen Risiken der E-Zigarette seien unzureichend bekannt.

In Deutschland verweisen viele auf die Abhängigkeitsgefahr, die von der E-Zigarette ausgeht. Durch den E-Shisha-Konsum wird bei Kindern- und Jugendlichen möglicherweise die Hemmschwelle herabgesetzt, später herkömmliche Shishas oder Zigaretten zu konsumieren. Es wird die Gleichsetzung mit der Tabakzigarette hinsichtlich eines Werbeverbots sowie eines Abgabeverbots an Minderjährige gefordert.

Kritische Kommentare des Deutschen Krebsforschungszentrums Heidelberg zu „Elektrischen Zigaretten"(Schaller et al. 2013)

- Die kurz- und langfristigen gesundheitlichen Auswirkungen von Elektrischen Zigaretten sind nicht ausreichend erforscht.
- Aufgrund des hohen Abhängigkeitspotentials des in E-Zigaretten enthaltenen Nikotins sind Elektrische Zigaretten als gesundheitlich bedenklich einzustufen.
- Sowohl bei nikotinhaltigen wie auch bei nikotinfreien E-Zigaretten entstehen Carbonell-Verbindungen, darunter Formaldehyd. Acrolein und Acetaldehyd, die Krebs hervorrufen können.
- Es ist davon auszugehen, dass Elektrische Zigaretten ein deutliches Suchtpotential beinhalten.
- Es ist davon auszugehen, dass Elektrische Zigaretten insbesondere Kindern und Jugendlichen, die vorher nicht rauchten, den Einstieg in den Nikotinkonsum erleichtern. Die Elektrischen Zigaretten ahmen echte Tabakprodukte in verharmlosender Form nach.
- Die Aerosole von E-Zigaretten und E-Shishas enthalten feine und ultrafeine Partikel, die besonders in der Wachstumsphase die Entwicklung der Lunge beeinträchtigen.
- Die Nutzung von E-Zigaretten stellt eine ernsthafte Bedrohung für Jugendliche – und auch für Ungeborene – dar. Zusätzlich erhöht sie die Nikotin- und Giftstoff-Belastung von Nichtrauchern und Umstehenden.

Rauchlose Tabakprodukte (Snus)?

Snus ist ein mit Salzen versetzter Tabak, der unter die Ober- oder Unterlippe gesteckt wird. Das Salz dient dazu, den pH-Wert im Mund aufrechtzuerhalten, was die Aufnahme von Nikotin begünstigt.

Da man beim Snusen den Tabak nicht raucht – somit auch keine Schadstoffe wie beim Zigarettenrauchen entstehen – und es keine Belastungen durch Passivkonsum gibt, wird das „Snusen" auch zur Tabakentwöhnung empfohlen. Tatsächlich enthält Snus jedoch Kanzerogene. „Snuser" haben ein erhöhtes Risiko für Rachenkrebs, Speiseröhren- und Bauchspeicheldrüsenkrebs (Bofetta 2008). Weiterhin legen Studien nahe, dass der Snus-Konsum sich wie das Rauchen negativ auf den Herz-Kreislauf auswirkt. Das im Snus enthaltene Nikotin macht in ähnlichem Maße nikotinabhängig wie Zigarettenkonsum.

Kommentar: Snus ist in der Europäischen Union verboten, darf aufgrund einer Ausnahmeregelung jedoch in Skandinavien verkauft werden, wo „Snusen" sehr populär ist.
Zwar kann Snus kurzfristig Entzugssyndrome unterdrücken, langfristig wird eine Nikotinabhängigkeit jedoch eher aufrecht erhalten (www.aertztebl.de) (Schaller et al. 2012). Die Weltgesundheitsorganisation (WHO) und das Scientific Committee on Emerging and Newly Identified Health Risks der Europäischen Union bewerten rauchlose Tabakprodukte als gesundheitsschädliche Erzeugnisse, die zudem abhängig machen. Erfahrungen aus Schweden zeigen, dass rauchlose Tabakprodukte bestenfalls dazu taugen, Raucher von Zigaretten auf rauchlose Tabakprodukte umzugewöhnen; zur Tabakentwöhnung sind sie nicht geeignet.

Schnupftabak?

Rein theoretisch enthält Schnupftabak die gleichen Inhaltsstoffe wie Rauchtabak. Anders als beim Rauchen von Tabak kommt es jedoch zu keinen giftigen und Krebs verursachenden Verbrennungsprodukten (wie etwa Benzol, Teer oder Blausäure), die inhaliert werden.

Kommentar: Nach aktuellen Studien ist Schnupfen weniger Lungenkrebs gefährdend als Zigaretten, kann aber bei Nikotinabhängigkeit zu hohem Blutdruck führen.

Kautabak?

Kautabak erhöht die Gefahr für Mundhöhlenkrebs. Es kommt zu keiner Gefährdung für Passivraucher.

Kommentar: Alle Kau- und Schnupftabake verstärken die Sucht nach Nikotin. Sorge bereitet den Gesundheitsbehörden in Europa die Tendenz, von Zigaretten auf andere rauchlose Produkte umzusteigen, die von jungen Leuten für vermeintlich weniger gefährlich gehalten werden.

> Sorge bereitet den Gesundheitsbehörden in Europa die Tendenz, von Zigaretten auf andere rauchlose Produkte umzusteigen, die von jungen Leuten für vermeintlich weniger gefährlich gehalten werden

Wasserpfeifen (Shisha)?

Wasserpfeifentabak besteht aus einer Mischung von Tabak, Melasse, Glycerin und Aromastoffen, und unterscheidet sich u. a. vom Zigarettentabak durch einen höheren Anteil Feuchthaltemittel.
Einer Studie des Bundesinstituts für Risikobewertung (BfR) zufolge sind die Risiken des Konsums von Wasserpfeifentabak nicht geringer als jene von Zigarettentabak. Im Gegenteil, es werden sogar größere Mengen an Schadstoffen, wie Teer und Kohlenmonoxid, aufgenommen. Auch die Menge des aufgenommenen Nikotins ist deutlich höher als bei Zigaretten. Die aufgenommene Menge an Kohlenmonoxid (CO) kann bis zu zehnmal höher sein und zu einer relevanten Kohlenmonoxidvergiftung führen (von Rappard et al. 2014).

Kommentar: *Wasserpfeifen oder „Shishas" werden fälschlich für weniger schädlich als Zigaretten gehalten. Tatsächlich sind sie jedoch gefährlicher. Shisha-Raucher inhalieren fast 20mal mehr Krebs erregende Teerstoffe als Zigarettenraucher. Der Rauch in der Wasserpfeife kann Krebs in der Lunge, Mundhöhle und Harnblase auslösen. Auch kommt es zu einer Passivrauchbelastung.*
Krebsauslösende Substanzen, wie zum Beispiel Arsen, Chrom und Nickel, befinden sich in vielfach höheren Konzentrationen im Rauch. Das Abhängigkeitspotential von Wasserpfeifen liegt über dem von Zigaretten.

Pfeifenrauchen und Zigarrenrauchen?

Während Zigaretten global das Lungenkrebsrisiko um das 24fache erhöhen, beträgt es bei Zigarren- und Pfeifenrauchern „nur" das etwa achtfache gegenüber Nichtrauchern. Dies liegt aber weniger am Tabak als am Rauchverhalten. Pfeifenraucher und Zigarrenraucher inhalieren weniger. Bei ihnen sind besonders die Lippen, die Mundhöhle sowie der Rachen und die Blase krebsgefährdet.

Kommentar: *Zwar ist das Risiko für Lungenkrebs niedriger, das für andere Krebsarten aber höher. Es besteht eine erhöhte Gefährdung für Passivraucher. Das Umsteigen von Zigarette auf Pfeife und Zigarre gelingt langfristig nur Wenigen.*

Medikamente?

Die Erfolgsaussichten einer Raucherentwöhnung können mit Medikamenten verbessert werden, obwohl es sich bei vielen der im Handel frei erhältlichen Arzneien um Suggestivpräparate (Placebo-

Medikamente) handelt. Nicht so sehr die Wahl dieser Medikamente als die Art und Weise, wie sie in suggestiver Weise verordnet werden, ist für ihren Erfolg entscheidend.

Eine gewisse Ausnahme stellen Nikotin-Ersatz-Medikamente sowie Vareniclin und Bupropion dar. Letztere sind verschreibungspflichtig und ihre Einnahme sollte, wegen möglicher unerwünschter Nebenwirkungen, von einem Arzt überwacht werden.

Bupropion (Zyban^R)?

Das Arzneimittel Zyban^R mit dem Inhaltsstoff Bupropion wird in den USA häufig zur Raucherentwöhnung eingesetzt. Es wirkt antidepressiv und angstlösend, und senkt in niedriger Dosierung das Bedürfnis zu rauchen; es mildert auch die Entzugssymptome. Zyban^R hungert im Gehirn das Belohnungssystem aus, indem es die körpereigenen Botenstoffe Dopamin und Noradrenalin zentral im Gehirn blockiert. Die Wirkung tritt daher nicht sofort, sondern erst nach etwa zwei Wochen ein. In kontrollierten Vergleichsstudien waren nach einem Jahr 20 % der Bupropion-behandelten Patienten weiterhin Nichtraucher.

Zu unerwünschten Nebenwirkungen (Schlafstörungen, Konzentrationsstörungen, Unruhe, Mundtrockenheit oder Übelkeit) kommt es bei etwa einem Drittel der Menschen. Depressionen werden mitunter beobachtet, obwohl andererseits die Einnahme von Bupropion gerade bei depressiven Entzugserscheinungen indiziert sein kann. Rauchern mit epileptischen Anfällen, mit Zuckerkrankheit, Magersucht, Erkrankungen des Gehirns oder einer Alkohol- oder Drogenabhängigkeit wird von der Einnahme abgeraten.

Kommentar: Die Wirkung tritt nicht sofort, sondern erst nach etwa zwei Wochen ein. In kontrollierten Vergleichsstudien waren nach einem Jahr 20 % der Bupropion-behandelten Patienten weiterhin Nichtraucher. Das Medikament ist rezeptpflichtig und muss daher vom Arzt verschrieben werden. Gar nicht selten klagen Menschen über unerwünschte Wirkungen.

Vareniclin (Champix^R)?

Vareniclin greift an ähnlichen Strukturen im Gehirn an wie Nikotin und dämpft so Rauchverlangen und Entzugserscheinungen. Es vermindert das Vergnügen am Rauchen. Nachteilig ist das Risiko unerwünschter Nebenwirkungen. Über Übelkeit, Schlaflosigkeit, Kopfschmerzen und seltsame Träume wird häufig berichtet. Es besteht ein Risiko für Krampfanfälle.

Kommentar: *Vareniclin ist effektiv, führt aber häufiger zu unerwünschten Nebenwirkungen. Bei guter Verträglichkeit ist dieses Medikament eine gute Alternative zur Nikotinersatztherapie.*

Nikotinsubstitution (Nikotinersatz-Medikamente)?

Auch wenn der Begriff „Nikotinersatztherapie" anderes vermuten lässt, Nikotin wird nicht durch eine andere Substanz ersetzt. Dem Körper wird vielmehr weiterhin Nikotin zugeführt. Die Entzugssymptomatik wird hierdurch unterdrückt und die Abstinenz in den ersten Wochen erleichtert. Gesundheitsgefährdende und Krebs erzeugende Inhaltsstoffe des Tabakrauchs entfallen.

Kommentar: *Die Nikotinersatztherapie eignet sich vor allem bei einer physischen Abhängigkeit. Bei leichten Rauchern (z. B. Genussrauchern) sind es meist andere Gründe, die zur Sucht führen. Bei ihnen wirken Nikotinersatztherapien, wenn überhaupt, mehr wegen ihrer Suggestivwirkung.*
Die Erfolgsaussichten werden unterschiedlich beurteilt. Mehrheitlich heißt es, die Nikotinersatztherapie verspreche zusammen mit der Verhaltenstherapie die größten Erfolgsaussichten unter den Tabakentwöhnungsmaßnahmen. Andere Experten betonen, dass nur sehr starke Raucher von der Nikotinersatztherapie profitieren.

Nikotinkaugummis?

Bei **Nikotinkaugummis** wird das Nikotin durch die Mundschleimhaut aufgenommen. Der Nikotinspiegel im Blut erreicht nach 30 Minuten des Kauens seinen Höhepunkt und fällt danach wieder ab.

Kommentar: *Nikotinkaugummis sind indiziert, wenn plötzliches Rauchverlangen oder andere Entzugserscheinungen auftreten. Sie sollten langsam und vorsichtig gekaut werden, bis der Effekt von Nikotin spürbar wird. Sobald ausreichende Mengen an Nikotin abgegeben worden sind, sollen die Kaugummis in der Backentasche gehalten werden, heißt es in den Gebrauchsanweisungen.*

Nikotinlutschtablette?

Bei der **Nikotinlutschtablette** wird das Nikotin durch einfaches Lutschen innerhalb von 20 bis 30 Minuten über die Mundschleimhaut aufgenommen. Es gibt sie in mehreren Stärken. Verringert sich das Verlangen nach Zigaretten, so reduziert man die Stärke langsam.

Kommentar: *Sie sind geeignet bei mittelstarker bis starker Tabakabhängigkeit und eher ungleichmäßigem Tageskonsum.*

Nikotinnasenspray?

Das **Nikotinnasenspray** ist für starke Raucher vorgesehen. Es bietet die Möglichkeit, Nikotin höher dosiert und schneller zuzuführen als mit Pflastern, Nikotintabletten oder Nikotinkaugummis. Die Nikotingabe erfolgt durch je einen Sprühstoß in jedes Nasenloch. Das Spray wirkt binnen weniger Minuten.

Kommentar: *Nikotinnasensprays imitieren am ehesten die Nikotinfreisetzung aus der Zigarette; nachteilig ist eine mögliche Abhängigkeit von der Darreichungsform.*

Nikotinpflaster?

Bei **Nikotinpflastern** wird das Nikotin durch die Haut zugeführt und dadurch ein gleichmäßiger Nikotinspiegel bei Tag und Nacht erreicht. Das Rauchverlangen wird gesenkt, die Entzugssymptome werden gelindert (Mulzer und May 2009). Nikotinpflaster werden in mehreren Stärken angeboten. Verringert sich das Verlangen nach Zigaretten, kann man die Pflasterstärke reduzieren.

Kommentar: *Die Wirksamkeit ist relativ hoch und die Verträglichkeit sehr gut.*

Kontraindikationen gegen Nikotinersatztherapien

- bei instabiler Angina pectoris
- nach einem Schlaganfall
- nach frischem Herzinfarkt
- bei schweren Herzrhythmusstörungen
- in der Schwangerschaft und Stillzeit
- bei Magen-Darm-Erkrankungen
- bei stabiler Angina Pectoris oder einer anderen Erkrankung der Herzkranzgefäße, nur nach ausdrücklicher ärztlicher Empfehlung

Aversionstherapie?

Mit der Aversionstherapie sollen unangenehme, aversive Konsequenzen des Rauchens bewirkt werden. Das Rauchen soll seiner positiven, psychotropen (d. h. auf die Seele einwirkenden) Wirkung enthoben werden. Zur Aversionstherapie gehören Elektroschocks und Übelkeit hervorrufende Medikamente. Im weiteren Sinne gehören auch Schockbilder auf Zigarettenschachteln dazu, die die Folgen des Rauchens eindringlich vor Augen führen, z. B der Lungentumor, der verfaulende Fuß etc.

Kommentar: *Wenngleich sich nicht bestreiten lässt, dass diese Methode häufig zu einer (leider meist nur kurzfristigen) Enthaltung führt, ist der langfristige Effekt doch fraglich.*

Verhaltenstherapie?

Angeborenes und somit schwer beeinflussbares Suchtverhalten gibt es zwar, ist aber die Ausnahme. Bei den meisten Rauchern sind es im Laufe des Lebens erworbene Gewohnheiten, die zu „durchbrechen" sich die Verhaltenstherapie zum Ziel gesetzt hat.

Wie selbstverständlich bauen Abhängige Zigaretten in ihren Alltag ein. Oft verknüpfen sie unterbewusst positive Eigenschaften mit ihrer Angewohnheit. Der Griff zur Zigarette, nach dem Essen, in der Pause oder beim Bier in der Kneipe, ist für viele eine liebgewonnene Gewohnheit, von der sie ohne Hilfe nicht loslassen können. Die Verhaltenstherapie bietet diesen Menschen individuelle Hilfen, um besser mit den Problemen des Rauchens und der Entwöhnung umgehen zu können. Sie lernen stufenweise und bewusst, den bisherigen Automatismus ihres Rauchverhaltens zu durchbrechen und durch alternative Verhaltensweisen zu ersetzen.

Die Verhaltenstherapie versucht, mit Gesprächen, Rollenspielen oder in Gruppensitzungen neue Wege für Situationen aufzuzeigen, in denen die Betroffenen sonst zur Zigarette greifen würden. Zuerst soll der Raucher sein Verhalten und seine Gedanken im Bezug auf das Rauchen genau beobachten. Dann werden alternative individuelle Handlungsmöglichkeiten in der Gruppe oder von einem Verhaltenstherapeuten erarbeitet. Einen wichtigen Stellenwert nehmen Techniken zur Rückfallprophylaxe und beim Umgang mit kurzfristigen Rückfällen ein.

Die genannten Inhalte können sowohl im gruppen- wie auch im einzeltherapeutischen Setting angeboten werden. Bewährt haben sich so genannte „Raucherentwöhnungsgruppen", die in 6 bis 10 Terminen zu je zwei Therapieeinheiten (90 bis 120 Minuten) mit 6 bis 12 Personen durchgeführt werden. Die meisten gesetzlichen Krankenkassen sind bereit, die Teilnahmekosten an Gruppenkursen für verhaltenstherapeutische Raucherentwöhnung auf individuellen Antrag zu erstatten.

Kommentar: Gut belegt ist die Effektivität einer Verhaltenstherapie bei entwöhnungsmotivierten Rauchern, bei denen die Abhängigkeit vorrangig psychisch bedingt ist. Der Kombination einer Verhaltenstherapie mit einer Nikotinsubstitution wird allgemein deswegen die größte Erfolgschance eingeräumt, weil bei der Mehrzahl der Raucher gleichzeitig eine psychische und physische Abhängigkeit besteht.

Die Unterstützung von Gleichgesinnten und nützliche Tipps können das Aufhören erleichtern. Der Gruppenzwang kann bei Einigen dem Erfolg zuträglich sein.

- Rauchen als Genuss
- Rauchen als Gewohnheit
- Rauchen als soziale, kommunikative Angelegenheit
- Rauchen zur Stressbewältigung

Rauchverhalten, das in der Verhaltenstherapie angesprochen wird

Entspannungsübungen?

Viele Raucher betrachten den Genuss einer Zigarette als entspannend und greifen daher in Stresssituationen dazu. Sie meinen, ohne eine solche den alltäglichen Stress nicht bewältigen zu können. Spezielle Entspannungsübungen können diese Menschen dazu bewegen, auch ohne „chemische Hilfe" zurecht zu kommen.

Kommentar: Entspannungsübungen haben sich vor allem zu Beginn der Entwöhnung und bei besonderen Anspannungen bewährt. Sehr geeignet sind körperliche oder geistige Maßnahmen, die ablenken. Manchen hilft Kaugummi, anderen die Muskelrelaxation. Ungeeignet sind Süßigkeiten und kleine Leckereien. Der Möhrenkonsum pflegt bei Rauchern in der Abgewöhnungsphase zuzunehmen.

Akupunktur?

Anhänger der Akupunktur meinen, dass sich die psychotrope Wirkung des Nikotins durch eine solche ersetzen lässt; Skeptiker behaupten, zumeist seien der Glaube an den Erfolg und die bei einer Akupunkturbehandlung anfallenden Kosten für den Erfolg entscheidend. Langfristige Abstinenzquoten nach einer Akupunktur unterscheiden sich nicht von jenen der Plazebotherapie.

Kommentar: Trotz der Popularität von Angeboten wie Akupunktur gibt es kaum wissenschaftliche Studien zum Nachweis ihrer Wirksamkeit bei der Raucherentwöhnung (Wu, T. P. et al. 2007).

Hypnose?

Hypnotiseure versprechen, die Entzugsbeschwerden erträglich zu machen. Bei der Hypnose wird der „Klient" in Trance versetzt, in welcher das Unterbewusstsein empfänglicher ist für die „Suggestionen" und „Vorschläge". Sind die Vorschläge positiv formuliert, werden sie bevorzugt umgesetzt. Die Suggestionen sollen die innere Einstellung verändern und die Erwartungshaltung an ein rauchfreies Leben stärken.

Kommentar: Die Hypnose ist häufig kurzfristig erfolgreich, jedoch werden die meisten Menschen schnell wieder rückfällig. Nachteil ist, dass der Raucher nicht aktiv in den Prozess eingebunden ist und sich nicht mit den Ursachen für sein Rauchverhalten auseinander setzt und deswegen auch keine alternativen Verhaltensweisen zum Rauchen entwickelt.
Es gibt so gut wie keine Studien, die sich – wissenschaftlich nachvollziehbar – mit der Wirksamkeit und der Erfolgswahrscheinlichkeit von Hypnotherapien zur Raucherentwöhnung befasst haben (Batra 2011). Eine Wirksamkeit konnte wissenschaftlich nicht belegt werden (Carmody et al. 2008, Green et al. 2006). Sowohl die Arzneimittelkommission der deutschen Ärzteschaft (2010, als auch die US-amerikanischen Behandlungsleitlinien (Fiore et al. 2008) sehen keine „ausreichende Evidenz" für den Erfolg einer Hypnotherapie.

Homöopathische Präparate?

Homöopathische Präparate gelten in der Tabakentwöhnung als Außenseitermethode, da für sie keinerlei wissenschaftliche Belege existieren. Ähnliches gilt für die so genannte Detox-N-Spritzenbehandlung und „Rauchfrei-Spritzen", die im Umfeld der „Erfahrungsmedizin" angeboten werden und angeblich homöopathische Inhaltsstoffe besitzen.

Kommentar: Der Glaube an den Erfolg ist für die Wirkung homöopathischer Präparate wahrscheinlich entscheidend.

Was kann man gegen Entzugsbeschwerden tun? Ich habe schon mehrere Rauchstopps hinter mir, die ich allerdings immer wegen Beschwerden abbrechen musste. Immer dann, wenn ich mit dem Rauchen aufhöre, überfällt mich eine Unruhe, bekomme ich Herzklopfen, Kreislaufbeschwerden und schlafe schlecht.

Entzugsbeschwerden fallen individuell sehr unterschiedlich aus. Während manche Raucher mit einem durchschnittlichen Tageskonsum von weniger als zehn Zigaretten über heftige Beschwerden klagen, geben manche Kettenraucher keinerlei Symptome an.

Häufig kann man kaum unterscheiden, welche Symptome auf den Nikotin-Entzug zurück gehen, und welche psychischer Natur sind. Zu letzteren gehört u. a. die Angst, ohne Zigaretten auskommen zu müssen.

Psychisch bedingte Beschwerden müssen anders angegangen werden als körperliche Entzugsbeschwerden. Die Macht der Gewohnheit hat bei der psychischen Abhängigkeit eine hohe Bedeutung. Schließlich ist Rauchen bei vielen Abhängigen ein fester Bestandteil der Lebensgewohnheiten und ein selbstverständlicher Teil des gewohnten Tagesablaufs. Nicht selten berichten Exraucher noch Jahre nach dem Rauchstopp, dass sie nachts schweißgebadet aufwachen, weil sie im Traum der Versuchung stattgegeben und geraucht haben.

Die psychische Abhängigkeit äußert sich in einem heftigen Rauchverlangen und dem Unvermögen, auf das Rauchen in bestimmter Situation zu verzichten. Häufig leidet man unter der Angst, jetzt ohne Zigaretten auskommen zu müssen. Manchmal hilft Ablenkung, manchmal vermindern Entspannungsübungen sowie körperliche Aktivität die Reizbarkeit und die Frustrationsgefühle. Bei Konzentrationsstörungen helfen häufig kurze Entspannungsübungen und Ablenkung.

Bupropion, (Zyban^R) und Vareniclin^R wirken negativen Empfindungen während des Entzugs entgegen, allerdings nicht ohne Nebenwirkungen. Es sind verschreibungspflichtige Medikamente, die wegen möglicher Nebenwirkungen erst in Betracht kommen, wenn andere Versuche gescheitert sind.

All diese Maßnahmen können bei psychisch bedingten Beschwerden helfen, nicht jedoch bei körperlicher Abhängigkeit und auch nicht beim Genussraucher.

Entzugserscheinungen bei ***körperlicher (physiologischer) Abhängigkeit*** fallen ebenso wie bei der psychischen sehr unterschiedlich aus. Sie beginnen wenige Stunden nach dem Rauchstopp und erreichen innerhalb der ersten beiden Tage einen Höhepunkt. Die Beschwerden sind nach sieben bis zehn Tagen oft deutlich abgeschwächt oder sogar verschwunden. Psychische Entzugsbeschwerden dauern wesentlich länger.

Die Beschwerden sind durch den Nikotinentzug bedingt, weshalb eine vorübergehende Nikotin-Ersatztherapie sinnvoll ist. Sie führt am ehesten zu einer Linderung der Beschwerden. Vor allem Raucher mit mehr als 15 Zigaretten pro Tag profitieren von der Nikotin-Ersatztherapie.

Häufigste körperliche Entzugsbeschwerden nach einem Raucherstopp

- erhöhte Reizbarkeit und Frustration
- Müdigkeit und Abgespanntheit
- Schlafstörungen
- Konzentrationsstörungen
- Angstgefühle
- Niedergeschlagenheit
- Gier nach Essen, Hunger
- starkes Rauchverlangen

Erstatten die Krankenkassen die Kosten für Maßnahmen zur Tabakentwöhnung?

Obgleich die Krankenkassen von einer erfolgreichen Raucherentwöhnung finanziell profitieren und den Nutzen nicht bezweifeln, sind sie mit einer Unkostenerstattung sehr zurückhaltend. Die Zurückhaltung betrifft in erster Linie medikamentöse Hilfen. Dies hängt damit zusammen, dass Präparate zur Raucherentwöhnung generell zu den Lifestyle-Arzneimitteln zählen und somit – egal ob verschreibungspflichtig oder nicht – von der Erstattung ausgeschlossen sind. Gruppen- und Verhaltenstherapien werden hingegen häufig finanziell unterstützt; manche Kassen erstatten sogar die Kosten vollständig.

Gruppen- und Verhaltenstherapien werden häufig finanziell unterstützt; manche Kassen erstatten sogar die Kosten vollständig

Gibt es Empfehlungen zur Schlafqualität?

Tipps bei Schlafstörungen

- Schlafstörungen nicht medikamentös betäuben, sondern primär versuchen, den Ursachen auf den Grund zu gehen
- Entspannungsübungen
- Lindenblütentee oder heiße Milch mit Honig
- Keine üppigen Mahlzeiten zu später Stunde
- Keine größeren Mengen Alkohol (nicht mehr als ein Glas Wein)
- Regelmäßiger Rhythmus
- Angenehme Schlafatmosphäre
- Evtl. Verhaltenstherapie

Vorbeugung in der Umwelt und am Arbeitsplatz

Der Nachweis einer berufsbedingten (Mit-) Ursache der Krebserkrankung kann aus mehreren Gründen von großer Bedeutung sein; zum Einen für Entschädigungsleistungen und Rentenzahlungen durch die Berufsgenossenschaft, zum Anderen, weil bei einem Todesfall aufgrund einer anerkannten Berufskrankheit dem Ehepartner und den Kindern eine Hinterbliebenenrente zusteht. Hinzu kommt, dass bei einer Anerkennung nicht mehr die Krankenkasse, sondern die Berufsgenossenschaft bzw. Unfallversicherung für die Gewährung von medizinischen Leistungen zuständig ist. Letztere ist im Allgemeinen wesentlich großzügiger bei der Erstattung medizinischer Leistungen als die gesetzlichen Krankenkassen.

Wird Krebs bei Schichtarbeit als Berufskrankheit anerkannt?

Von der IARC (International Agency for Research on Cancer) wird erwogen, Schichtarbeit mit zirkadianen Unterbrechungen wegen krebsfördernder Auswirkungen in die Gruppe I der krebserzeugenden Risikoeinflüsse einzustufen. In dieser Gruppe I befinden sich so eindeutige Risikofaktoren wie Tabakrauch, Asbest, Arsen und eine ionisierende Strahlung.
Auch wenn es nach derzeitigem Kenntnisstand keinesfalls gesichert ist, dass Schichtarbeit zur Entwicklung von Prostatakrebs beiträgt (Hammer et al. 2015), sollten bei Schichtplangestaltungen Einsichten aus der Arbeitsmedizin, der Chronobiologie und der Arbeitswissenschaft stärker berücksichtigt werden (Erren et al. 2010). Präventiv werden von einigen Rentenversicherungen Schichtarbeitern spezielle „Rehabilitationsmaßnahmen" angeboten. Zentraler Baustein dieser Kurse sind die Stressprävention und Empfehlungen zur Schlafhygiene. Die durchschnittliche Schlafdauer von Schichtarbeitern ist nämlich signifikant kürzer, was neben anderen Gesundheitsrisiken auch ein erhöhtes Krebsrisiko zur Folge haben kann (Thompson et al. 2011).

Maßnahmen zur Gesundheitsprävention bei Schichtarbeit

- Keine Schichtfolgen, bei denen die vorgegebenen Ruhezeiten nicht eingehalten werden (z. B. Schichtfolge „Nacht-Früh")
- Nicht mehr als drei aufeinander folgende Nachtschichten
- Es sollten nicht mehr als fünf Schichten aufeinander folgen, um eine Massierung der Arbeitszeit zu vermeiden
- Die Freizeiten sollten im Block genommen werden, nicht als einzelne Tage
- Die Ruhezeiten zwischen zwei Schichten sollten mindestens elf Stunden betragen
- Mindestens zwei freie Tage nach der letzten Nachtschicht

Welche gesetzlichen Maßnahmen gibt es zum Schutz vor Passivrauchen am Arbeitsplatz?

Der Schutz der Bürger vor den Gefahren des Passivrauchens – und nicht etwa die gesundheitlichen Schäden für den Raucher – waren ursprünglich das primäre Motiv für die Einführung gesetzlicher Rauchverbote.

Seit Inkrafttreten des Bundesnichtraucherschutzgesetzes gilt ein umfassendes Rauchverbot in allen Dienstgebäuden des Bundes sowie öffentlichen Verkehrsmitteln (Flugzeug, Bahn, Bus, Straßenbahn, Taxi usw.), auf Flughäfen und Bahnhöfen. Verstöße werden als Ordnungswidrigkeit behandelt und mit Bußgeldern geahndet.

Arbeitnehmer haben grundsätzlich Anspruch auf einen rauchfreien Arbeitsplatz. Dagegen haben Raucher keinen Anspruch darauf, dass ihnen das Rauchen während der Arbeit oder in der Pause ermöglicht wird.

Die Arbeitgeber sind durch die Arbeitsstättenverordnung verpflichtet, den Nichtraucherschutz am Arbeitsplatz zu gewährleisten

Die Arbeitgeber sind durch die Arbeitsstättenverordnung verpflichtet, den Nichtraucherschutz am Arbeitsplatz zu gewährleisten. Sie haben die erforderlichen Maßnahmen zu treffen, um die Beschäftigten vor den Gesundheitsgefahren des Tabakqualms zu schützen (§ 5 ArbStättV). Sie haben ein allgemeines oder auf einzelne Bereiche des Betriebes beschränktes Rauchverbot zu erlassen, falls der Nichtraucherschutz nicht anders erreicht werden kann. Die Wahl der Mittel bleibt dem Arbeitgeber überlassen, sofern ein wirksamer Schutz der Angestellten gewährleistet ist, selbst wenn die Mehrzahl der Arbeitnehmer dagegen ist.

Welche Möglichkeiten (für Patienten) gibt es, die Strahlenexposition bei medizinischen Untersuchungen zu reduzieren?

- Achten Sie darauf, dass unnötige Doppeluntersuchungen unterbleiben! Nach der Röntgenverordnung (§28 RöV) sind die untersuchenden Ärzte zwar verpflichtet, die Patienten vor einer Röntgenuntersuchung nach früher durchgeführten Röntgenmaßnahmen zu befragen, aber manchmal ist es gut, wenn man als Patient zu erkennen gibt, dass man selbst bei Schaden/Nutzenerwägungen mit einbezogen werden möchte.
- Legen Sie den Röntgenpass bei jeder Untersuchung vor! Ein Röntgenpass gibt einen Überblick über die früheren Aufnahmen und verhindert unnötige Doppeluntersuchungen und Strahlenbelastungen! Ein solcher Pass muss jedem Patienten auf dessen Wunsch nach §28 RöV ausgestellt werden. Er kann auch kostenlos beim Bundesamt für Strahlenschutz angefordert werden (Adresse im Anhang).
- Zwei Drittel aller radiologischen Strahlung geht zu Lasten der Computertomographie. Man sollte den Arzt fragen, ob entsprechende Untersuchungen nicht auch mit anderen (nicht ionisierenden) Verfahren gemacht werden können. Bei Sonographien und Kernspintomographien kommt es z. B. zu keinerlei Strahlenbelastung.
- Da das Gewebe von Kindern und Jugendlichen besonders strahlenempfindlich ist, sind bei ihnen Röntgenuntersuchungen auf ein absolutes Minimum zu reduzieren. Wenn irgend möglich, sollten bei ihnen die Sonographie und das Kernspin eingesetzt werden. Untersuchungen mit ionisierenden Strahlen unterliegen bei Kindern und Jugendlichen besonders strengen Schutzvorkehrungen.
- Untersuchungen, die mit einer Strahlenbelastung einhergehen, sollten nur bei Krankheitsverdacht, nicht jedoch im Rahmen einer Vorsorge-Untersuchung erfolgen (Ausnahme: Mammographie-Screening, das aber bei jungen Frauen ebenfalls unterbleiben sollte).
- Fragen Sie, welche Konsequenzen sich aus dem Untersuchungsergebnis ergeben! Gegen medizinisch gebotene Röntgenuntersuchungen ist nichts einzuwenden, wohl aber gegen so genannte Früherkennungsmaßnahmen, für deren medizinischen Nutzen es keine bzw. noch keine gesicherten Hinweise gibt.
- Bevorzugen Sie ein Strahleninstitut, das mit neuen Geräten ausgestattet ist! Die Strahlenbelastung bei Computertomographien der neueren Generation (<10 Jahre) ist wesentlich geringer als

bei alten Geräten mit langer Exposition bzw. Speicherzeit. In der CT-Diagnostik erfahrene Radiologen beherrschen besser als Anfänger die Möglichkeiten, die Strahlendosis bei einer CT-Untersuchung ohne Qualitätseinbußen zu reduzieren (Low Dose CT).

Gibt es Empfehlungen für immissionsarmes Telefonieren?

Es ist zwar wissenschaftlich nicht erwiesen, ob die Strahlung von Mobiltelefonen gesundheitsschädlich ist, dennoch lassen sich Langzeitschäden nicht ausschließen (Lerchl, A et al. 2015). Strahlenschützer empfehlen:

- Wenn möglich sollte das Festnetztelefon benutzt und Handy – Gespräche möglichst kurz gehalten werden.
- Telefonieren Sie mit einer Freisprecheinrichtung (Kopfhörer, Head-Set), um die Strahlung am Kopf zu reduzieren. Dabei ist das Handy in Gürtel- oder Seitentasche zu tragen.
- Telefonieren Sie, wenn möglich, im UMTS-Modus. In diesem Modus strahlt ein Handy etwa 100mal schwächer als im „üblichen" GSM-Betrieb.
- Telefonieren Sie, wenn möglich, nur bei guter Empfangsqualität. Bei schlechtem Empfang erhöhen die Geräte automatisch die Sendeleistung.
- Halten Sie beim Verbindungsaufbau das Mobilgerät noch nicht ans Ohr, weil das Handy dann mit voller Leistung sendet.
- Achten Sie beim Kauf des Mobiltelefons darauf, dass der „Strahlungswert" SAR klein ist. Eine Liste der SAR-Werte von Mobiltelefonen findet sich unter: www.handywerte.de.
- Träger von aktiven medizinischen Implantaten (etwa Herzschrittmachern) sollten einen Abstand von 20 bis 30 cm zwischen Mobiltelefon und Implantat einhalten. Die meisten modernen Implantate sind allerdings störsicher.

Vorbeugung mit Medikamenten

Es gibt zahlreiche Berichte einer möglichen präventiven Wirkung bestimmter Medikamente (Tombal 2012). Entweder ist deren Nutzen aber (noch) nicht eindeutig gesichert oder die Nebenwirkungen sind erheblich. In Deutschland ist daher bislang kein Medikament zur Prävention von Prostatakrebs zugelassen. Die Medikamente dürfen im Gegensatz zu den USA und England nur im Rahmen von Therapiestudien eingesetzt werden.

Schützen Omega-3-Fettsäurekapseln vor Krebs?

Omega-3-Fettsäuren sind eine kleine, spezielle Gruppe innerhalb der ungesättigten Fette. Der menschliche Körper stellt sie nicht her, in kleinen Mengen sind sie für den Menschen aber lebenswichtig. Sie kommen vor allem in fettreichen Meeresfischen, aber auch in Brokkoli und in Walnüssen vor.

In Form von Fischölkapseln werden sie mittlerweile überall im Handel angeboten und sollen vor allen möglichen Krankheiten, so auch vor Krebs, schützen. Ausgangspunkt für die Vorstellung einer krebspräventiven Wirkung waren zum Einen entzündungshemmende Effekte, zum Anderen Beobachtungen einer geringeren Krebshäufigkeit bei Bevölkerungsgruppen mit hohem Fischkonsum, etwa in Japan.

Tatsächlich sind die Ergebnisse von Studien sehr widersprüchlich. Einige Studien berichten sogar über ungünstige Einflüsse bei hohen Serumkonzentrationen. Im Mausmodell beobachtete man eine geringere Wirkung der Chemotherapie bei gleichzeitiger Gabe von Omega-3-Fettsäuren.

Fazit: Im Gegensatz zu früher geht man heute davon aus, dass die isolierte Gabe von Omega-3-Fettsäurekapseln keinen Schutz bietet (MacLean et al. 2006, Kristal et al. 2010). Krebserkrankte sollten von der Einnahme von Fischölkapseln zumindest an Tagen der Chemotherapie absehen.

Schützt die regelmäßige Einnahme von Aspirin[R] (Azetylsäure, ASS[R]) vor Krebs?

Die regelmäßige Einnahme von Acetylsalicylsäure, besser bekannt unter dem Handelsnamen Aspirin[R] bzw. ASS[R], soll vor zahlreichen Krankheiten schützen, so möglicherweise auch vor Prostatakrebs. Allerdings soll weniger die Entstehung als der Krankheitsverlauf gehemmt werden (Nordström et al. 2011[5]). Das Metastasierungsrisiko soll geringer sein.

> Das Metastasierungsrisiko soll geringer sein

Es gibt mehrere Studien bei schon erkrankten Prostatakarzinompatienten mit hohem Rezidivrisiko (T3 and/or Gleason score 8), die nach der Diagnose regelmäßig niedrigdosierte Aspirin-Präparate einnahmen und einen wesentlich günstigeren Krankheitsverlauf aufwiesen als Betroffene in der Plazebogruppe (Jacobs et al. 2015).

Fazit: Schutzeffekte sind umstritten. Wenn überhaupt, so ist ein krebsschützender Effekt erst nach vielen Jahren feststellbar, was in Anbetracht des meist fortgeschrittenen Alters und der häufigen

Begleiterkrankungen der Patienten in der Praxis schwierig nachzuweisen ist. Da Aspirin bei den häufig älteren Patienten besonders nebenwirkungsreich ist, sind viele Urologen mit der Empfehlung eher zurückhaltend. Vor der längerfristigen Einnahme von Aspirin-Präparaten müssen der potenzielle Nutzen und Schaden gründlich abgewogen werden.

Wie stellt man sich den vor Krebs schützenden Wirkmechanismus nach Einnahme von Aspirin^R und anderen entzündungshemmenden Medikamenten vor?

Der zum Krebsschutz führende Wirkmechanismus ist nach wie vor unklar und Gegenstand zahlreicher Hypothesen. Die bisherigen Erkenntnisse stammen vorwiegend aus retrospektiven Erhebungen bei Menschen, die Aspirin über einen langen Zeitraum zur Verhinderung von Thrombosen und zur Prophylaxe gegen Herzinfarkt eingenommen haben.

Die am häufigsten vertretene Hypothese bezieht sich auf eine Entzündungshemmung. Krebszellen produzieren Prostaglandine und verursachen Entzündungsreaktionen, die wiederum das Tumorwachstum begünstigen. Insofern ist eine Einschränkung des Krebswachstums bei solchen Medikamenten durchaus vorstellbar, die die Prostaglandinsynthese und somit Entzündungen hemmen. Zu solchen Medikamenten gehören die „nicht steroidale Antirheumatika" (NSAIDs) und selektive COX-2-Inhibitoren (Coxibe) sowie Aspirin^R.

Die Beobachtung, dass korpulente Menschen in besonderer Weise von der Einnahme profitieren, erklärt man damit, dass Fettdepots Entzündungsfaktoren abgeben, die das Zellwachstum anregen.

Neben einer Hemmung von Entzündungsfaktoren vermutet man – ähnlich wie bei Metformin^R – die Aktivierung eines „Energiesparenzyms" (activated protein kinase), das das Zellwachstum und somit die Tumorentstehung hemmt. Das Enzym reguliert in den Zellen den Energiestoffwechsel und „verschiebt" Zellteilungen. Seine Funktion wird als Schutzmechanismus vor Energiemangel gedeutet. Die Folge der Aktivierung ist ein Anstieg der Fettverbrennung und ein Abbau von Fett in der Leber.

Menschen mit bestimmten Genotypen scheinen besondere Vorteile bei einer Prävention mit Aspirin zu haben. Personen mit einer speziellen Genmutation (PIK3CA) sowie einem Subtyp des BRAF-Gens und hohen PGDH-Werten sollen am ehesten von Aspirin^R profitieren. Etwa jeder sechste Mensch besitzt eine solche Genmutation (Liao, X et al. 2012).

Fazit: Solange der zum Krebsschutz führende Wirkmechanismus unklar bleibt und mit Nebenwirkungen zu rechnen ist, sollte man mit der prophylaktischen Einnahme von ASS[R] zurückhaltend sein.

Wer sollte Aspirin[R] sowie andere nicht-steroidale Antirheumatika (NSAR) und COX-2-Inhibitoren zur Krebsprophylaxe einnehmen?

Die längerfristige Einnahme ist nicht ohne Risiken. Vor- und Nachteile müssen sehr sorgfältig gegeneinander abgewogen werden. Nicht nur hoch, auch niedrig dosiertes Aspirin, sollte langfristig – wenn überhaupt – lediglich von Personen mit sehr hohem Krebs- und niedrigem Blutungsrisiko eingenommen werden. Bei älteren Menschen (etwa ab 65 Jahren), bei einer Blutungsneigung, bei chronischen Magenbeschwerden, Geschwüren oder Sodbrennen überwiegen die Nachteile. Zu den gefährlichsten gehören Schlaganfälle aufgrund von Hirnblutung. Zu lebensgefährlichen Nebenwirkungen kann es auch nach niedriger Dosierung kommen.

Die längerfristige Einnahme von nicht-steroidalen Antirheumatika und Cox-2-Inhibitoren kann zu Herzproblemen führen. Herzkranke sollten auf die regelmäßige prophylaktische Einnahme von Diclofenac verzichten; besondere Vorsicht ist bei Bluthochdruck und Diabetes geboten! (Arber N et al. 2008). Wer schon einmal einen Herzinfarkt oder Schlaganfall hatte oder an einer Herzschwäche leidet, sollte zur Prophylaxe kein Diclofenac[R] nehmen.

Fazit: Insgesamt ist man in Deutschland mit Empfehlungen zur Einnahme von Aspirin[R] und Antirheumatika für die Prävention von Prostatakrebs sehr zurückhaltend.

Verhindern 5-Alpha-Reduktasehemmer (z. B. Finasterid[R] und Dutasterid[R]) das Krebswachstum?

5-Alpha-Reduktasehemmer senken den Testosteron (DHT)- und PSA-Spiegel und verringern das Prostatavolumen (Thompson et al. 2003). Sie greifen in den Hormonstoffwechsel ein und werden seit langem erfolgreich bei Blasenentleerungsstörungen infolge einer „Altersprostata" eingesetzt. Seit 1997 ist Finasterid[R] auch als Haarwuchsmittel auf dem Markt (Handelsname Propecia[R]).

Obwohl eine tatsächliche Hemmung des Karzinomwachstums bislang nicht eindeutig ist (Goodman PJ, Thompson IM, Tangen CM, et al. 2013), empfehlen etliche Urologen die Einnahme von 5-Alpha-Reduktasehemmern zur Krebsprävention bei einem auffälligem Tastbefund und/oder einem erhöhten PSA-Wert, jedoch fehlendem Krebsnachweis in Biopsien. Bei Krebspatienten werden die-

se Präparate auch gerne in der Phase der „aktiven Überwachung" verschrieben.
Prospektive Therapiestudien mit Finasterid[R] (Handelsname Proscar[R]) ergaben eine Krebsreduzierung um etwa ein Drittel (Thompson, J et al. 2003 und 2013, Prostate Cancer Prevention Trial). Ähnliche Schutzeffekte wurden auch mit Dutasterid[R] (Handelsname Avodart[R]) beschrieben (Reduce Studie, Finelli et al. 2011). Bei Krebsvorstufen (High Grade PIN) sowie Frühkarzinomen und einem Gleason Score 2 bis 7 (Low-Grade-Karzinome) soll der Schutz am eindeutigsten sein, wohingegen eine Wachstumshemmung bei höhergradigem Tumorgewebe (ab Gleason Score 7b) deutlich geringer zu sein scheint. Da Finasterid die Prostata erheblich verkleinert, wird bei der Biopsie ein relativ „großes" Prostatavolumen entnommen, was den „präventiven" Effekt noch erhöht. Die Wahrscheinlichkeit, dass im biopsierten Gewebe Tumorzellen nachgewiesen werden können, ist größer.

5-Alpha-Reduktasehemmer haben mögliche Nebenwirkungen. Einschränkungen der Libido sind häufig, die erektile Funktion kann sich verschlechtern (erektile Dysfunktion). Bei ca. 6 % kommt es zu einer Vergrößerung der Brustdrüse (Gynäkomastie). Positiv wird das verbesserte Haarwachstum bewertet.

Unklar war lange, ob die, trotz Finasterid[R]-Therapie entstehenden Karzinome besonders aggressiv sind. Eine Vermutung, die sich in großen Studien nicht nachweisen ließ (Thompson et al. 2013).

Fazit: Anders als amerikanische Ärzte sind deutsche Urologen bei der Verschreibung dieser Medikamente noch zurückhaltend. Sie warnen vor dem Gefühl einer falschen Sicherheit. „Wenn der PSA-Spiegel sinkt und sich die Prostatagröße sonographisch erkennbar verringert, so ist dies noch längst kein Beweis für eine Tumorhemmung", sagen sie. „Die Erniedrigung des PSA-Spiegels kann auch zu einer falschen Bewertung der PSA-gestützten Kontroll-Untersuchungen führen." Andere behaupten, dass sich die Chance einer Tumorerkennung erhöht, da die 5-Alpha-Reduktasehemmer das Prostatavolumen erheblich verringern.

In Deutschland sind 5-Alpha-Reduktasehemmer zwar offiziell nicht zur Prävention zugelassen, werden aber zunehmend von Urologen während der „aktiven Überwachung" (active surveillance) bzw. Männern mit Risikofaktoren) empfohlen (Ausführlicheres hierzu in Kapitel IV).

Schützen Alpha-Rezeptorenblocker (z. B. Tamsulosin^R und ähnliche Präparate) vor Krebs?

5-Alpha-Reduktasehemmer sollte man nicht mit Alpha-Rezeptorenblockern verwechseln, die gerne zur Behandlung von Beschwerden bei einer gutartigen Prostatavergrößerung (Altersprostata, BPH, benigne Prostatahyperplasie) empfohlen werden.

Fazit: Tamsulosin ist ein Arzneistoff aus der Klasse der Alpha-Rezeptorenblocker, der weder einen Einfluss auf die Krebsentstehung noch die Entwicklung des Tumors hat.

Hat Toremifen[R] eine krebshemmende Wirkung?

Während die 5a-Reduktasehemmer den Testosteronspiegel (DHT) in der Prostata signifikant absenken, bindet Toremifen[R] die Östrogenrezeptoren und hemmt so einen durch Östrogene ausgelösten Wachstumsreiz. In Therapiestudien kam es nach Einnahme dieser Substanzen zu weniger invasiven Karzinomen. Die Studien mussten aber wegen starker Nebenwirkungen abgebrochen werden (Tumbal 2012). Zu viele Teilnehmer klagten über Hitzewallungen, Übelkeit und vermehrtes Schwitzen. Häufig kam es auch zu einer Erhöhung des PSA-Spiegels.

Fazit: Das Risiko von Nebenwirkungen ist größer als die Wahrscheinlichkeit positiver Effekte.

Können Antibiotika das Erkrankungsrisiko reduzieren?

Eine erhöhte Krebsgefahr besteht bei chronischen Infektionen mit sexuell übertragenen Krankheitskeimen: Neisseria Gonorrhöe, Chlamydien Trachomatis, Trichomonas Vaginalis, Treponema Pallidum, Human Papillomavirus (HPV), Herpes Simplex Virus, Human Herpes Virus Type 8.

Fazit: Eine Abheilung chronischer Prostataentzündungen wirkt sich auch positiv auf das Krebsrisiko aus.

Schützt Selen vor Prostatakrebs?

Ähnlich wie im Falle von Vitamin E und C gab es auch für Selen ursprünglich hoffnungsvolle Studienergebnisse, die auf eine mögliche Krebshemmung hinweisen. Eine große Therapiestudie (die Select-Studie), die eigentlich den schützenden Effekt einer Nahrungsanreicherung mit Selen und Vitamin E hatte nachweisen sollen, musste jedoch wegen zu starker Nebenwirkungen vorzeitig abgebrochen werden (Lippman et al. 2009, Klein et al. 2011).

Die Einnahme von Selen ist nur dann in Betracht zu ziehen, wenn ein nachweisbarer Selenmangel im Blut besteht, der sich nicht durch eine selenhaltige Nahrung beheben lässt. Vor der Seleneinnahme sollte daher grundsätzlich der Selenstatus bestimmt werden. Sicher ist, dass die zusätzliche Einnahme von Selenpräparaten bei normalem Selenspiegel im Blut sinnlos ist. Ob sie im Falle von Selenmangel sinnvoll ist, konnte bislang auch nicht nachgewiesen werden. Inzwischen weiß man aber, dass ein zu hoher Selenspiegel das Risiko für Herz-Kreislauf-Beschwerden, Diabetes und möglicherweise Krebserkrankungen erhöht, weshalb Selen – wenn überhaupt – nur unter laufender Kontrolle des Spiegels gegeben werden sollte.

Selen ist nicht harmlos. Zeichen einer Selenvergiftung stellen sich ab 800 mg pro Tag ein. Es gibt Studien, die auf ein möglicherweise erhöhtes Prostatakrebsrisiko bei 400 mg pro Tag hinweisen. So viel wird selbst bei einer selenhaltigen Ernährung nicht aufgenommen, ist aber mit Nahrungsergänzungsmitteln und erst recht bei einer zusätzlichen Einnahme selenhaltiger Medikamente möglich.

Experten empfehlen bei niedrigem Selenspiegel eine selenhaltige Ernährung, zumal es wahrscheinlich der Interaktion mit anderen Nahrungsbestandteilen bedarf, um einen Schutzeffekt zu erzielen. Selen ist in einer Vielzahl von Nahrungsmitteln enthalten. Kokosnüsse, Paranüsse, Getreideprodukte, Sesamöl. Fisch, Fleisch, Milch und Innereien sind eine wichtige Quelle. Leber enthält zwar besonders viel Selen, ist jedoch wegen der häufig hohen Schwermetallbelastung nur bedingt empfehlenswert.

Fazit: Obwohl es Hinweise dafür gibt, dass sich ein niedriger Selenspiegel im Blut ungünstig auswirkt und der Selenspiegel bei vielen Tumorpatienten erniedrigt ist, wird allgemein von Selen-Präparaten zur Krebsprävention abgeraten. Dies nicht nur wegen der fraglichen Wirksamkeit, sondern auch wegen möglicher unerwünschter Nebenwirkungen. Sicher ist, dass die Einnahme von Selenpräparaten bei normalem Selenspiegel im Blut sinnlos ist. Ob bei einem Selenmangel Selenpräparate sinnvoll sind, konnte bislang nicht eindeutig nachgewiesen werden.

Schützen Vitamine vor Krebs?

Spätestens seit Publizierung der Select-Studie im Jahr 2009 rät man von **Vitamin E** zur Prostatakrebs-Prophylaxe ab. Bei dieser Studie waren nach Einnahme von Vitamin-E-Präparaten und Selen signifikant mehr Prostatakarzinome als in der Vergleichsgruppe (Placebogruppe) aufgetreten (Klein et al. 2011).

Die von dem Nobelpreisträger Linus Pauling propagierte Einnahme von hoch dosiertem **Vitamin C** dominierte lange die Krebsprävention. Heute weiß man aus randomisierten, prospektiven Studien, dass weder Vitamin C noch Multivitamine das Erkrankungsrisiko beeinflussen (Gaziano et al. 2008, Lippman et al. 2009, Gaziano 2009).

Erniedrigte Vitamin-C-Spiegel sind Folge und nicht Ursache von Tumoren. Niedrige Vitamin-C-Plasmaspiegel (<11 mmol/l) sind bei Krebspatienten meist mit einer erhöhten Entzündungsaktivität und schlechtem Ernährungszustand assoziiert. Gleiches gilt für Vitamin-D-Mangel. Auch er ist bei Krebspatienten offenbar nicht die Ursache, sondern die Folge der Erkrankung. Ursache und Wirkung wurden lange verwechselt. Ein Zusammenhang von Vitamin-D-Einnahme und Prostatakrebs ist nicht erwiesen. Bei erniedrigtem Vitamin-D_3-Spiegel sollte man zunächst versuchen, diesen durch natürliche Maßnahmen (vermehrte körperliche Aktivität im Freien und Vitamin-D-reiche Ernährung) anzuheben. Erst bei Wirkungslosigkeit ist eine Vitamin-D-Substitution zu erwägen.

Fazit: Alle Versuche, Prostatakrebs durch Vitamine, Mineralstoffe oder andere Nahrungsergänzungsmittel zu verhindern, sind bisher gescheitert. Anders als die Werbung suggeriert, gilt sogar: Risiken sind nicht auszuschließen.

Risiken sind nicht auszuschließen

Vermindern Blutfett senkende Medikamente (Statine) das Krebsrisiko?

In einigen Beobachtungsstudien stellte man eine Wachstumshemmung bei (fortgeschrittenem) Prostatakarzinom fest, in anderen Studien sah man keinen Schutzeffekt, ja sogar eher einen aggressiveren Verlauf nach Einnahme von Statinen (Nelly et al. 2011, Nordström et al. 2015).

Fazit: Zwar können Statine den PSA-Spiegel erniedrigen, was jedoch nicht eine Reduzierung des Krebswachstums bedeuten muss Die meisten Autoren halten einen präventiven Nutzen für unwahrscheinlich.

Haben Zink-Präparate einen Einfluss?

Seitdem die Health Professionals Follow up Study über ein erhöhtes Prostatakrebsrisiko bei Einnahme von mehr als 100 mg Zink pro Tag berichtete, ist man mit der Gabe von Zinkpräparaten sehr zurückhaltend.

Beeinflusst Metformin[R] (Glucophage[R]) das Erkrankungsrisiko?

Medikamente, die eine Insulinresistenz und Übergewicht reduzieren, vermindern wahrscheinlich auch das Krebsrisiko. So soll Metformin (z. B. Glucophage[R]) – ein bei Typ 2 Diabetes und zur Behandlung von Fettsucht (Adipositas) eingesetztes Medikament – das Tumorrisiko bei Diabetikern senken und den Krankheitsverlauf abmildern (Kaaks 2009, Margel et al. 2013). Auch Nichtdiabetiker scheinen von der Metformin-Einnahme zu profitieren. Bei Prostatakarzinompatienten scheint die Schutzwirkung allerding weniger eindeutig zu sein als bei anderen Krebserkrankungen (Nordström et al. 2015).

Der zur Krebshemmung führende Wirkmechanismus ist nicht eindeutig geklärt. Neben der Hemmung von Insulin und Insulin ähnlichen Faktoren (IgF1) nimmt man – ähnlich wie bei Aspirin – die mögliche Aktivierung eines „Energiesparenzyms" an, das das Zellwachstum eindämmt und somit die Entstehung des Tumors hemmt. Das AMPK (Activated Protein Kinase)-Enzym reguliert in den Zellen den Energiestoffwechsel und „verschiebt" Zellteilungen. Es kommt zu einem Anstieg der Fettverbrennung und einer geringeren Leberverfettung.

Fazit: *Prospektive Langzeitstudien für Prostatakarzinome fehlen; es gibt lediglich Beobachtungen, die auf eine gewisse Schutzwirkung hinweisen.*

Reduzieren Folsäurepräparate das Erkrankungsrisiko?

Seitdem Beobachtungen den Verdacht auf häufigere Prostatakarzinomerkrankungen bei erhöhtem Folatspiegel im Blut erweckt haben, wird vor einer Prävention mit Folsäurepräparaten gewarnt (Wang et al. 2014).

Häufig werden „wirksame" Maßnahmen zur Krebsprophylaxe angeboten, deren Kosten von den Krankenkassen nicht erstattet werden (IGel).

Oft werden Ratsuchenden therapeutische und diagnostische Leistungen angeboten, deren Nutzen und Notwendigkeit nicht eindeutig belegt ist und die deshalb von den Betroffenen selbst bezahlt werden müssen (IGel = individuelle Gesundheitsleistungen). Für den Laien kann es schwierig sein zu unterscheiden, ob diese Angebote seriös sind oder ob nur der Profitgedanke dahintersteckt. Nicht selten handelt es sich bei den „IGel-Angeboten" – ähnlich wie bei manchen Versicherungen – um das Geschäft mit der Angst.

Ehe Sie für IGel-Maßnahmen Geld ausgeben, sollten Sie sich informieren, ob diese sinnvoll und nützlich sind. Im Internet können Sie unter www.tk.de oder www.igel-monitor.de Empfehlungen herunterladen, die jeder Patient vor Inanspruchnahme von IGel-Angeboten beachten sollte. Informationen zu IGeL erhalten Sie auch beim Medizinischen Dienst des Spitzenverbandes der Krankenkassen e. V. (MDS), bei der unabhängigen Patientenberatung Deutschland (UPD) und der Deutschen Krebshilfe e. V.

Diese insgesamt eher kritische Betrachtung des Autors zu IGel schließt nicht aus, dass einzelne Leistungen, die aus der Erstattungspflicht der Krankenkassen herausgenommen sind, im Einzelfall auch sinnvoll sein können.

Ehe Sie für IGel-Maßnahmen Geld ausgeben, sollten Sie sich informieren, ob diese sinnvoll und nützlich sind

- Hat der Arzt den konkreten Nutzen und mögliche Risiken der angebotenen IGel erklärt?
- Wurden wissenschaftliche Belege für den Nutzen der IGel genannt? Gibt es qualitätsgeprüftes Informationsmaterial unabhängiger Anbieter?
- Hat der Arzt gesagt, ob eventuelle Zusatzuntersuchungen und -behandlungen notwendig sind und wer sie bezahlt?
- Ohne eine schriftliche Vereinbarung müssen Sie keine Rechnung bezahlen.
- Wurde die Höhe der Kosten mitgeteilt (Pauschal- oder Erfolgshonorare sind unzulässig!)? Die medizinische Leistung, die Sie als IGel in Anspruch nehmen, muss genau beschrieben sein. Lassen Sie sich einen Kostenvoranschlag geben! Dieser sollte das voraussichtliche Gesamthonorar, einschließlich der GOÄ-Ziffer und dem Steigerungssatz, enthalten. Nach der Behandlung muss eine Rechnung ausgestellt werden.

Was ist bei IGel-Leistungen zu beachten?

In welche Richtung bewegt sich die medikamentöse Forschung zur Verhinderung von Prostatakrebs?

Medikamente haben in Zellkulturen und experimentellen Tiermodellen bislang keine wesentlichen Erkenntnisse zur Prävention von Prostatakarzinomen erbracht. Große Hoffnungen setzt man auf die Ergebnisse der molekulargenetischen Forschung und die Entwicklung von Medikamenten, welche direkt in die Informationsübertragung kranker Gene eingreifen. Prostatakrebsgewebe besteht jedoch extrem selten aus einer „monoklonalen Tumormasse", sondern setzt sich in der Regel aus einem ganzen Bündel unterschiedlicher Tumorzellen zusammen. Daher sprechen auch nur bestimmte Subpopulationen eines Karzinoms auf spezifische, den Krebsgenen adaptierte Gentherapien an.

Fazit: Eine personalisierte Prävention, d. h. eine auf individuelle molekulargenetische Besonderheiten im Genom abgestimmte medikamentöse Prophylaxe des Prostatakarzinoms wird angestrebt. Wesentlich früher werden jedoch voraussichtlich epigenetisch wirkende Substanzen zur Verfügung stehen, die schützende Gene aktivieren, die Funktion von Reparaturgenen stärken, das Wachstum von Krebsvorstufen und Mikrokarzinomen hemmen und das Prostatagewebe vor der „Invasion" von Krebszellen schützen.
An der Entwicklung von Substanzen, die Tumorpromotoren hemmen und das Gewebe widerstandsfähiger gegen eine Invasion von Krebszellen machen, wird intensiv gearbeitet. In der derzeitigen Therapieforschung stehen Bemühungen im Vordergrund, körpereigene Immunabwehr-Mechanismen zu fördern.

Vorbeugung mit chirurgischen Maßnahmen

Schützt eine Kastration vor einem Prostatakarzinom?

Die beidseitige Kastration (Orchektomie) ist die älteste Therapie bei einer Prostatakarzinomerkrankung

Die beidseitige Kastration (Orchektomie) ist die älteste Therapie bei einer Prostatakarzinomerkrankung. Sie führt – wegen der ausbleibenden Produktion von Testosteron – zu einem (meist zeitlich begrenzten) Stillstand des Krebswachstums. Kastraten erkranken aufgrund des Testosteronmangels nicht an einem Prostatatumor.

Fazit: Obwohl präventiv wirksam, wird die beidseitige Hodenentfernung wegen erheblicher körperlicher und psychischer Nebenwirkungen nicht zur Prävention empfohlen.

Schützt die Beschneidung vor Prostatakrebs?

Dass Juden seltener an Prostatakrebs erkranken, soll mit der Beschneidung zusammenhängen. Die eindrucksvollste Wirkung hat die Beschneidung offenbar bei Afroamerikanern. Durch die Entfernung der Vorhaut und die hierdurch verursachte Verhornung an der Stelle des Eingriffs soll angeblich ein Eindringen Krebs fördernder Viren und Bakterien erschwert werden. Außerdem tritt eine chronische Prostatitis nach einer Beschneidung weniger häufig auf.

Fazit: Beobachtungsstudien zeigen eine bis zu 45prozentige Risikoverminderung bei beschnittenen Männern (Wright et al. 2012, Spence et al. 2014).

Ist die prophylaktische Entfernung der Prostata sinnvoll?

Die Feststellung selbst kleinster bösartiger Gewebeveränderungen hatte in der Vergangenheit die Entfernung der ganzen Prostata zur Folge. Es bestand die Vorstellung: „Je früher Tumorzellen beseitigt werden, desto größer sind die Heilungschancen." Dieses Vorgehen ist heute umstritten.
Die Notwendigkeit einer Behandlung – erst recht die einer chirurgischen Entfernung der gesamten Prostata (Prostatektomie) – ist nach Meinung vieler Experten bei latenten Karzinomen nicht zwingend (Weißbach 2009). Schließlich lassen sich Prostatakarzinomzellen bei mehr als 70 % der >70jährigen Männer feststellen.
Da eine Beseitigung der Prostata erhebliche psychische und körperliche Folgen haben kann (Pivot-Studie, Wit et al. 2012) und positive Auswirkungen auf das Sterberisiko sehr fraglich sind, wird zunehmend ein individuelleres Vorgehen, einschließlich einer ausschließlichen Überwachung empfohlen („active surveillance"). Im letzteren Falle wird erst bei einer Befundverschlechterung der Tumor entfernt. Voraussetzung für dieses – nicht unumstrittene – Vorgehen sind allerdings bestimmte Kriterien, die ausführlich in Kapitel IV (laborchemische Untersuchungen) und V (zur aktiven Überwachung) kommentiert werden.

> Dass Juden seltener an Prostatakrebs erkranken, soll mit der Beschneidung zusammenhängen

Vorbeugung mit Naturheilmitteln

Welche Pflanzenstoffe werden in der Naturheilkunde zum Schutz vor Krebs empfohlen?

Die Naturheilkunde kennt zahllose Pflanzen, Salate, Obstsorten, Öle und Getränke, denen eine Krebs hemmende Wirkung nachgesagt wird. Viele enthalten sekundäre Pflanzenstoffe, Antioxidantien oder Hormone, die – zumindest in Zellkulturen und teilweise auch in Tiermodellen – das Krebszellwachstum hemmen.

In der Naturheilkunde propagierte Pflanzenstoffe gegen Krebs

- Zitronen, Orangen oder Grapefruit enthalten viele Vitamine, die chronische Entzündungen und somit auch die Krebsentstehung hemmen sollen.
- Weiß- und Rotkohl enthalten Allylisothiocanat, eine Biosubstanz, die krebsauslösende Stoffe blockieren soll.
- Blaubeeren liefern Delphinidin, das im Laborversuch das Wachstum von Tumorzellen abbremst.
- Äpfel enthalten Glycane und Proanthocyanidine, die zu den stärksten Antioxidantien gehören.
- Brokkoli und einige Kohlarten bilden Sulforaphane, die den Tod von Krebszellen herbeiführen sollen.
- Erdbeeren enthalten Ellagsäure, die Krebs aktivierende Stoffe im Körper hemmen und das Wachstum von Tumorzellen bremsen soll.
- Grüner Tee enthält Catechine, Polyphenole und Querzetin, die krebshemmend wirken sollen.
- Knoblauch enthält Allicin, das vor Magen- und Speiseröhrenkrebs schützen soll.
- Kurkuma enthält Curcumin, das eine schützende Wirkung vor allem gegen Darmkrebs haben soll.
- Sojabohnen enthalten Isoflavonoide, die eine Schutzwirkung gegen Brust- und Prostatakrebs haben sollen.
- Tomaten enthalten Lycopine, die eine krebshemmende Wirkung vor allem bei Prostatakrebs entfalten sollen.
- Weintrauben enthalten Flavoniode, Querzetin und Resveratrol, die gesunde Zellen schützen und Krebszellen ausbremsen sollen.

Lässt sich die Krebserkrankung mit biologischen Therapien verhindern?

Der Begriff der »biologischen« Tumortherapie ist in aller Munde, obwohl niemand diesen Begriff so recht zu definieren weiß. Von den Vertretern der »unkonventionellen Therapieverfahren« wird der Begriff gerne wegen seiner suggestiven Wirkung verwendet.

Eine biologische Medizin ist jedoch nicht so einfach, wie häufig behauptet wird.

Kommentar: Immer dann, wenn die Pharmaindustrie und andere Anbieter auf dem Gesundheitsmarkt ihre Produkte mit dem Hinweis einer »biologischen Wirkung« zu vermarkten versuchen, sollte man skeptisch sein und kritisch die Wirksamkeit der angebotenen »biologischen Therapien« hinterfragen.

- (Wasser) Hydrotherapie
- (Bäder) Balneotherapie
- (Luft) Klimatherapie
- (Licht) Heliotherapie
- (Wärme/Kälte) Thermotherapie
- (Bewegung) Sporttherapie
- (Inhalationen) Atemtherapie
- (Ernährung) Diättherapie
- (Heilpflanzen) Phytotherapie

Klassische Naturheilverfahren

Haben Naturheilmittel und -heilverfahren einen Einfluss auf das Prostatakrebsrisiko?

Vielen Pflanzen werden Inhaltsstoffe nachgesagt, die vor Krebs schützen sollen. Zu solchen vermeintlich schützenden Inhaltsstoffen zählen die Karotinoide, Ballaststoffe, Flavonoide, Isoflavone, Folsäure, Vitamine C und E, Allium-Bestandteile, Isothiozyanate und viele andere (Steinmetz 1991). Ob, und in welchem Ausmaß, sie tatsächlich vor Krebs schützen, ist jedoch unklar. Aussagekräftige Therapiestudien, die den schulmedizinischen Ansprüchen genügen, gibt es kaum. Problematisch bei Naturheilmitteln ist deren mangelnde Standardisierung. Sie führen mitunter zu nicht vorhersehbaren Interaktionen mit anderen Medikamenten.
Ähnliches gilt für die in der Naturheilkunde verwandten Heilmethoden. Zwar kann man bei ihnen keinen direkten Einfluss auf das Krebswachstum nachweisen, doch haben sie insofern einen Stellenwert, da sie zur körperlichen und seelischen Stabilisierung – und somit möglicherweise indirekt zum Krebsschutz – beitragen.

Kommentar: Ein Naturheilmittel muss wegen seiner pflanzlichen Herkunft nicht zwangsläufig ein günstigeres Nutzen-Risiko-Verhältnis haben. Auch für natürliche Heilstoffe gilt der Grundsatz, *dass, wenn etwas Wirkungen hat, es auch Nebenwirkungen haben kann.*

Was kann man von Kneipp-Kuren erwarten?

Ob von der Kneipp-Wassertherapie Auswirkungen auf das Wachstum invasiver Krebstumore zu erwarten sind, ist fraglich. Hingegen sind positive präventive Effekte bei der von Sebastian Kneipp (1821 – 1897) vertretenen Ganzheitstherapie auf das physische und seelische Wohlbefinden sehr wahrscheinlich. Dass Mönche nicht nur länger leben, sondern auch seltener an Krebs erkranken, wird u. a. auf deren Lebensweise zurückgeführt, die viele Gemeinsamkeiten mit der von Kneipp propagierten Ordnungstherapie hat.

Wichtige Prinzipien dieser Ordnungstherapie, die zu einer bewussten und natürlichen Lebensführung in allen Bereichen führen, sind: Regelmäßiger Schlaf-Wach-Rhythmus, Einhaltung eines Wochen- und Jahresrhythmus, Bewegung an der frischen Luft, ein ausgewogenes Maß an Ernährung, geregelte Essenszeiten, sinnvolle und aktive Lebensgestaltung, ein ausgewogener Wechsel von Arbeit und Freizeit, zufrieden stellende soziale Kontakte.

Kommentar: *Die von Sebastian Kneipp vertretenen Heilmethoden fordern und fördern die unspezifische Immunabwehr. Positive präventive Effekte der von Kneipp vertretenen Ganzheitstherapie auf das physische und seelische Wohlbefinden sind sehr wahrscheinlich.*

Die Säulen der „Ganzheitstherapie" von Sebastian Kneipp

- Hydrotherapie (Wassertreten)
- Bewegungstherapie (körperliche Aktivität)
- Bevorzugung natürlicher Heilmethoden (Heilpflanzen)
- Ausgewogene Ernährung (weniger tierische, mehr pflanzliche Nahrungsstoffe)
- Bewusste Ernährung
- Ordnungstherapie

Vermindern Lebensmittel aus biologischem Anbau das Krebsrisiko?

Bei bisherigen Analysen wurde in Bio-Lebensmitteln zwar kein eindeutig höherer Nährwert festgestellt, aber weit weniger Schadstoffe und Rückstände von Pflanzenschutzmitteln als in konventionellen Lebensmitteln entdeckt. Als gesichert darf gelten, dass Bio-Produkte zumindest „weniger ungesund" als konventionelle Lebensmittel sind.

Ein Vorteil der tierischen Bio-Produkte ist, dass sie weniger als konventionelle Fleischwaren mit Pestiziden und Antibiotika belastet sind, denn der Ökolandwirt muss bestimmte Standards zum Tier- und Pflanzenschutz einhalten. In Bio-Produkten lassen sich nahezu keine Pestizid-Rückstände finden, denn Bio-Landwirte dürfen keine chemisch-synthetisch hergestellten Pestizide einsetzen. Sie müssen bei ihren Tieren „weitestgehend auf Antibiotika verzichten", so die Richtlinien des EU-Bio-Siegels. Sind diese dennoch notwendig, müssen die Landwirte es dokumentieren. Hat ein Tier Antibiotika bekommen, muss der Bio-Bauer deutlich länger warten, bis er schlachten darf. Das Futter für Bio-Tiere darf auch keine genetisch veränderten Organismen und Erzeugnisse enthalten.

Einschränkungen gelten für Verarbeitungshilfsstoffe, Pflanzenschutzmittel, Düngemittel, Bodenverbesserer und Saatgut. Was viele nicht wissen, weniger als 4 % der in Deutschland verkauften Lebensmittel stammen aus regionaler ökologischer Erzeugung. Mehrheitlich werden Bio-Lebensmittel aus Osteuropa, ja sogar Afrika und Neuseeland, importiert. Ob dort der Anbau, die Düngung, die Konservierung und der Transport den strengen deutschen Schutzbestimmungen genügen und mit Pflanzenschutzmitteln ebenso kontrolliert umgegangen wird, bezweifeln manche Experten.

Kommentar: Wer sich gesünder ernähren will, tut dies eher mit Nahrungsmitteln aus dem biologischen Anbau der Region als mit konventionellen Produkten bzw. Fertiggerichten aus dem Supermarkt.

Woran erkennt man, ob es sich bei Bio-Lebensmitteln tatsächlich um Produkte aus biologischem Anbau handelt?

Für Produkte, die mit den verschiedenen Bio-Siegeln versehen sind, gelten genaue Richtlinien, an die sich der Öko-Landwirt halten muss und die regelmäßig kontrolliert werden. Wie streng diese Richtlinien sind, ist allerdings von Siegel zu Siegel verschieden. Die Mindestanforderungen, die alle Bio-Siegel erfüllen müssen, legt die EU-Ökoverordnung fest. Seit Juli 2010 ist für Lebensmittel aus ökologischem Landbau das europäische Bio-Siegel verpflichtend, ein grünes Blatt aus Sternen. Das deutsche Siegel, ein grünes Sechseck mit der Aufschrift „Bio nach EG-Ökoverordnung", basiert auf der gleichen Rechtsgrundlage. Bio-Produkte können es zusätzlich tragen. Beide Bio-Siegel finden sich auf den Erzeugnissen, wenn die

> Als gesichert darf gelten, dass Bio-Produkte zumindest „weniger ungesund" als konventionelle Lebensmittel sind

Bauern oder Hersteller die EU-Rechtsvorschriften für den ökologischen Landbau einhalten.
Es gibt auch noch andere Siegel, etwa Demeter, Naturland oder Bioland. Sie erfüllen die Vorgaben der EU-Ökoverordnung, gehen allerdings noch darüber hinaus und sind in vielen Punkten strenger.

Kommentar: *Zurückhaltung ist geboten bei Bezeichnungen wie „kontrollierter Anbau", „kontrollierter Vertragsanbau", „alternativ" oder „natürliche Herstellung". Diese suggerieren, dass es sich um ein Bio-Produkt handelt, haben aber tatsächlich mit ökologischer Erzeugung nichts zu tun.*

Was ist bei der Anwendung von Pflanzenschutzmitteln (Herbiziden) zu beachten?

Eine ganze Reihe synthetischer Unkrautvernichtungsmittel steht wegen Gefahr für Gesundheit und Umwelt sowie einer möglichen Resistenzentwicklung auf der Liste für ein generelles Verbot. Im Interesse des Wasser- und Umweltschutzes wird empfohlen, unerwünschten Bewuchs mit mechanischen und thermischen Methoden, wie Hacken oder Kratzen, Hochdruckreiniger oder Abflammgeräten zu beseitigen. Herbizide sollten nicht eingesetzt werden.
Der Einsatz von Pflanzenschutzmitteln ist streng limitiert. Er ist nur auf Flächen erlaubt, die land- oder forstwirtschaftlich sowie gärtnerisch genutzt werden. Ein Herbizidverbot gilt für alle nicht landwirtschaftlich genutzten Flächen, also für Industriegelände, Bahngleise und kommunale Zonen, wie Marktplätze und Friedhofswege, Bürgersteige, Gehwegen, Hofflächen oder Zufahrten (Pflanzenschutzdienst der Landwirtschaftskammer Nordrhein-Westfalen).

Kommentar: *Erfreulicherweise sind in den letzten Jahren in Deutschland die Schadstoffkonzentrationen im Grundwasser sowie die Pestizidrückstände in Lebensmitteln und die Belastung des Grundwassers mit Nitrat zurückgegangen.*
Dass es bislang keinen eindeutigen Nachweis für ein erhöhtes Krebsrisiko von Pestizidrückständen gibt, ist kein sicheres Ausschlusskriterium für deren Kanzerogenität. Es fehlen Langzeituntersuchungen sowie Forschungen zu Wechselwirkungen der Pflanzenschutzmittel untereinander und ihrer Abbauprodukte. Bislang richten sich Verdachtshinweise vor allem auf eventuell erhöhte Erkrankungsrisiken für Lymphknoten-, nicht aber für Prostatakrebs.

Bislang richten sich Verdachtshinweise vor allem auf eventuell erhöhte Erkrankungsrisiken für Lymphknoten-, nicht aber für Prostatakrebs

Schützen „Phytotherapeutika" vor Prostatakrebs?

„Phytotherapeutika", z. B. Kürbissamen und -kerne, Salbei, Brennnesselwurzeln, Roggenpollen und Beta-Sitosterin, helfen bei Beschwerden wegen einer gutartigen Prostatavergrößerung (Altersprostata, Prostataadenom, BPH, BPS); auf das Krebswachstum haben sie keinen Einfluss.

Pflanzliche Arzneimittel mit östrogener Wirkung (z. B. SPES^R-Sojaprodukte) senken den PSA-Spiegel, was fälschlicherweise oft mit einer Hemmung des Krebswachstums gleichsetzt wird. Ähnliches gilt für Lignane und Isoflavone, die sich in Getreide, Soja, ölhaltigen Früchten (z. B. Oliven), Kichererbsen, Bohnen und Linsen befinden und deren präventive Wirkung sich mit dem Östrogengehalt erklärt.

Kommentar: Ob Phytotherapeutika gegen das Krebswachstum wirken, ist ungewiss. Sicher ist jedoch, dass sie auch Nebenwirkungen haben können. Für pflanzliche Mittel gilt ebenso wie für andere Medikamente der Grundsatz, dass, wenn etwas Auswirkungen hat, auch unangenehme Nebenwirkungen vorkommen können.

Schützen Sojaprodukte vor Prostatakrebs?

In Sojabohnen befinden sich Phytooestrogene und Isoflavone, die angeblich vor Krebs schützen. Gestützt wird die Empfehlung einer sojareichen Kost zur Krebsprävention u. a. mit dem Hinweis auf die geringere Erkrankungshäufigkeit in Ostasien, wo die Ernährung sehr sojahaltig ist.

Kommentar: Auswirkungen einer sojahaltigen Kost auf die Entstehung und/oder Aggressivität von Prostatakrebs sind nie intensiv erforscht worden. Heute geht man davon aus, dass die niedrigere Prostatakrebsrate in Asien nicht mit der sojareichen Ernährung zusammenhängt, sondern Folge des geringeren Übergewichts, der fettärmeren Ernährung und der intensiveren körperlichen Aktivität in den dortigen Ländern ist.

Mir wurde vom Heilpraktiker eine Frischzellenbehandlung empfohlen

Eine Krebs hemmende Wirkung ist nicht bekannt.
Tödliche Zwischenfälle nach Injektionen von Frischzellen sind bekannt geworden.

Schützen Tomaten vor Krebs?

Tomaten und Tomatenextrakte wurden in der Vergangenheit, ebenso wie Grapefruit und Wassermelonen, wegen ihres hohen Lycopengehalts zur Prostatakrebs-Prävention empfohlen. In einer großen Studie in den USA stellte man eine um 10 % niedrigere Erkrankungs- und eine um 28 % geringere Sterberate bei Männern fest, die regelmäßig Obst und Früchte mit hohem Lycopengehalt gegessen hatten (Richman et al. 2012).

Kommentar: *Einen Nachweis für einen besonderen Schutz vor Krebs bei reichlichem Verzehr von Tomaten gibt es nicht (Tombal 2012). Heute weiß man, dass das niedrigere Krebsrisiko nicht auf dem Lycopengehalt an sich beruht, sondern auf der gesunden Ernährungsweise. Wer sich fettarm ernährt, und viel Obst und Gemüse isst, pflegt in der Regel insgesamt einen gesunden Lebensstil, ist seltener übergewichtig und hat auch sonst weniger Krebsrisiken.*

Schützen Granatäpfel vor Prostatakrebs?

Äpfel enthalten viel Querzetin, ein Phytooestrogen, dem eine Wirkung gegen Prostatakrebszellen nachgesagt wird.
Granatäpfel und Granatapfelsaft sind vitaminreich, enthalten Mineralstoffe und antioxydativ wirkende Polyphenole. Sie sollen vor zahlreichen Krebsarten, so auch vor Prostatakrebs, schützen.

Kommentar: *Tatsächlich sinkt der PSA-Wert nach Verzehr von Granatapfelsaft, was aber – entgegen früheren Vorstellungen – nicht gleichbedeutend mit einer Einwirkung auf das Krebswachstum sein muss, da PSA ein sehr unspezifisches Sekret der Prostatadrüse ist.*

Schützt grüner Tee vor Krebs?

Grüner Tee ist eine Vorstufe von schwarzem Tee, beide Sorten entstammen derselben Teepflanze (Amelia sinensis). Während grüner Tee nach dem Pflücken nur kurz erhitzt (z. B. gedämpft) und dann getrocknet wird, durchläuft Schwarztee noch den Prozess der Fermentation.
Grüner Tee enthält – ebenso wie viele Frucht- und Gemüsesorten – Polyphenole und Katechin sowie Querzetin, denen eine antioxidative, entzündungshemmende und Krebs abwehrende Wirkung nachgesagt wird. Die sanfte Verarbeitung bewahrt die wichtigen

Inhaltsstoffe und macht ihn besonders bekömmlich. In Zellkulturen wurde speziell bei Prostatakrebszellen ein wachstumshemmende Wirkung festgestellt

Vor allem in Ostasien ist der Glaube weit verbreitet, dass der Genuss von grünem Tee vor Krebs schütze. Einen wissenschaftlichen Nachweis hierfür gibt es allerdings nicht.

Kommentar: Trotz zahlreicher positiver Ergebnisse in Zellkulturen lässt sich keine definitiv schützende Wirkung von Grün- oder Schwarztee hinsichtlich des Karzinomrisikos ausmachen (Sun et al. 2006). Dass in Regionen mit hohem Teekonsum Prostatakrebserkrankungen seltener sind, liegt wahrscheinlich nicht am grünen Tee, sondern am selteneren Übergewicht, der körperlichen Aktivität und der fettärmeren Ernährung in der dortigen Bevölkerung.

Schützt Knoblauch vor Krebs?

Die häufig geäußerte Behauptung Knoblauch (Diallylsulfid) habe eine präventive Wirkung (Milner 2006) ist in Beobachtungsstudien beim Menschen bisher nicht bestätigt worden. Ungesund ist Knoblauch aber nicht!

Was ist von Heilkräutern und -pilzen aus dem Fernen Osten zu halten?

In der traditionellen asiatischen Heilkunde wird eine Reihe von Heilkräutern und Pilzen zur Abwehr und Stärkung gegen verschiedene Erkrankungen – so auch gegen Prostatakrebs – empfohlen (z. B. Ganoderma, Shitake, Maitake, Coriolus und Agaricus).

Für Heilkräuter, Pilze und Kräutertees aus Indien und Ostasien gelten besondere Sicherheitsbedenken, da in ihnen immer wieder auch giftige Beimischungen, wie Pestizide, Pyrrolizidinalkaloide und Schwermetalle mit potentiell kanzerogener Wirkung, festgestellt werden. Mit Pflanzenschutzmitteln wird in diesen Ländern noch relativ sorglos umgegangen. Häufig kommt es zu Leberschäden nach Einnahme dieser Präparate, die nicht dem hiesigen Lebensmittelrecht genügen.

Kommentar: Einen wissenschaftlichen Nachweis für eine präventive Wirkung gibt es nicht. Aus China kommen zahlreiche Studienergebnisse, die grundsätzlich positiv sind und allein schon deshalb einen fragwürdigen Ruf haben.

> Aus China kommen zahlreiche Studienergebnisse, die grundsätzlich positiv sind und allein schon deshalb einen fragwürdigen Ruf haben

Vorbeugung mit alternativen Heilmethoden und Diäten

Eine Methode wird dann als alternativ bezeichnet, wenn sie – im Gegensatz zur Schulmedizin – keinen wissenschaftlichen Nachweis ihrer Wirksamkeit erbracht hat, bzw. einen solchen Nachweis durch kontrollierte Studien ablehnt. Schulmedizin definiert sich als evidenzbasierte Therapie, d. h. eine Medizin, die auf wissenschaftlichen Erkenntnissen beruht. Die Vertreter der Alternativmedizin sehen Erfahrungen als ausreichenden Nachweis ihrer Methoden an („Erfahrungsmedizin"). Bei der von ihnen zitierten „wissenschaftlichen" Literatur handelt es sich meist um Arbeiten aus wissenschaftlich nicht anerkannten Zeitschriften.

Die von Vertretern der Komplementärmedizin propagierten Methoden sind in der Praxis fast die gleichen wie bei der Alternativmedizin, obwohl sie offiziell vorgeben, nur eine Ergänzung zur schulmedizinischen Behandlung zu sein. Wissenschaftlich fundierte Daten gibt es nicht. Alternativmedizin und Komplementärmedizin werden häufig fälschlich mit der Naturheilkunde und/oder biologischen Therapie gleichgesetzt. Im Wesentlichen handelt es sich bei ihnen aber um Therapieverfahren, die mit „Natur" wenig zu tun haben. Versprochene Wirkungen fußen häufig auf irrationalen Argumenten, nähren sich nicht selten mehr von Mythen als von abgesicherten Daten, werden dafür aber in geradezu marktschreierischer Weise angepriesen.

Alternative Substanzen sind nicht immer harmlos — Alternative Substanzen sind nicht immer harmlos. Interaktionen mit „schulmedizinischen Medikamenten" können zu unerwünschten Nebenwirkungen führen. Harmlos – und so gut wie frei von Nebenwirkungen – sind hingegen homöopathische Globuli. Die in der Homöopathie angewandten Heilmethoden (z. B. „Ähnliches durch Ähnliches heilen", Potenzierung, Verschüttelung, Gleichbehandlung von Krankheiten mit ähnlichen Symptomen) sind mit den üblichen Nachweismethoden der evidenzbasierten Medizin naturwissenschaftlich nicht nachvollziehbar. Neben dem Plazeboeffekt und dem natürlichen Heilungsverlauf scheint der Kontakt mit dem empathischen Arzt der entscheidende Wirkmechanismus der Homöopathie in der Krebsheilkunde zu sein.

Kommentar: Alternative Angebote sind besonders dann abzulehnen, wenn erkennbar wird, dass sie vorwiegend kommerziell motiviert sind. Besondere Skepsis ist angebracht, wenn die Werbung behauptet, „biologisch" zu sein. In der „biologischen Therapie" tummeln sich besonders viele Scharlatane und Geldmacher.

- Paramedizin
- Komplementäre Medizin
- Außenseitermedizin
- Erfahrungsmedizin
- Biologische Medizin
- Traditionelle Medizin
- Sanfte Medizin
- Ganzheitsmedizin

Synonyme Bezeichnungen für alternative Heilmethoden

Welche Vorstellungen hat die anthroposophische Medizin? Was ist von der Mistel zu halten, die vor Krebs schützen soll?

Die anthroposophische Medizin betrachtet den Menschen nicht ausschließlich als materielles, molekularbiologisches System, sondern nimmt ihn auch als immaterielles Wesen wahr. Das spezifisch Lebendige, Seelische und Geistige des Menschen wird kausal nicht auf molekularbiologische Grundlagen zurückgeführt, sondern auf reale, immaterielle Kräfteorganisationen, die mit den materiellen Stoffen des physischen Organismus wechselwirken und so die Phänomene von Gesundheit und Krankheit wie Krebs mit hervorbringen.

Die Misteltherapie nimmt in der anthroposophischen Tumortherapie insofern eine gewisse Sonderstellung ein, als ihre Wirksamkeit weltanschaulich, d. h. anthroposophisch begründet wird. Die Verwendung der Mistel geht auf Rudolf Steiner um 1920 zurück. Sie steht im Zusammenhang mit einer geistigen Neuorientierung. Steiner sah die Ursachen der Krebsentstehung »in einer Revolution physischer Kräfte und einem Mangel an Ätherkräften«.

Unklar ist, ob tatsächlich diejenigen Zellen stimuliert werden, die in der Tumorzellabwehr von Bedeutung sind. Möglicherweise können auch bedeutungslose, ja sogar tumorfördernde Zellen durch diese unspezifische Immunwirkung stimuliert werden. Die schulmedizinische Forschungsstrategie in der Immuntherapie zielt eher auf die Entwicklung ganz spezifisch wirkender Medikamente hin. Die Befürworter einer Misteltherapie gehen hingegen davon aus, dass die Misteltherapie in jedem Stadium der Krebserkrankung hilfreich ist. Sie weisen vor allem auf eine Besserung des Allgemeinzustandes und der Lebensqualität hin.

Kommentar: *Die so genannte Schulmedizin steht der Misteltherapie skeptisch, wenn nicht gar ablehnend gegenüber. Zwar konnten Wissenschaftler eine gewisse Immunwirkung der Mistel in Zellkulturen nachweisen, aber die bislang vorgelegten Therapiestudien über eine*

Wirksamkeit der Mistelpräparate beim Menschen halten den strengen Anforderungen der modernen Qualitätssicherung nicht stand. Wirkung und Wirksamkeit werden fälschlich gleichgesetzt.

Was ist von der orthomolekularen Krebsprävention zu halten?

Die orthomolekulare Medizin ist eine maßgeblich von dem amerikanischen Chemiker und Nobelpreisträger Linus Pauling beeinflusste alternativmedizinische Ernährungsweise, in deren Mittelpunkt die Verwendung von Vitaminen, Mineralstoffen und Spurenelementen zur Vermeidung und Behandlung von Krankheiten steht. Im Regelfall empfiehlt die orthomolekulare Medizin eine wesentlich höhere tägliche Zufuhr an Vitaminen und Mineralstoffen als es naturwissenschaftliche Erkenntnisse rechtfertigen.

Für die Mehrheit der eingesetzten Stoffe existieren keine Doppelblindstudien, die Nutzen, Nebenwirkungen und Gefahren dokumentieren und den tatsächlichen Bedarf jedes einzelnen Stoffes bestimmen.

> Es mehren sich Studien, die unerwünschte Nebenwirkungen, u. a. auch erhöhte Krebsrisiken nach hochdosierter Einnahme von Vitamin- und Spurenelementen nachweisen

Kommentar: Es mehren sich Studien, die unerwünschte Nebenwirkungen, u. a. auch erhöhte Krebsrisiken nach hochdosierter Einnahme von Vitamin- und Spurenelementen nachweisen. Trotzdem wurden die orthomolekularen Ideen von Linus Pauling von einigen Pharmafirmen und Apotheken aufgegriffen, um die Zuführung von Vitalstoffen über Nahrungsergänzungsmittel und diätetische Lebensmitteln in großem Stil zu propagieren und zu vermarkten.

Bieten alternative Diäten Schutz vor Krebs?

Nach allem, was die Wissenschaft heute weiß, gibt es keine Ernährungsform, mit der sich eine Krebserkrankung gezielt verhindern oder gar heilen ließe. Trotzdem vermitteln Anbieter bestimmter „Krebsdiäten" immer wieder den Eindruck, dass ihr Angebot dies ermöglicht.

Schützt eine Symbioselenkung?

Unter einer Symbioselenkung verstehen Anhänger von „biologischen Therapien" eine „Reharmonisierung der Lebensgemeinschaft zwischen dem Menschen und den Bakterien seines Magen-Darmtraktes". Die Abwehrkräfte des Körpers sollen angeblich hierdurch angeregt und gestärkt werden. Eine Symbioselenkung könne man durch Änderung der Lebensweise, Vermeidung von Umweltbelastungen sowie geringeren Verbrauch von Medikamenten und

Genussmitteln erreichen, da diese das harmonische Gleichgewicht zwischen Mensch und Mikroben im Darm zerstören. Zur Stimulierung des Immunsystems werden „Gesundheitsbakterien" über Nase oder Mund verabreicht.

Kommentar: Ein Krebsschutz konnte niemals mit dieser Diät nachgewiesen werden, obwohl die Bakterienbesiedlung des Darms (Mikrobiom)wahrscheinlich mit eine Rolle bei der Immunabwehr spielt, und Störungen der Mikroflora mit zahlreichen Erkrankungen assoziiert sind, darunter Adipositas und Diabetes; nach Meinung einiger Forscher auch mit Krebs. Nicht nur die Ernährung, sondern auch die Gene eines Menschen bestimmen die Zusammensetzung seines intestinalen Mikrobioms.

Wirkt sich die Traditionelle Chinesische Medizin (TCM) präventiv aus?

Während die westliche Medizin eher kausal und kurativ orientiert ist, verfolgt die Traditionelle Chinesische Medizin eher präventive Ziele, was viele Menschen im Westen missverstehen und sich deshalb von ihr abwenden. Wichtige Bestandteile der TCM sind Akupunktur, Bewegung, Massagen, Meditation, Pflanzenheilkunde und Ernährung sowie Tai Chi und Qigong. Ziel ist die Harmonisierung von Yin und Yang. Nach diesem Ziel sollen sich Lebensstil und optimale Lebensmittelauswahl richten. Die fünf Elemente spielen dabei eine wichtige Rolle. Qigong wirkt laut zahlreichen klinischen bzw. experimentellen Studien positiv auf Atem-, Nerven-, Verdauungs- und Kreislaufsystem, und wird inzwischen in vielen westlichen Ländern bei der allgemeinen Prävention zur Gesunderhaltung eingesetzt. Bei den Übungen werden gleichzeitig drei Aspekte trainiert, nämlich Körperbewegung (bzw. Ruhehaltungen), Atem und Imagination (bzw. Bewusstsein).

Kommentar: Der in der TCM empfohlene Lebensstil und die Ernährung wirken sich positiv auf die Gesundheit aus. Ob sie auch vor Krebs schützen, ist nicht nachgewiesen. Schädlich ist die TCM sicher nicht.

Was ist von den ayurvedischen Therapien zur Krebsprävention zu halten?

Die ayurvedische Medizin hat nur wenig mit Wellness oder Esoterik zu tun, wie sie zunehmend von primär kommerziell ausgerichteten Institutionen angeboten werden. Empfehlungen zum Lebensstil und komplexe Phytotherapien stehen bei der Ayurveda-Medizin im Vordergrund. Ziel ist der Erhalt und die Wiederherstellung eines harmonischen Gleichgewichts zwischen Körper, Geist und Seele.

In der ayurvedischen Heilkunde wird schon seit Jahrtausenden ein bestimmtes Gewürz (Gelbwurz = Curcumin) verwendet, das stark entzündungshemmend wirkt. Es soll die Ursache dafür sein, dass die Entstehung von Darmpolypen gehemmt und Darmkrebs vorgebeugt wird.

Kommentar: Klinische Studien mit deutlicher Aussagekraft für eine präventive Wirkung bei Krebserkrankungen gibt es nicht. Indische Kliniken und Universitäten haben in Studien die Wirksamkeit von Ayurveda zwar zu belegen versucht, aber diese Studien erfüllen nicht die Kriterien wissenschaftlicher Sorgfalt, wie sie in Deutschland gefordert wird.

Beispiele für nicht wissenschaftliche Heilmethoden, die in der Krebsprävention Anwendung finden

- Homöopathie
- Anthroposophische Medizin
- Traditionelle Chinesische Medizin (TCM)
- Akupunktur
- Fußreflexzonenmassage
- Neuraltherapie
- Orthomolekulare Therapie
- Eigenblutbehandlung
- Eigenharnbehandlung
- Bachblütentherapie
- Sauerstoffmehrschritt-Therapie
- Frischzellen
- Ozontherapie
- Diäten
- Immunmodulation
- Symbioselenkung
- Irisdiagnostik
- Erdstrahlen

Behandlung von Begleiterkrankungen

Reduziert eine erfolgreiche Diabetes-Therapie das Krebsrisiko?

Bei einer Typ-2-Diabetes ist mit einem komplikationsreicheren – möglicherweise auch ungünstigerem – Krankheitsverlauf zu rechnen. Der HbA1-C-Wert sollte nicht über 7 % liegen. Ideal ist ein HbA1-C von <6,5 %; Werte zwischen 6,5 und 7,5 % sind im Zielbereich.

Medikamente sind erst dann sinnvoll, wenn sich der Blutzuckerspiegel nicht auf andere Weise kontrollieren lässt – etwa durch eine Ernährungsumstellung oder mehr Bewegung. Schon eine geringe Gewichtsabnahme reicht manchmal aus, um den Diabetes in den Griff zu bekommen. Allgemein soll man erst dann mit einer Insulin-Therapie beginnen, wenn die Tabletten nicht mehr ausreichen. Die Art der medikamentösen Behandlung wirkt sich möglicherweise auch auf das Krebsrisiko aus. Wird ein Diabetiker mit Metformin behandelt, wirkt das körpereigene Insulin wieder besser, der Insulinspiegel sinkt und damit auch das Krebsrisiko. Bei Diabetikern, die mit anderen Antidiabetika oder Insulin behandelt wurden, zeigt sich keine solche Beeinflussung des Erkrankungsrisikos. Allgemein empfiehlt man, erst dann mit einer Insulin-Therapie zu beginnen, wenn Ernährungsumstellung, Bewegung und Metformin nicht mehr ausreichen.

Kommentar: Eine medikamentöse Diabetestherapie mit Metformin wirkt sich möglicherweise positiv auf die Krebsentwicklung aus. Mindestens ebenso wichtig wie eine medikamentöse Therapie ist aber eine Änderung des Lebensstils, denn ein Typ-2-Diabetes ist nicht selten die Folge eines ungesunden Lebensstils. Durch eine Obst- und gemüsereiche Ernährung sowie eine gesündere Lebensweise mit körperlicher Aktivität lässt sich häufig ein Typ-2-Diabetes verhindern, zumindest die medikamentöse Therapie reduzieren.

> Eine medikamentöse Diabetestherapie mit Metformin wirkt sich möglicherweise positiv auf die Krebsentwicklung aus

Reduziert eine AIDS-Therapie das Krebsrisiko?

„Der Kampf gegen AIDS ist auch ein Kampf gegen Krebs." Je fortgeschrittener und stärker die Immunschwäche, desto größer ist auch die Krebsgefahr. Je niedriger die Viruslast, desto geringer die Möglichkeit einer Karzinombildung.

Kommentar: Spricht eine AIDS-Erkrankung auf die antivirale Therapie an, so verbessert sich die Immunabwehr und das Krebsrisiko sinkt.

Vorbeugung durch psychotherapeutisch-seelische Maßnahmen

Optimistische, ausgeglichene und zufriedene Menschen leben besser als Pessimisten, heißt es; sie ernähren sich gesünder, bewegen sich mehr, rauchen weniger. All das wirkt sich positiv auf die körperliche Widerstandskraft aus und schützt möglicherweise auch vor Krebs. Eindeutige Beweise gibt es hierfür allerdings nicht.

Mit verschiedenen Entspannungsverfahren, wie autogenem Training, Gesprächstherapien, Selbstbeeinflussung, Meditation, künstlerischen Therapien, Yoga, Sport, Musik etc. kann man versuchen, psychischen Belastungen entgegenzuwirken (Mehnert 2010). Wesentliche Hilfen verspricht die Ordnungstherapie. Sie zielt darauf ab, Stress reduzierende Verfahren in den Alltag zu integrieren. Regelmäßigkeit und Maßhalten sind zwei Kernpunkte der Ordnungstherapie.

Welche Einflussmöglichkeiten hat die Psychotherapie? Welchen Beitrag liefert die Psychoonkologie in der Krebsprävention?

Tatsächliche Beweise bzw. nachvollziehbare Studien zur Beeinflussung des Krebsrisikos durch die Psychotherapie gibt es nicht. Grundsätzlich liegt ihre Bedeutung allerdings auch weniger in der Prävention als in der Bewältigung der sich aus der Diagnose und möglichen Therapie ergebenden Konsequenzen.

Psychotherapeuten können sehr hilfreich dabei sein, Verhaltensänderungen zu unterstützen, die sich krebsfördernd auswirken. Sie können zu Regelmäßigkeiten im Leben („Ordnungstherapie") und so zu einem gesundheitsorientierten Lebensstil mit weniger Stress verhelfen.Bei der Alkohol- oder Raucherentwöhnung hat die psychotherapeutisch geleitete Verhaltenstherapie eine relativ hohe Erfolgsquote, weshalb die gesetzlichen Krankenkassen zunehmend bereit sind, sich an den Kosten für solche Entwöhnungsmaßnahmen zu beteiligen.

Eine zeitweise sehr populäre, heute jedoch umstrittene Entwicklung der Psychotherapie war die positive Psychologie, die sich aus der Schule des positiven Denkens heraus entwickelte. Sie basierte auf der Grundannahme, dass Denken unser Leben bestimmt. Denken wir negativ, haben wir Misserfolg, schaffen eigenes Unglück und werden krank. Denken wir positiv, so sind wir erfolgreich, glücklich und gesund, hieß es. Dies Präventionskonzept wird heute abgelehnt. Es führt nach Meinung der Experten zu einer Kultur des aufgesetzten Optimismus, zur Verleugnung und Verlogenheit im Umgang mit Problemen bzw. der Erkrankung. Es bedeute, dass niemand traurig sein darf, weil Trauer sofort zur Krankheit bzw. zu einem Rezidiv führe, meinen diese Experten. Tatsache ist, dass weder ein besonderer Kampfgeist positive Auswirkungen auf den Verlauf von Krebserkrankungen hat, noch dass Menschen mit Depressionen häufiger an Krebs erkranken.

Maßnahmen zur Früherkennung

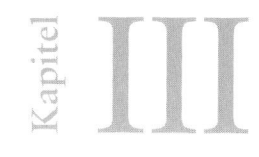

Kapitel **III**

In diesem Kapitel geht es nicht um (gesetzliche) Krebsvorsorge-Untersuchungen bei (noch) Gesunden, sondern um die derzeit praktizierten Untersuchungen bei Verdacht auf Prostatakrebs. Die Maßnahmen sind zu unterscheiden von den Check-Up- und gesetzlichen Krebsvorsorge-Untersuchungen, die sich an Menschen ohne spezifischen Verdacht richten.

Ihre Aussagekraft wird bestimmt durch ihre Sensitivität und Spezifität sowie die Häufigkeit richtiger bzw. falsch positiver oder falsch negativer Befunde.

Ideal wären Untersuchungen mit einer hundertprozentigen Sensitivität und Spezifität. Solche Untersuchungen gibt es aber nicht. Die Realität liegt weit darunter. Die in diesem Kapitel erwähnten Werte stellen nur grobe Richtgrößen dar.

Sensitivität: Rate der Krebspatienten, bei denen die Untersuchung eine richtige Diagnose ergab (z. B. Rate der durch PSA-Bestimmungen tatsächlich erkannten Karzinome = Nachweisempfindlichkeit der Methode). Eine hohe Sensitivität bedeutet wenige falsch negative Befunde. Wird der Schwellenwert eines Tests niedrig gewählt, so steigt die Sensitivität und sinkt die Spezifität, und umgekehrt.

Spezifität: Rate der Männer ohne Prostatakrebs, bei denen die Untersuchungsmethode den richtigen Tumorausschluss erbrachte (z. B. Rate der durch die digitale rektale Untersuchung richtig negativen Ausschlussdiagnosen, bezogen auf die Gesunden = Erkennungssicherheit der Methode). Eine hohe Spezifität bedeutet wenige falsch positive Befunde. Ein Test mit einer hohen Spezifität oder einem hoch gewählten Schwellenwert sollte einem empfindlichen Screening folgen, um im Nachhinein die vielen falsch positiven herauszufinden und Entwarnung zu geben.

Positiver Vorhersagewert (ppV): Rate der Männer mit positivem Untersuchungsergebnis, die wirklich Prostatakrebs haben. Ein hoher PV bedeutet wenige falsch positive Werte. Der PV ist abhängig von der Prävalenz: Je kleiner sie ist, desto geringer ist er.

Begriffsbestimmungen zur Wertigkeit diagnostischer Maßnahmen

> **Falsch negative Befunde:** Krankhafte Befunde werden übersehen bzw. sind mit der Methode nicht feststellbar. Ein negatives Testergebnis ist dann **richtig negativ**, wenn kein Prostatakrebs vorliegt. Es ist dann falsch negativ, wenn trotz des Ergebnisses ein Prostatakarzinom existiert.
>
> **Falsch positive Befunde:** Fälschlich gutartige Befunde werden für krankhaft erklärt. Ein **richtig positives** Testergebnis liegt dann vor, wenn Prostatakrebs wirklich existiert. Ein positives Ergebnis ist dann falsch positiv, wenn in Wirklichkeit kein Tumor vorliegt.

Auf welche Warnsignale sollte man achten?
Gibt es typische Frühsymptome?

<small>Beschwerden treten erst auf, wenn der Tumor fortgeschritten ist</small>

Prostatakrebserkrankungen verlaufen lange ohne erkennbare Zeichen. Beschwerden treten erst auf, wenn der Tumor fortgeschritten ist. Das liegt daran, dass sich – im Gegensatz zur gutartigen Vergrößerung der Innendrüse (Altersprostata) – der Krebs vorrangig in der Außendrüse entwickelt, wo er sich weitgehend schmerzlos ausdehnen kann.

Bei einer ausschließlichen Vergrößerung („Altersprostata") hingegen drückt diese frühzeitig auf die Harnröhre und verursacht deshalb Beschwerden beim Wasserlassen.

Kommentar: Im Gegensatz zum gutartigen Prostataadenom (Altersprostata) macht sich ein bösartiger Tumor im Frühstadium nicht durch Beschwerden bemerkbar.
Prostatakrebs neigt zu einer frühzeitigen Ansiedlung in den Knochen. Nicht selten führen erst Schmerzen in der Lendenwirbelsäule und im Becken, ja, manchmal sogar Wirbelbrüche zu einer Karzinom-Diagnose.

Welche Aussagekraft hat die Tastuntersuchung (DRU = Digital Rektale Untersuchung)? Reicht eine Tastuntersuchung zur Krebsfrüherkennung aus?

Prostatakrebs entsteht meist im hinteren, zum Mastdarm hin gelegenen Teil der Prostata, wo tumorbedingte Verhärtungen über den After ertastet werden können. Ertastet der Arzt dort unregelmäßige, harte Knoten, kann dies – muss aber nicht – auf Krebs hinweisen.

Kleinere Tumore auf der Vorderseite der Drüse – d. h. der nicht dem Darm zugewandten Seite – sind schwerer zu ertasten und entgehen daher häufig der Aufmerksamkeit.

Problematisch ist, dass die meisten, mit dem Finger festgestellten Tumore die Kapsel schon überschritten haben und sich somit nicht mehr in einem fraglich heilbaren Zustand befinden (Luboldt und Rübben 2000, Catalona et al. 2005, Walsh et al. 1994). Von „Frühkarzinomen" kann bei den ertasteten Geschwülsten somit keine Rede mehr sein.

Kommentar: Die Aussagekraft einer Tastuntersuchung zur Früherkennung ist sehr gering. Wird ein Tumor festgestellt, so befindet sich dieser häufig schon im Spätstadium. Im Übrigen hängt die Aussagekraft im hohen Maße von den Erfahrungen des Untersuchers ab.

> Die Aussagekraft einer Tastuntersuchung zur Früherkennung ist sehr gering. Wird ein Tumor festgestellt, so befindet sich dieser häufig schon im Spätstadium

Bildgebende Verfahren

Welche Aussagekraft hat die Ultraschalluntersuchung (Abdomensonographie) zur Krebsfrüherkennung?

Bei einer Ultraschalluntersuchung durch die Bauchdecke hindurch – auch abdominale Sonographie genannt – werden die inneren Organe, wie Leber, Niere, Harnleiter und Lymphknoten, beurteilt. Bei gefüllter Blase gestattet die Untersuchung auch eine grobe Aussage zur Prostatagröße; nach Entleerung der Blase ist eine Restharnbestimmung möglich.

Kommentar: Zur Früherkennung von Krebs eignet sich die Abdomensonographie nicht. Die sonographisch feststellbare Größe der Prostata sagt nichts über das Prostatakrebsrisiko aus.

> Die sonographisch feststellbare Größe der Prostata sagt nichts über das Prostatakrebsrisiko aus

Welche Aussagekraft hat der transrektale Ultraschall (TRUS) für die Krebsfrüherkennung?

Beim transrektalen Ultraschall (TRUS) – auch Endosonographie genannt – wird ein Schallstab in den Mastdarm eingeführt, mit dem auffällige Gewebeveränderungen im und in der direkten Umgebung des Prostatagewebes erkennbar sind. Eine relativ exakte Größenbestimmung der Prostatadrüse ist möglich, was bei der Einschätzung eines erhöhten PSA-Wertes bedeutsam sein kann. Auch ist der transrektale Ultraschall bei einer gezielten Gewebeentnahme (Stanzbiopsie) eine wertvolle Hilfe. Eine Weiterentwicklung ist die ultraschallbasierte Real-Time-Elastographie.

Kommentar: Die Untersuchung ist sehr unspezifisch. Weniger als die Hälfte der mit der Endosonographie als verdächtig eingestuften

Areale sind tatsächlich bösartig; Karzinome werden häufig nicht erkannt (Carter et al. 1989). Karzinome befinden sich häufig in Bereichen, die im Ultraschallbild als unauffällig befundet werden. Gutartige Veränderungen und Narben werden sehr oft mit einem bösartigen Tumor verwechselt.
Der Hauptnutzen der Untersuchung liegt in der Möglichkeit einer gezielten Stanzbiopsie aus verdächtigem Gewebe.

Welche Vorteile haben die Dopplersonographie (Kontrastmittelverstärkter Ultraschall) und die Elastographie für die Krebsfrüherkennung?

Eine Weiterentwicklung des Ultraschalls stellt die durch Kontrastmittel verstärkte Dopplersonografie dar. Sie verbessert die Darstellung krebsverdächtiger Areale.

Die Elastographie ermöglicht eine genauere Differenzierung von sonographisch verdächtigem Gewebe. Sie nutzt die Besonderheit, dass sich die Elastizität von gesundem und krankem Gewebe unterscheidet. Da Tumorgewebe in der Regel härter als gesundes Gewebe ist, sind mit der Ultraschall-Elastographie und einer elastographisch gesteuerten Biopsie aussagekräftigere Ergebnisse als bei einer normalen Ultraschalluntersuchung zu erwarten.

Nachteilig ist bei der Elastographie das hohe Risiko falsch positiver Befunde, denn Narben, gutartige Gewebeveränderungen und entzündliche Prozesse geben ein ähnliches Bild ab wie bösartiges Tumorgewebe. Die Aussagekraft ist stark von den Erfahrungen des Untersuchers abhängig.

Kommentar: *Als Zusatzmaßnahmen können diese Untersuchungen die Aussagekraft eines sonographischen Verdachts erhöhen. Als Maßnahmen zur Früherkennung sind sie nicht geeignet.*

Hat die Computertomographie (CT) eine Bedeutung bei der Früherkennung?

Gut- und bösartige Gewebeveränderungen lassen sich im CT nur schwer unterscheiden. Falsch positive Befunde sind häufig. Nachteilig ist auch die Strahlenbelastung (Smith-Bindman R et al. 2009).

Kommentar: *Die Computertomographie hat als Untersuchung zur Krebsfrüherkennung kaum eine Bedeutung. Sie wird jedoch erfolgreich zur Feststellung einer Krebsausdehnung außerhalb der Prostata eingesetzt.*

Hat die Positronenemissionstomographie eine Bedeutung bei der Früherkennung?

Die Positronenemissionstomographie (PET) erkennt die Geschwulst über deren erhöhte Stoffwechselaktivität. Lebendes Gewebe lässt sich besser von totem unterscheiden, da sich die beim PET benutzten, radioaktiv markierten Substanzen hier bevorzugt anreichern. Allerdings haben auch entzündliche Prozesse eine erhöhte Stoffwechselaktivität, weshalb falsch positive Befunde möglich sind.

Kommentar: *Bei der Früherkennung von Prostatakarzinomen hat die Positronenemissionstomographie nur eine begrenzte Aussagekraft. Ebenso wie bei der Computertomographie ist das Risiko einer Überdiagnostik groß.*

Hat die Kernspintomographie (Magnetresonanztomographie, MRT, NMR) in der Frühdiagnostik eine Bedeutung?

Bei der Kernspintomographie werden keine Röntgenstrahlen, sondern ein starkes magnetisches Feld eingesetzt. Im Gegensatz zu CT und PET kommt es daher zu keiner Strahlenbelastung. Eine Weiterentwicklung ist das multiparametrische MRT (mp-MRT).
Unbestritten sind die Vorteile der MRT-geführten Biopsie. Der entscheidende Vorteil ist, dass ein im MRT auffälliger Befund gezielt punktiert werden kann. Eine Sonderform ist das MRT mit endorektaler Spule.

Kommentar: *Die Aussagekraft ist vergleichbar mit der einer Computertomographie. Ob sie darüber hinaus relevante Aussagen zur Aggressivität von Frühkarzinomen gestattet, wird kontrovers beurteilt (Brooks 2012). In ca. 20 % der Fälle werden Karzinome nicht erkannt. Falsch positive Befunde kommen häufig vor.*
Zur Krebsfrüherkennung ist die Kernspintomographie wenig geeignet. Bei unauffälligen Biopsiebefunden und weiter bestehendem Krebsverdacht kann die multiparametrische MRT jedoch hilfreich sein. Die MRT-geführte Biopsie ist bei unklaren Befunden als Zusatzuntersuchung sinnvoll. Der entscheidende Vorteil ist, dass ein im MRT verdächtiger Herd gezielt punktiert werden kann.

Welche Vorteile hat die Skelettszintigraphie (Knochenszintigraphie)?

Die Knochenszintigraphie wird zum Metastasen-Nachweis im Skelett eingesetzt, also nicht zur Früherkennung eines Prostatakarzinoms. Falsch positive Befunde sind sehr häufig. Zu auffälligen Anreicherungen kommt es oft bei nicht tumorbedingten Veränderungen, z. B. bei Arthrosen, nach Knochenbrüchen oder bei einer Osteoporose.

Kommentar: *Bei der Frühdiagnostik eines Prostatakarzinoms hat die Szintigraphie keine Bedeutung.*

Biopsien mit Gewebeuntersuchung

Wann wird eine Biopsie durchgeführt?

Erst eine feingewebliche Untersuchung gestattet die endgültige Aussage, ob ein Karzinom vorliegt. Sie lässt erkennen, ob und wie stark die Prostata befallen ist.

Je mehr Regionen in der Prostata gestanzt werden, desto höher ist die Wahrscheinlichkeit, dass die Untersuchung auch repräsentativ ist

Je mehr Regionen in der Prostata gestanzt werden, desto höher ist die Wahrscheinlichkeit, dass die Untersuchung auch repräsentativ ist. In der Regel werden zehn bis zwölf Gewebezylinder bei der Stanzbiopsie entnommen; bei Verdacht wesentlich mehr. Im Allgemeinen wird die Untersuchung nicht blind, sondern Ultraschall- oder MRT gestützt mit Darstellung des verdächtigen Gewebes durchgeführt. Befürchtungen, dass bei der Biopsie Tumorzellen „ausgeschwemmt" werden oder das Krebsgewebe bösartiger wird, sind nicht begründet!

Bei der MRT-gesteuerten Biopsie können auch Herde im vorderen Bereich der Prostata aufgespürt werden, die sonographisch mit Ultraschall nicht erfasst werden, da sie sich dort in einer Art „totem Winkel" befinden.

Die Ultraschall- und die MRT-gestützte Biopsie sind zwar eindeutig genauer als die ausschließlich mit dem Finger geleitete Biopsie, jedoch auch nicht hundertprozentig sicher. Es gibt Bereiche, die schwer „angesteuert" werden können. In bis zu 30 % der Fälle werden klinisch relevante Krebsherde verfehlt. Ob sich die Trefferquote durch neuere Techniken wie die MRT/Ultraschall-fusionierte Biopsie verbessern lässt, ist Gegenstand aktueller Untersuchungen.

Kommentar: *Ein Krebsverdacht muss immer durch eine Untersuchung des entnommenen Gewebes bestätigt werden.*
Bei jedem negativen Biopsieergebnis bleibt unklar, ob das Tumorgewebe verfehlt wurde oder tatsächlich ein Tumor ausgeschlossen werden kann.

Welche Aussagekraft haben Biopsien vom Damm her bzw. über den Enddarm?

Biopsien sind sowohl über den After (TRUS) als auch vom Damm (TPUS) her möglich. Bei Biopsien durch den Damm kommt es seltener zu Infektionen, jedoch ist die Treffsicherheit geringer als bei der Biopsie über den Enddarm.

Kommentar: Der Zugang über den After wird wegen der höheren Treffsicherheit von den meisten Urologen bevorzugt.

Was ist zu tun, wenn bei der Biopsie trotz eines hoch verdächtigen PSA-Wertes kein krankhaftes Krebsgewebe gefunden wird?

Wurde trotz eines hoch verdächtigen PSA-Wertes und auffälligen Ultraschallbefundes kein Tumorgewebe nachgewiesen, wird eine erneute Biopsie innerhalb von 6 Monaten empfohlen. Es werden bei dieser Wiederholungsbiopsie im Allgemeinen 24 und mehr Stanzzylinder entnommen (sogenannte Sättigungsbiopsien).
Ist auch die zweite Biopsie unauffällig, raten die meisten Urologen bei einem weiteren Ansteigen des PSA-Wertes zu einer MRT- oder elastographisch gesteuerten Stanzbiopsie. In den USA führt man in der Zwischenzeit gerne eine Chemoprävention durch mit 5-Alpha-Reduktasehemmern (Finasterid[R], Dutasterid[R], Avodart[R]).
Bestimmte biochemische und molekulare Marker im Gewebe (z. B. GSTP1 und APC) können Entscheidungshilfen bei der Frage sein, ob trotz unauffälliger Befunde das Vorliegen eines Tumors befürchtet werden muss. Auch aus dem Ejakulat lassen sich hierzu Aussagen machen. Spezielle Proteine sind nur bei Krebs feststellbar. Mit einer Sensitivität von 80 % und einer etwa gleich hohen Spezifität ermöglicht die Protein-Analyse im Ejakulat eine recht große Zuverlässigkeit in der Differenzierung des Tumorstadiums.

Kommentar: Bei der Biopsie werden nicht selten Tumore übersehen (falsch negative Befunde). Die Wahrscheinlichkeit hierfür beträgt bis zu 30 %. Besonders häufig kommen sie bei Tumoren vor, die in der der Harnblase zugewandten Seite lokalisiert sind.

Mit welchen Nebenwirkungen muss man bei einer Biopsie rechnen?

Bei der Punktion durch den Enddarm können Darmkeime über den Stichkanal in das Prostatagewebe eindringen und Infektionen verursachen. Um dies zu verhindern, sollte der Darm vorher entleert und prophylaktisch ein Antibiotikum eingenommen werden (ein bis drei Tage). Kommt es nach der Biopsie zu Fieber mit Schüttelfrost, ist unverzüglich ärztliche Hilfe in Anspruch zu nehmen. Diabetiker sind bei einer Antibiotikaresistenz besonders gefährdet.

Blutgefäße können verletzt werden, weswegen vorübergehende Blutauflagerungen im Stuhl möglich sind. Stärkere Blutungen sind allerdings selten, es sei denn Medikamente wurden eingenommen, die die Blutgerinnung beeinflussen (z. B. Aspirin^R oder Marcumar^R).

In etwa 20 % der Fälle kommt es zu blutigem Urin. Zu einer Rot- oder Braunfärbung des Ejakulates durch Blut kann es noch Wochen danach kommen (Hämospermie). Wenn wiederholt Biopsien durchgeführt werden, kann es zu Einschränkungen der Potenz kommen.

Biopsien können schmerzhaft sein, weshalb sie unter einer Lokal-, manchmal auch einer Kurznarkose vorgenommen werden. Viele Patienten schätzen die Schmerzdauer und -intensität bei einer MRT-gesteuerten Biopsie geringer ein.

Infektionen sind selten, aber gefürchtet

Kommentar: *Infektionen sind selten, aber gefürchtet. Sie kommen bei einer Biopsie über den After häufiger vor; dafür ist aber die Treffsicherheit der Punktion durch den Damm geringer. Blutauflagerungen im Stuhl oder Urin sind häufig, jedoch in der Regel harmlos.*

Ultraschallgesteuerte Gewebeentnahme aus der Prostata

Welche Vor- und Nachteile hat die Aspirationsbiopsie bzw. Feinnadelpunktion (FNP)?

In den Händen geübter Ärzte hat die Aspirationsbiopsie den Vorteil, dass sie weniger Schmerzen, Blutungen und Infektionen verursacht. Zytogenetische Untersuchungen (DNA-Zytometrie) in den aspirierten Zellen sind möglich.

Nachteilig ist, dass mit der Aspirationsbiopsie nur die Zellen und nicht – wie bei der Stanzbiopsie – die Gewebestrukturen beurteilt werden können. Eine Aussage zum Gleason Score ist somit nicht möglich. Nachteilig ist auch, dass die Zellen wegen äußerer Einwirkungen (Artefakte) häufig nicht beurteilbar sind. Hinzu kommt, dass spezielle Erfahrungen eines Zytopathologen bei der Begutachtung erforderlich sind.

Kommentar: Seitdem für die Stanzbiopsie dünnere Nadeln verfügbar und so die Biopsien weniger schmerzhaft sind, wird die Aspirationsbiopsie nur noch selten angewandt.

Welche Bedeutung hat der Gleason Score?

Die Bestimmung des Gleason Score gibt grobe Hinweise zum Grad der Bösartigkeit des entnommenen Prostatakarzinomgewebes. Der Gleason Score ist eine wichtige Entscheidungshilfe bei der Frage, welche Therapie einzuschlagen ist.

Der Score bestimmt die Abweichung der beiden am häufigsten vertretenen Tumoranteile in dem entnommenen Gewebe. Das Maß der Abweichung bewertet der Score mit Zahlen von eins bis fünf. Die beiden häufigsten Muster werden addiert (z. B. 3 + 4 = 7a). Ist der Summenscore höher als 7b (4 + 3), sind mehr als 2 Biopsiezylinder positiv, dann geht man von einem aggressiven Tumor aus. Je niedriger der Gleason Score, desto weniger bösartig ist er.

Gemäß den National Comprehensive Cancer Network's Practice Guidelines haben T1- bis T2a-Tumore – mit einem Gleason Score von 2 bis 6 und einem PSA-Spiegel <10 ng/ml – nur eine geringe Aggressivität. Ein sehr niedriges Risiko liegt bei T1a-Tumoren vor, mit einem Gleason Score von <6, einem PSA-Spiegel <10ng/ml und einer PSA Dichte <0. 15 ng/ml/g, bei weniger als drei positiven Biopsien mit jeweils <50 % Krebszellen.

Kommentar: Die Bestimmung des Gleason Score ist eine wichtige Entscheidungshilfe, welche Therapiemaßnahme erfolgen sollte, oder ob auf eine Behandlung zu Gunsten einer engmaschigen Überwachung verzichtet werden kann (Lu-Yao et al. 1997, Brookman-May S, et al. 2012). Nachteilig ist die mangelnde Reproduzierbarkeit der Bestimmungen. Nur in etwa der Hälfte aller Fälle beurteilen zwei Pathologen dasselbe Präparat identisch.

Nur in etwa der Hälfte aller Fälle beurteilen zwei Pathologen dasselbe Präparat identisch

Gleason score	Lebenserwartung > 15Jahre	Grad der Aggressivität
Gleason Score 2 bis 4	93 – 96 %	(geringe Aggressivität)
Gleason Score 7	30 – 58 %	(mittlere Aggressivität)
Gleason Score 8 bis 10	13 – 40 %	(starke Aggressivität)

Prozentuale Häufigkeit einer >15jährigen Lebenserwartung auf der Basis des Gleason Scores

Laborchemische Untersuchungen

Ab welcher Höhe ist ein PSA-Wert im Blut krebsverdächtig?

Das prostataspezifische Antigen (abgekürzt PSA) ist ein Eiweiß, das von Prostatazellen gebildet wird. Es dient zur Verflüssigung des Samens und ist immer dann im Blut vermehrt messbar, wenn die Gewebestruktur der Prostata gestört oder Druck auf sie ausgeübt wird. Das PSA ist also kein spezifischer Indikator für Krebs, da es auch aus ganz anderen Gründen zu einer Erhöhung des PSA-Spiegels kommen kann.

Einen globalen Schwellenwert zu nennen, ab dem ein Krebsverdacht vorliegt, ist schwierig, wenn nicht sogar unmöglich. Einerseits kann schon bei einem PSA-Wert von 0,5 ng/ml Krebsgewebe vorliegen, andererseits können Werte von 15 ng/ml und mehr die Folge nicht krebsbedingter Einflüsse sein.

Zahlreiche Einflüsse bestimmen die Höhe des PSA-Spiegels. Zu ihnen gehören das Alter, das Messverfahren und viele andere Faktoren, die Druck auf die Prostata ausüben. In der Praxis werden verschiedene Schwellenwerte angegeben, ab denen man an einen bösartigen Tumor denken sollte. In Belgien, den Niederlanden und Schweden liegt dieser Schwellenwert bei 3,0 ng/ml, in Finnland und Italien wird er höher angesetzt. In Deutschland besteht selbst unter Urologen große Uneinigkeit. Während einige Urologen einen Grenzwert bei 3,0 ng/ml fordern, halten andere erst Werte oberhalb von 4 ng/ml für kontrollbedürftig.

Entscheidender als die Höhe ist der Verlauf. Steigt der Wert bei Kontrolluntersuchungen an, so verstärkt dies den Krebsverdacht und man sollte eine bioptische Abklärung vornehmen.

Kommentar: Einen Normalwert für PSA gibt es nicht. Eine PSA-Erhöhung weist auf eine „Irritation" der Prostata hin, die nicht unbedingt mit einer Prostatakrebserkrankung im Zusammenhang stehen muss. Aussagekräftiger ist ein kontinuierlicher Anstieg des PSA-Wertes.

Altersabhängige Normwerte für PSA-Bestimmungen

Alter	Höhe des PSA- Spiegels
40 – 49 Jahre	<2,5 ng/ml
50 – 59 Jahre	<3,5 ng/ml
60 – 69 Jahre	<4,5 ng/ml
70 – 79 Jahre	<6,5 ng/ml

> - Gutartige Vergrößerung der Prostata (z. B. Prostataadenom, BPH)
> - Entzündung der Prostata (Prostatitis)
> - Vorherige mechanische Reizung (z. B. Manipulationen an der Prostata, wie bei einer Katheterisierung oder Koloskopie)
> - Harnweginfekte, Harnverhalt
> - Prostatainfarkt
> - Längere Radfahrten
> - Tastuntersuchung der Prostata
> - Prostatabiopsie in den vorausgegangenen 6 Wochen
> - Geschlechtsverkehr
> - Druck auf die Prostata
> - Bestimmte sportliche Aktivitäten in den letzten 48 Stunden
> - Stress bedingte, vegetative Reizbelastung
> - Einnahme von Toremifen[R]
> - Falsche Lagerung der Blutproben

Häufige Ursachen für einen fälschlich erhöhten PSA-Wert (falsch positiver Wert)

Ab welchem Alter sollte man regelmäßig PSA-Bestimmungen vornehmen lassen?

Der Zeitpunkt wird von Experten unterschiedlich eingeschätzt. Risikopersonen sollten eine PSA-Bestimmung schon im Alter zwischen 40 und 50 Jahren und danach in regelmäßigen Abständen vornehmen lassen. Einige Urologen meinen, dass ein PSA-Wert von mehr als 1 ng/ml bei 40Jährigen ein hohes Risiko bedeute und deswegen in der Folge regelmäßig überwacht werden müsse.

Kommentar: *Die Aussagekraft einer bloßen PSA-Bestimmung wird allgemein überschätzt. Wichtiger sind die Verlaufsbestimmungen. Ein einmal erhöhter PSA-Wert sollte niemals Grundlage einer therapeutischen Entscheidung sein. Tagesschwankungen von bis zu 35 % sind möglich (Kilpeläinen et al. 2010).*
Nach einer Prostatakarzinomoperation muss man je nach benutztem Testverfahren schon bei PSA-Werten <0,1 ng/ml an ein erneutes Krebswachstum denken (Oesterling 1993).

Ein einmal erhöhter PSA-Wert sollte niemals Grundlage einer therapeutischen Entscheidung sein

> - Familiäre/genetische Disposition
> - Häufige Brustkrebserkrankungen in der Familie
> - Träger eines mutierten BRCA-Gens
> - Chronische Prostatitis
> - Afroamerikanische Ethnie
> - Körperliche Inaktivität, Bewegungsarmut (?)
> - Starkes Übergewicht (BMI >30)
> - Vorwiegend fleisch- und fettreiche Ernährung (relative Indikation) (?)
> - Hochdosierte und länger dauernde Vitamin-E-Einnahme
> - Alkohol- und Tabakabusus

Indikationen für vorzeitige Vorsorge-Früherkennungsuntersuchungen (vor dem 50. Lebensjahr)

Medikamente, die zu verfälschten PSA-Bestimmungen führen können

- 5a-Reduktasehemmer Finasterid^R oder Dutasterid^R (erniedrigen den PSA-Spiegel)
- LHRH-Analoga (erniedrigen den PSA-Spiegel)
- Antiandrogene (erniedrigen den PSA-Spiegel)
- Toremifen^R (erhöht den PSA-Spiegel)
- Blutfett senkende Medikamente = Statine (erniedrigen den PSA-Spiegel)
- Phytooestrogene, z. B. PC-Spes (erniedrigen den PSA-Spiegel)

Sollte man zusätzlich zu der PSA-Bestimmung auch eine Tastuntersuchung vornehmen lassen?

Dass man einen Tumor bei einem sehr niedrigen PSA-Wert ertastet, ist wenig wahrscheinlich, es sei denn, es handelt sich um ein seltenes Sarkom oder Lymphom in der Prostata. Dennoch empfehlen die meisten Urologen eine zusätzliche Tastuntersuchung.

Kommentar: *Bei einem sehr niedrigen PSA-Wert ist ein Krebsbefund zwar unwahrscheinlich, aber nicht gänzlich ausgeschlossen. Die gesetzlichen Krankenkassen erstatten die Kosten für die PSA-Bestimmung nur in Ausnahmefällen. Zu den Ausnahmen zählt die Nachbetreuung von Krebspatienten.*

Warum bestimmt man neben dem PSA noch Subtypen?

Um die Aussagekraft von PSA-Bestimmungen zu verbessern und aggressive Karzinome von gutartigen Formen zu unterscheiden, empfehlen einige Urologen zusätzlich die Bestimmung einiger PSA-Subtypen. Hierzu gehören z. B. die Bestimmung der PSA-Dichte, der PSA Anstiegsgeschwindigkeit, die Unterscheidung von freiem und gebundenem PSA.

PSA-Bezugsgrößen (nach Vetrosky et al.)

PSA-Subtyp	Definition	Verdächtiger Wert
PSA-v (Anstiegsgeschwindigkeit und PSA-Verdopplung)	Veränrungen in einem bestimmten Zeitintervall	>0,75 ng/ml/Jahr
PSA-d (Dichte)	Quotient aus PSA und Volumen der Prostata	> 0,15
f- PSA/t-PSA	Quotient aus freiem und Gesamt- PSA-Wert	< 0,15

Welchen Wert hat die Bestimmung der PSA-Dichte (PSAD)?

Die PSAD ist der Quotient aus PSA-Wert und Prostatavolumen. Letzteres wird im Allgemeinen mit Hilfe des transrektalen Ultraschalls bestimmt. Beträgt die PSA-Dichte <0,10, so spricht dies eher für eine gutartige Vergrößerung der Prostata.

Kommentar: Da die Volumenbestimmung relativ ungenau ist, wird der Nutzen von PSAD kontrovers beurteilt.

Welche Aussagekraft hat die PSA-Anstiegsgeschwindigkeit?

Aussagekräftiger als die Höhe des PSA-Spiegels ist seine Anstiegsgeschwindigkeit bzw. Verdopplungszeit. Diese errechnet sich aus der Erhöhung des PSA-Spiegels zu verschiedenen Zeiten. Als verdächtig gilt ein PSA-Anstieg >0,75 ng pro ml/ Jahr sowie eine Verdopplungszeit (berechnet mit $PSA\_VZ = \log(2)dt/\log(PSA_n)-\log(PSA_{n-1})$) in weniger als 6 Jahren. Ein rascher Anstieg soll auf eine stärkere Aggressivität des Tumors hinweisen (Fornara 2007).

Kommentar: Da beträchtliche physiologische Schwankungen des PSA-Spiegels vorkommen (Vickers et al. 2011), ist die Bestimmung der PSA-Anstiegsgeschwindigkeit nicht unumstritten.

Welche Aussagekraft hat die Unterscheidung von freiem und gebundenem PSA?

Das PSA-Protein kann frei im Blut vorliegen, sich aber auch mit anderen Substanzen verbinden. Beide, freie wie gebundene Form, lassen sich getrennt bestimmen. Beim Standard-PSA-Test handelt es sich um die Summe der freien und gebundenen Form.

Kommentar: Je kleiner der Anteil an freiem PSA ist, desto größer ist die Wahrscheinlichkeit für ein Karzinom und die Indikation für eine Biopsie.

Welche Aussagekraft hat die Bestimmung des PSA-Quotienten (PSAQ)?

Das Gesamt-PSA (tPSA) setzt sich aus freiem (fPSA) und gebundenem bzw. komplexiertem PSA (cPSA) zusammen. Bei Prostatakarzinomerkrankten ist der Anteil des fPSA geringer als bei gesunden Menschen. Je niedriger der Quotient, desto höher ist die Wahrscheinlichkeit eines Prostatatumors.

Kommentar: Im so genannten Graubereich – d. h. zwischen 4 und 10 ng/ml – kann die Bestimmung des Quotienten aus fPSA und tPSA bei der Unterscheidung eines Prostatakarzinoms von einer gutartigen Vergrößerung der Drüse (BPH) helfen.

Welche laborchemischen Nachweise (Marker) – außer der Bestimmung des PSA-Spiegels – gibt es noch zur Krebsfrüherkennung?

Spezifischer und aussagekräftiger als das PSA sollen der Dia-Pat^R-Test, die Bestimmung von Sarkosin im Urin (im PSA-Test) sowie der PCA3-Urin-Test sein. Seit geraumer Zeit werden von der Industrie auch so genannte Kombinationstests angeboten, bei denen neben dem PSA-Spiegel noch krebsspezifische Autoantikörper festgestellt werden. Neben den herkömmlichen quantitativen Messverfahren für PSA werden auch semiquantitative Verfahren bzw. qualitative Verfahren angeboten, so genannte Teststreifen.

Kommentar: Neben dem PSA-Test gibt es noch zahlreiche andere laborchemische Untersuchungsmethoden, von denen jedoch keines eine hundertprozentige Aussagekraft hat. Bei allen Tests sind falsch positive und negative Befunde möglich.
Die Zuverlässigkeit von Teststreifen zur Bestimmung des PSA-Spiegels wird von Experten für unzureichend gehalten. Nachteilig ist auch, dass die PSA-Dynamik mit Teststreifen bei notwendigen Wiederholungen nicht erfasst wird.

Welche Aussagekraft hat die Bestimmung von PCA-3 (prostate cancer antigen 3)?

Beim PCA-3 handelt es sich um ein Prostata-spezifisches Gen auf dem Chromosom 9, das in 95 % aller entarteten Prostatazellen aktiviert (überexprimiert) wird und im Urin nachweisbar ist (Tomlins et al. 2011).
Bei dem Test werden die im Urin befindlichen Prostatazellen untersucht. Damit genügend Zellen in den Urin gelangen, ist zuvor eine Austastung der Prostata (Prostatamassage mit dem Finger) notwendig.

Kommentar: Die Bestimmung von PCA-3 kann sinnvoll sein, wenn trotz hoher PSA-Werte bei einer Biopsie kein Karzinom gefunden wird. Die Kosten des Tests werden nicht von den gesetzlichen Krankenkassen übernommen (IGel-Leistung).

> - Die Bestimmung beruht auf einer gänzlich anderen Bestimmungsmethode als die des PSA-Spiegels.
> - PCA-3-Bestimmungen sind unabhängig vom Alter des Patienten, von Entzündungen, Medikamenten und auch der Prostatagröße.
> - Die Konzentration des Prostatakrebsantigens PCA-3 korreliert im Wesentlichen mit dem Tumorvolumen und dem Gleason Score. Er korreliert nicht – wie der PSA-Wert – mit dem Prostatavolumen.
> - Liegt der PCA-3-Score deutlich über dem Cut-off von 35, steigt die Wahrscheinlichkeit eines Karzinoms.
> - Der Test wird gerne bei der aktiven Überwachung (active surveillance) eingesetzt (Fornara 2009).

Besonderheiten des PCA-3-Tests

Werden von den gesetzlichen Krankenkassen die Kosten für laborchemische Marker-Untersuchungen erstattet?

Bestimmungen des PSA-Spiegels sind – ebenso wie die anderer Tumormarker – IGel-Maßnahmen, die privat bezahlt werden müssen. Die Kosten werden nur während der Nachsorge erstattet. In den USA, wo die PSA-Bestimmung früher von den Krankenkassen im Rahmen der Krebsvorsorge bezahlt wurde, werden die Kosten seit 2011 aufgrund der fraglichen Relevanz nicht mehr erstattet.

Kommentar: *Die PSA-Bestimmung wird von den Krankenkassen nur in speziellen Situationen und auf Antrag bezahlt.*

Können Hunde Prostatakrebs erschnüffeln?

Dass Hunde mit großer Genauigkeit Lungen-, Schilddrüsen- und Brustkrebs riechen können, ist seit längerem bekannt. Seit kurzem gibt es auch Berichte, nach denen Spürhunde ein Prostatakarzinom mit hoher Sensitivität (100 %) und Spezifität (98 %) aufspüren können (109th Annual Scientific Meeting of the American Urological Association 2014).

Kommentar: *Hunde haben einen guten Geruchssinn. Während der Mensch etwa 5 Millionen olfaktorische Zellen in der Nase hat, sind es beim Hund etwa 200 Millionen. Hunde werden deshalb erfolgreich zum Aufspüren von Drogen – ja selbst von Bomben – eingesetzt. Dass Hunde in Zukunft zur Karzinom-Frühdiagnostik eingesetzt werden, ist jedoch unwahrscheinlich.*
Die Beobachtungen bestätigen jedoch seit längerem geäußerte Vermutungen, dass bestimmte Proteine vom Prostatakarzinom in den Urin freigesetzt werden, wo sie nachgewiesen werden können

(VOC = Volatile Organic Compounds). Die Bestimmung solcher Biomarker im Urin könnte in Zukunft möglicherweise die Aussagekraft anderer Nachweisverfahren ergänzen und zum Screening eingesetzt werden.

Sind durch die Molekulardiagnostik Fortschritte in der Krebsprävention zu erwarten?

Die Molekulardiagnostik konzentrierte sich bislang vorwiegend auf die Suche nach Genveränderungen im Tumorgewebe selbst. Ziel war eine genauere Differenzierung des Krebsgewebes und die Identifizierung potentieller Biomarker, um eine gezielte Therapie zu ermöglichen.
Relativ neu sind molekulargenetische Untersuchungen bei Gesunden im Rahmen der Frühdiagnostik oder zur Risikobestimmung. Dank molekulargenetischer Analysen versucht man herauszufinden, wer eine Therapie, und wenn ja, welche Therapie benötigt (prädiktive Pathologie).
Man hofft zu erfahren, welche Krebsgene eine Driver- bzw. Schlüsselfunktion ausüben und warum sich Genaktivitäten im Laufe der Zeit verändern. Oft geschieht es nämlich, dass manche Tumore zu Beginn der Erkrankung auf bestimmte, genadaptierte (zielgerichtete) Therapien hervorragend ansprechen, mit der Zeit aber resistent werden.
Molekulardiagnostische Untersuchungen mit dem Ziel der „Risiko-adaptierten Prävention" haben noch nicht Eingang in die Praxis gefunden. Schon jetzt ist jedoch klar, dass nicht ein, sondern mehrere Risikogene die Wahrscheinlichkeit für eine spätere Krebserkrankung beeinflussen und dass diese Krebsgene auf sehr unterschiedlichen Chromosomen sitzen.
Gelingt es, die wesentlichsten Krebsgene zu identifizieren, dann wird man bei Männern mit hohem Erkrankungsrisiko frühzeitiger Vorsorge- und Therapiemaßnahmen empfehlen können; bei weniger gefährdeten Patienten wird man hingegen weniger eingreifende und nebenwirkungsärmere Therapien empfehlen, ja, sich möglicherweise sogar mit einer Überwachung begnügen.

Kommentar: *Die Integration und Umsetzung Genom basierten Wissens wird in Zukunft nicht nur die Therapie, sondern auch die Risiko-adaptierte Früherkennung grundlegend verändern und verbessern (Burton et al. 2013).*

Argumente für und wider die gesetzliche Krebsvorsorge

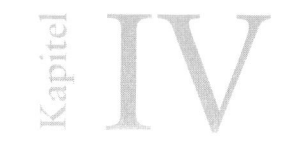

Kapitel IV

In diesem Kapitel geht es ausschließlich um Screening-Untersuchungen, also um die im Rahmen der Prostatakrebs-Früherkennung durchgeführten „Vorsorge"-Maßnahmen. Die weit verbreitete Annahme, dass durch sie Krebs verhindert werden kann, ist falsch. Krebserkrankungen sollen lediglich früher erkannt werden. Die Bezeichnung „Früherkennungsmaßnahmen" ist daher angebrachter. Die einzige Begründung für die (Vor)sorge-Früherkennung liegt in der besseren Therapierbarkeit vorzeitig erkannter Karzinome.
Untersuchungen zur Abklärung von Beschwerden bzw. eines Tumorverdachts gelten nicht als Vorsorgeuntersuchung; sie werden an anderer Stelle, nämlich im Kapitel III, kommentiert („Spezielle Maßnahmen zur Früherkennung" (spezielle Sekundärprävention)).

Fakten zum Prostatakrebs-Screening

Unter Prostatakrebs-Screening versteht man systematische Untersuchungen beschwerdefreier Männer mit dem Ziel, diejenigen gezielt heraus zu „sieben", bei denen Krebsvorstufen, latente Karzinome und Frühkarzinome festzustellen sind (Screening = engl. Filterung). Ziel ist, diese Männer mit Prostatakrebs früher zu therapieren und so Lebenszeit und Lebensqualität bei möglichst vertretbarem wirtschaftlichem Einsatz zu verbessern.
Viele Menschen überschätzen den Nutzen der „Vorsorge-Untersuchungen", weil sie glauben, dass eine regelmäßige Teilnahme an den „Vorsorge-Untersuchungen" vor einer Erkrankung schütze.
Ab dem 36. Lebensjahr haben Krankenversicherte Anspruch auf einen Gesundheits-Check-up, der die Früherkennung von Diabetes, Herz-Kreislauf- und Nierenerkrankungen sowie deren Risikofaktoren zum Ziel hat. Untersuchungen zur Krebsfrüherkennung enthalten diese Check-up-Untersuchungen allerdings nicht.

> Viele Menschen überschätzen den Nutzen der „Vorsorge-Untersuchungen"

Mit dem 46. Lebensjahr steht jedem Mann, im Rahmen der gesetzlichen Krebsfrüherkennung, jährlich eine Prostatakrebs-Vorsorgeuntersuchung durch einen Arzt seiner Wahl zu. Die gesetzlichen Krankenkassen übernehmen hierfür die Kosten; eine Praxisgebühr fällt nicht an. Im Rahmen dieser gesetzlichen Vorsorgemaßnahmen sind eine Tastuntersuchung der Prostata (Digital Rektale Untersuchung = DRU) sowie Fragen nach eventuellen Beschwerden vorgesehen, nicht aber die Bestimmung des Prostataspezifischen Antigens (PSA). Dennoch empfehlen die meisten Urologen zum Ausschluss eines Karzinoms zusätzlich zur digitalen Austastung eine Bestimmung des PSA-Spiegels. Die Kosten für letztere Untersuchung müssen privat bezahlt werden, es sei denn, man ist privat versichert.

Ob die in der Übersicht aufgeführten sieben Ziele beim Prostatakrebs-Screening mit einem Vorsorge-Früherkennungsprogramm erreicht werden und sich hieraus für die Männer, die sich nicht krank fühlen, ein Nutzen ergibt, wird kontrovers diskutiert. In der Fachwelt gibt es selbst über die anzustrebenden Ziele unterschiedliche Meinungen. In der Diskussion spielen, neben der Erreichbarkeit der genannten Ziele, auch zunehmend die Risiken einer Überdiagnostik und -behandlung eine Rolle.

Nutzen und Vorteile von Vorsorgeuntersuchungen nachzuweisen, ist so lange schwierig, wie unterschiedliche Vorstellungen dazu bestehen. Aus den zahlreichen Stellungnahmen ist erkennbar, dass es, je nach Interessengruppe (Lobby), unterschiedliche Auslegungen hierzu gibt.

Allgemein setzt man die Ziele mit einer geringeren Sterblichkeit, zumindest einer Verlängerung der Lebenszeit gleich. Offiziell soll jedoch nicht der Nutzen für die Einzelperson, sondern jener für die gesamte Bevölkerung im Mittelpunkt stehen. Zielvorgabe ist eine Senkung der Prostatakrebssterblichkeit in der Bevölkerung. Tatsächlich wird letzteres Ziel aber kaum hinterfragt.

Ziele und Nutzen des Prostatakrebs-Screenings

Ziel 1: Prostatakrebserkrankungen bzw. Krebsvorstufen früher erkennen

Ziel 2: Senkung der Prostatakrebs-Sterblichkeit

Ziel 3: Lebensverlängerung von Prostatakrebskranken

Ziel 4: Verringerung des Therapieaufwandes bei Prostatakrebspatienten

Ziel 5: Verbesserung der Lebensqualität von Prostatakrebspatienten

Ziel 6: Günstigere Kosten-Nutzen-Relation im Individualfall

Ziel 7: Weniger Kosten für das Gesundheitssystem

Betroffenenverbände haben andere Vorstellungen als Ärzte, Krankenversicherungen, die Pharmaindustrie oder Gesundheitspolitiker. Ökonomisch Argumentierende bemängeln, dass bei der Nutzenevaluation die Kosten nicht ausreichend berücksichtigt würden, stünden doch Kosten und Nutzen in einem engen Zusammenhang. Experten, die auf die Qualitätssicherung bedacht sind, weisen darauf hin, dass bei der Nutzen- und Kostenberechnung auch Alternativen und (negative) Folgen einer diagnostischen Maßnahme mit einfließen müssten, was aber nur in wenigen Bewertungen erfolgt (Koch 2010). Bei der Beurteilung des Wertes einer Früherkennungsmethode sei nicht nur entscheidend, ob ein Nutzen bestehe, sondern auch, ob dieser gegenüber dem Schaden überwiege.

Der Vorstellung, den Nutzen von Screening-Maßnahmen allein durch Überlebenszeiten zu belegen, wird zunehmend widersprochen. So wird in den USA die PSA-gestützte Vorsorgeuntersuchung, trotz eines möglichen Überlebensvorteils, nicht mehr routinemäßig durchgeführt, weil der durch die Untersuchungen verursachte Schaden größer ist als der Nutzen.

Der Vorstellung, den Nutzen von Screening-Maßnahmen allein durch Überlebenszeiten zu belegen, wird zunehmend widersprochen

---

Wurde die Sterblichkeit an Prostatakrebs (krankheitsspezifische Mortalität) oder die Gesamtsterblichkeit (Gesamtmortalität) erfasst?
Liegt hierzu keine klare Aussage vor, so hat die Studie eine fragliche Relevanz. Weitaus die Mehrzahl aller Prostatakarzinompatienten stirbt nämlich nicht am Prostatakrebs, sondern an anderen Ursachen. Eventuell tödliche Folgen einer Überdiagnostik und -therapie müssen mit berücksichtigt werden. Eine erhöhte Gesamtsterblichkeit wäre ein Indiz dafür, dass das Screening mehr schadet als nützt. *Die Schlussfolgerungen vieler Studien beziehen sich nur auf die prostatakrebsbedingte Sterblichkeit.*

Wie hoch war die Teilnehmerzahl der Studie, wie lange der Untersuchungszeitraum?
Eine Beobachtungsstudie sollte so lange andauern, bis etwa 10 % der Teilnehmer der Kontrollgruppe gestorben sind. Bei einem bei einer Vorsorge entdeckten Prostatakarzinom dauert dies mindestens 10 bis 15 Jahre. *Viele Studien beurteilen einen zu kurzen Zeitraum und sind deswegen wertlos!*

Wurden Teilnehmer aus der Studie ausgeschlossen?
Der Ausschluss von nur wenigen Studienteilnehmern kann das Ergebnis signifikant beeinflussen. Gerade bei Studien mit Prostatakarzinompatienten dürfte wegen des oft hohen Alters der Betroffenen sowie der zahlreichen lebensbedrohlichen Begleiterkrankungen die Anzahl der ausgeschlossenen Patienten äußerst hoch sein. *Viele Studien erwähnen die Ein- und Ausschlüsse nicht und sind daher wertlos!*

Wurde die Todesursache korrekt bestimmt?
Die Bestimmung der Todesursache ist gerade bei älteren, häufig auch an zusätzlichen Erkrankungen leidenden Krebspatienten schwer und subjekti-

➡

Häufige Fehler und Irrtümer (Pitfalls) bei der Beurteilung von Studien zur Prostatakrebsvorsorge

> ven Einflüssen unterworfen (Dubben 2009). Die Bestimmung der krankheitsspezifischen Sterblichkeit per Totenschein als valide Messmethode ist sehr fragwürdig.
>
> *Wurden die Erfolgsquoten der Sterblichkeit in Prozent oder Absolutzahlen angegeben?*
> In einigen Studien werden Vergleiche in Relativ-Prozent – in anderen in Absolutzahlen – dargelegt. *Angaben in Relativprozent können einen fälschlich übertriebenen Eindruck vermitteln!*
>
> *Handelt es sich um eine randomisiert-kontrollierte Studie? Wurden „Freiwillige" für die Vergleichsgruppen herangezogen?*
> Personen, die freiwillig an Vorsorgeuntersuchungen teilnehmen, sind oft gesundheitsbewusster und gesünder. Sie stammen häufig aus höheren sozialen Bevölkerungsschichten und haben deshalb eine bessere Lebenserwartung. *Studienergebnisse, in denen die Zusammensetzung des Probandenkollektivs nicht ausreichend beschrieben wird, sind wertlos!*
>
> *Wurde neben dem möglichen Nutzen auch der eventuelle Schaden beurteilt?*
> Nicht nur Therapien, auch Präventionsmaßnahmen (z. B. Folgen der Biopsie) können zu unerwünschten Nebenwirkungen führen, die mit einem erheblichen psychischen sowie körperlichen Schaden einhergehen. *In vielen Studien werden nur die positiven Aspekte erwähnt, was den Wert erheblich schmälert!*

Fragen, die man vor einer Prostatakrebs-Vorsorgeuntersuchung stellen sollte

- Wie wahrscheinlich ist es, dass diese Krankheit in meinem Alter auftritt?
- Habe ich langfristig gesundheitliche Vorteile davon, wenn die Krankheit frühzeitiger entdeckt wird? Gibt es Belege, dass ich dadurch länger lebe?
- Welche unerwünschten Wirkungen können mit der Früherkennungsuntersuchung verbunden sein und wie oft treten diese auf?
- Wie häufig sind falsch positive Testergebnisse (falscher Alarm) und falsch negative (übersehene Erkrankungen)? Kommen weitere Untersuchungen auf mich zu, wenn ich ein positives Testergebnis habe?
- Wie lange muss ich auf das Testergebnis warten?
- Wie oft muss ich zur Früherkennung gehen, um davon zu profitieren?

Spezielles zu Zielen und Nutzen der gesetzlichen Prostatakrebs-Vorsorgeuntersuchung (Argumente von Befürwortern und Skeptikern)

Zu Ziel 1: Das Prostatakarzinom dank der gesetzlichen Vorsorgeuntersuchungen frühzeitiger erkennen und zu behandeln

Befürworter behaupten, dass:

- seit Einführung der PSA-Bestimmung mehr Prostatakarzinome entdeckt würden (Hugosson et al. 2010). Wesentlich mehr Tumore als früher befänden sich heute im lokalisierten – und somit noch heilbaren – Stadium (T1 N0 M0) (Stadienshift). Die Häufigkeit von Tumoren mit Fernmetastasen sei von etwa 30 auf 4 % zurückgegangen.
- man mit der Tastuntersuchung gleichzeitig auch Krebserkrankungen im Mastdarm erkenne.

- Anstieg der Häufigkeit von Prostatakarzinomdiagnosen in der Altersgruppe zwischen 60 und 69 Jahren von 349 pro 100.000 im Jahr 1985 auf 667 pro 100.000 2005 (191 %).

- Anstieg der Häufigkeit von Prostatakarzinomdiagnosen in der Altersgruppe zwischen 50 und 59 Jahren von 58 pro 100.000 auf 213 pro 100.000 (367 %).

- Anstieg der Häufigkeit von Prostatakarzinomdiagnosen unter 50 Jahren von 1,3 auf 9,4 pro 100.000 (723 %).

Veränderungen der Prostatakrebshäufigkeit seit Einführung des PSA-Screenings in den USA (Dartmouth Studie)

Das Ziel 1 wird eindeutig erreicht. Befürworter schlagen vor:
1. *Grundsätzlich zusätzlich zur Tastuntersuchung auch routinemäßig eine PSA-Bestimmung vorzunehmen.*
2. *den PSA-Schwellenwert von 4,0 auf 3,0 ng/ml heruntersetzen, um dadurch noch mehr und noch frühzeitiger Karzinome zu diagnostizieren (Oesterling 1993).*
3. *die PSA-Bestimmung je nach Höhe des Wertes alle ein bis vier Jahre durchzuführen (bei PSA <1 ng/ml alle 4 Jahre, bei >2 ng/ml jedes Jahr).*
4. *die Altersgrenze für Vorsorgeuntersuchungen herabzusetzen und schon im Alter von etwa 40 Jahren den PSA-Wert als Basiswert für spätere Verlaufsuntersuchungen zu bestimmen (Geschwend 2012).*

5. empfindlichere Untersuchungsverfahren zu entwickeln, um noch mehr Karzinome im Frühstadium zu diagnostizieren.
6. alle entdeckten Frühkarzinome sofort zu entfernen.

Skeptiker der Screening-Untersuchungen streiten nicht ab, dass Krebserkrankungen frühzeitiger erkannt werden. Durch das PSA-gestützte Screening würden aber vorwiegend Karzinome entdeckt, die keiner Behandlung bedürfen. Sie warnen vor dem Schaden bei einer Überdiagnostik. Die Nachteile seien gravierender als die Vorteile. Durch die Tastung würden ausschließlich fortgeschrittene Tumore festgestellt, so dass man nicht von einer Früherkennung sprechen könne. Sie weisen darauf hin, dass:

nach wie vor die irrtümliche Vorstellung bestehe, dass Früherkennungsmaßnahmen vor einem Krankheitsausbruch schützen.

die Bevölkerung unzureichend über die geringe Aussagekraft der Tastuntersuchung aufgeklärt sei.

seit Einführung der PSA-Bestimmung bei Männern <50 Jahre sieben Mal mehr Tumore als vorher entdeckt würden, was als Hinweis für die Gefahr zu deuten sei, dass sich aus gesunden Patienten chronisch krank Fühlende entwickelten. An dem Spruch, „es gibt keine krebsfreien Patienten, sondern nur schlecht Untersuchte", sei leider einiges wahr. Im fortgeschrittenen Alter sei Krebsgewebe in der Prostata eher die Normalität als die Ausnahme.

es in den Leitlinien der Deutschen Gesellschaft für Urologie von 2009 zwar heiße, eine PSA-Bestimmung solle nur auf ausdrücklichen Wunsch durchgeführt werden, man in Wirklichkeit aber für die Bestimmung des PSA-Spiegels werbe.

Fazit und Vorschläge von Skeptikern: Die Nachteile sind größer als die Vorteile. Sie schlagen vor:

- *Ziel von Screening-Untersuchungen darf nicht die frühzeitige Entdeckung von Krebsgewebe, sondern muss die Entdeckung eines aggressiven, also therapiebedürftigen Tumors sein.*
- *PSA-Bestimmungen nur bei Risikopersonen, und nur nach Aufklärung über die diagnostischen und therapeutischen Konsequenzen im Falle eines „auffälligen" Befundes vorzunehmen. Nur diejenigen Männer, die von sich aus nach einer Früherkennung fragen, sollen ergebnisoffen über die Vor- und Nachteile aufgeklärt werden.*
- *PSA-Vorsorgeuntersuchungen nicht bei Männern >70 durchzuführen. Bei erheblichen Begleiterkrankungen sollte auf die Bestimmung verzichtet werden.*

- *Kriterien zu erarbeiten, die stärker die Aggressivität, und somit Behandlungsbedürftigkeit erkannter Karzinome berücksichtigen (prädiktive Pathologie).*

Zu Ziel 2: Senkung der Prostatakrebssterblichkeit dank Screening-Untersuchung

Darüber, dass die digitale Abtastung der Prostata die Sterblichkeit nicht beeinflusst, gibt es weltweit keinen Zweifel; anders hingegen wird der Nutzen der routinemäßigen Bestimmung des PSA-Spiegels beurteilt.
Lange hatte man auf eine Klärung der Frage durch zwei – gleichzeitig in Europa und den USA stattfindende – Screening-Studien gehofft. Leider brachten sie jedoch keine Klärung. Wegen ihrer unterschiedlichen Methodik sind sie nicht vergleichbar und wissenschaftlich angreifbar (Schröder 2009, 2010, 2011, 2012, 2014, Berg et al. 2009, Andriole et al., 2009, Chou et al. 2012).
Die in Amerika durchgeführte Verlaufsstudie (PLCO = Prostata, Lung, Colorectal and Ovarian Cancer Trial) ergab bei routinemäßiger Bestimmung des PSA-Spiegels zwar 22 % mehr Krebsdiagnosen, aber keine unterschiedliche Sterblichkeit. Die Sterblichkeitsrate blieb unbeeinflusst davon, ob zusätzlich zur Tastung eine PSA-Bestimmung vorgenommen wurde oder nicht.
Anders sahen die Ergebnisse der europäischen Studie (ERSPC) aus (Schröder et al. 2009, 2012). Sie bestätigte ebenfalls häufigere Krebsdiagnosen bei einer zusätzlichen PSA-Bestimmung, ergab jedoch – im Gegensatz zur amerikanischen Studie – eine – nach mehr als 13 Jahren – 27 % niedrigere Wahrscheinlichkeit, an einem Prostatakrebs zu versterben. Der wesentliche methodische Unterschied zur US-Studie bestand darin, dass der Schwellenwert für PSA, ab dem eine klärende Prostatabiopsie erfolgte, nicht bei 4,0, sondern bereits bei 3,0 ng/ml lag.

Bei **Befürwortern** steht die Sorge im Vordergrund, dass man Heilungschancen verspiele, wenn man Karzinome nicht frühzeitig erkenne und behandle. Sie verweisen auf das Dogma, dass je früher man einen Krebs erkennt und behandelt, umso wahrscheinlicher die Heilungschancen sind (Stoffel 2000). Sie behaupten, dass:
- viele Studien ein mehr als 25 % niedrigeres (Karzinom)Sterblichkeitsrisiko bei einer „PSA-gestützten Vorsorge" bestätigt hätten (Bill-Axelson et al. 2014, Axelson et al. 2011, Hugosson, J et al. 2010). Dies entspreche rechnerisch einer Senkung des individuellen Sterberisikos von etwa 3 (ohne PSA-Screening) auf

2,4 % bis maximal 1,8 % (mit PSA-Screening); ein Vorteil, der mit der Nachbeobachtungszeit zunehme.
- ein verhindertes Karzinom auf 78 Screening-Teilnehmer käme bzw. ein Tumor auf 27 erkannte Prostatakarzinomdiagnosen (Schröder et al. 2014); in der Screening-Gruppe käme es zu 4,3 Todesfällen bei 10.000 getesteten Männern, aber zu 5,4 unter der Kontrollgruppe.
- ein Todesfall verhindert würde, wenn bei 23 Männern dank PSA-Bestimmung die Diagnose vorzeitig gestellt und eine Behandlung eingeleitet würde.

Fazit und Vorschläge der Befürworter: *Das Ziel 2 wird erreicht. Vorsorgeuntersuchungen tragen eindeutig zu einer Verminderung der Prostatakrebssterblichkeit bei.*
Die Gefahr unnötiger Behandlungen ist geringer als das Risiko, ein Menschenleben wegen Prostatakrebs zu verlieren.

Skeptiker meinen, ein Einfluss auf die Gesamtüberlebenszeit sei weder durch die Tastuntersuchung noch durch PSA-Bestimmung feststellbar (Andriole et al. 2009).
Die angeblich geringere krebsspezifische Sterblichkeit – bei auf PSA-Bestimmungen basierten Screening-Untersuchungen – würde mit dem Nachteil einer Übertherapie erkauft. Weniger als 10 % der beim PSA-Screening entdeckten Frühkarzinome würden sich zu invasiven, und somit klinisch relevanten, Karzinomen entwickeln; 90 % würden übertherapiert.

Die Skeptiker weisen darauf hin, dass:
- die von Befürwortern zitierten Studien (Axelson et al. 2011, 2014) lediglich aussagen, dass man Prostatakrebspatienten <65 Jahren bei Beschwerden operieren solle.
- nur eine einzige Studie (ERSPC) eine geringere Sterblichkeit bei Männern <70 Jahren bescheinige (Schröder 2012, 2014); wobei in dieser Studie jedoch gleichzeitig auf die hohe Anzahl übertherapierter Patienten hingewiesen würde (Schröder et al. 2009, 2010, 2012, 2014, Boyle et al. 2010). Auch diese europäische Studie sei methodisch angreifbar, da sie nur eine geringere krebsbedingte Sterblichkeit, nicht aber die Gesamtsterblichkeit ermittle (Hugosson et al. 2011). Sterbefälle wegen einer Überbehandlung würden in ihr nicht berücksichtigt.
- die Aussagekraft sämtlicher Studien fraglich sei, da es sich bei den vorzeitig entdeckten Karzinomen mehrheitlich um sehr kleine und langsam wachsende Tumore im Stadium I handle. Da aber die 10-Jahres-Überlebensrate dieser Prostatakarzinompa-

tienten – auch ohne Therapie – zwischen 80 und 90 % liege, bedürfe es einer mindestens 15jährigen Nachbeobachtungszeit, um einen Überlebensvorteil festzustellen.

Fazit und Vorschläge der Skeptiker: Das Ziel 2 wird nicht erreicht.
- *Das „Dogma", jeden entdeckten „Tumor" so früh wie möglich zu behandeln, ist überholt (Wilt et al. 2012).*
- *Die Kernfrage ist nicht, ob das PSA-Screening die Sterblichkeit verringert, sondern ob es mehr nutzt als schadet.*
- *Die zitierten europäischen und amerikanischen Studien sind wegen der unterschiedlichen Methodik nicht miteinander vergleichbar. Wegen der zu kurzen Beobachtungszeit (Follow up) erlauben beide Studien keinerlei Aussagen zur Sterblichkeit.*
- *Der fraglichen Senkung der Krebssterblichkeit bei einer PSA-basierten Vorsorge-Früherkennung steht ein eindeutiger Schaden wegen der Überbehandlungen gegenüber.*

> Die Kernfrage ist nicht, ob das PSA-Screening die Sterblichkeit verringert, sondern ob es mehr nutzt als schadet

Die Skeptiker schlagen vor:
nur aggressive Frühkarzinome zu behandeln, ansonsten mit der Therapie abzuwarten (aktive Überwachung).

Zu Ziel 3: Lebensverlängerung dank der gesetzlichen Prostatakrebs-Vorsorgeuntersuchungen

Befürworter meinen, dass
- sich die Überlebenszeit von Prostatakarzinompatienten seit Einführung des PSA-Testverfahrens kontinuierlich verbessert habe (Hammerer 2004).
- 94 % aller Patienten mit vorzeitig diagnostizierten Prostatakarzinomen länger als 10 Jahre leben (Lu-Yao et al. 2009).
- die operative Entfernung frühzeitig entdeckter Karzinome eine Metastasierung verhindere bzw. verzögere, und somit zu einer längeren Überlebenszeit führe.

Fazit und Vorschläge der Befürworter: Das Ziel 3 wird erreicht. Eine – dank PSA-Bestimmung – frühzeitige Krebserkennung und -behandlung trägt zur Verlängerung der Lebenserwartung bei.

Skeptiker meinen, dass
- die angeblich verbesserten Überlebenszeiten nur eine Folge des „lead time effects" seien, d. h. einer vorverlegten Krebsdiagnose. Nicht die Überlebenszeit des Patienten, sondern die Krankheitsphase habe sich verlängert.

> Nicht die Überlebenszeit des Patienten, sondern die Krankheitsphase habe sich verlängert

- durch die PSA-Bestimmungen vorrangig langsam wachsende und somit prognostisch günstigere Tumore entdeckt würden.
- nicht die krebsspezifische, sondern die globale Überlebenszeit entscheidend sei.
- 80 bis 90 % der Männer mit einem Frühkarzinom länger als 10 Jahre leben. Da die europäischen und amerikanischen Studien nur maximal 9 bis 12 Jahre (2012) überblicken, seien die Ergebnisse dieser Studien ohne Relevanz. Hinzu komme, dass viele andere Einflüsse die Überlebenszeit der meist älteren Männer mit bestimmen.

Fazit und Vorschläge der Skeptiker: Ob das Ziel 3 erreicht wird, ist fraglich. Eine vorzeitige Prostatakrebsdiagnose bedeutet nicht zwangsläufig auch längere Überlebenszeit. Nicht die krebsspezifische, sondern die globale Überlebenszeit ist entscheidend! Sie schlagen vor, das biologische Alter, die Begleiterkrankungen und den Risikograd des entdeckten Karzinoms bei der Therapieentscheidung stärker zu berücksichtigen.

Zu Ziel 4: Verringerung des Therapieaufwandes

Befürworter meinen, dass
- bei den – dank PSA-Bestimmung – entdeckten Frühkarzinomen häufig nur ein kleiner operativer Eingriff notwendig sei
- durch die vorzeitige Behandlung ein chronisch fortschreitender und somit therapieaufwendiger Verlauf verhindert würde.

Fazit und Vorschläge der Befürworter: Das Ziel 4 wird erreicht. Der Therapieaufwand ist eindeutig geringer.

Skeptiker bezweifeln nicht, dass die Behandlung eines Frühkarzinoms weniger aufwändig sei. Beim Krebsscreening gehe es jedoch um erhoffte Vorteile für alle Menschen. Sie weisen darauf hin, dass
- weitaus die Mehrzahl der Therapien bei den festgestellten Frühkarzinomen überflüssig sei (Stattin et al. 2010) und dass das Risiko therapiebedürftiger Nebenwirkungen unverhältnismäßig hoch sei.
- falsch positive Befunde sehr häufig seien und zu aufwändigen Folge-Untersuchungen zwingen, deren Aufwand den Vorteil des in Einzelfällen geringeren Therapieaufwandes relativiere.
- selbst die Leiter der europäischen Studie auf die hohe Nebenwirkungsrate hinweisen. Die Quantifizierung von Schäden und ihre

Reduktion müsse eine Voraussetzung für die Einführung eines populationsbasierten Screenings sein.

Fazit und Vorschläge der Skeptiker: Ob das Ziel erreicht wird, ist fraglich. Skeptiker schlagen vor:
Screening-Untersuchungen nur bei Risikopatienten vorzunehmen und entdeckte Karzinome nur entsprechend ihrer Aggressivität zu therapieren.

Zu Ziel 5: Verbesserung der Lebensqualität

Befürworter sagen, dass
- bei vorzeitig erkannten Prostatakarzinomen ein schonenderes Operationsverfahren, mit weniger Auswirkungen auf die Potenz und Kontinenz, möglich sei. Belastende Zusatztherapien – etwa Chemo-, Hormon- oder Strahlentherapien – entfielen.
- die PIVOT-Studie (Wilt et al. 2012) nachgewiesen habe, dass es bei vorzeitig operierten Frühkarzinompatienten in den folgenden 10 Jahren nur halb so häufig (4,7 %) zu schmerzhaften Knochenmetastasen komme wie bei unbehandelten (10,6 %).

> Von 10.000 Männern, die in über neun Jahren zwei PSA-Tests machen lassen, erhalten 6.720 ein unauffälliges Testergebnis. Bei 3.280 ist der PSA-Wert erhöht und es wird eine Biopsie veranlasst. Diese Gewebeprobe ist bei 2.460 Patienten unauffällig. Bei 820 Männern ist die Probe positiv, d. h. es wird Prostatakrebs entdeckt. Bei sieben Männern wird durch den PSA-Test der Tumor so frühzeitig entdeckt, dass der Betroffene geheilt werden kann. Bei 28 Männern ist der Krebs so aggressiv, dass er trotz Früherkennung zum Tode führt. Bei 340 Männern wird Prostatakrebs festgestellt, der ohne PSA-Test innerhalb von neun Jahren nicht auffallen würde und vermutlich keiner Behandlung bedarf.

Schlussfolgerungen aus der ERSPC-Studie

Fazit und Vorschläge der Befürworter: Das Ziel 5 wird erreicht. Vorsorge-Früherkennungs-Untersuchungen verbessern die Lebensqualität.

Skeptiker bezweifeln nicht, dass die Lebensqualität umso besser ist, je frühzeitiger ein aggressives Karzinom behandelt wird. In den seltensten Fällen handle es sich bei den vorzeitig erkannten Tumoren jedoch um aggressive Tumore. Sie behaupten, dass
- seit Einführung der PSA-Bestimmung okkulte (latente, low risk oder schlafende) Prostatakarzinome und somit unnötige Therapien (Übertherapien) signifikant zugenommen haben (Shanda et

In den seltensten Fällen handle es sich bei den vorzeitig erkannten Tumoren jedoch um aggressive Tumore

al. 2010, Carlsson et al. 2011). Viele Männer würden unberechtigt unter starker Angst vor einem Fortschreiten der Erkrankung leiden.
- die PIVOT-Studie (Wilt et al. 2012) nachgewiesen habe, dass Inkontinenz und Impotenz bei operierten Patienten signifikant häufiger als bei nicht behandelten Patienten vorkommen.
- das angeblich niedrigere Krebssterberisiko mit überflüssigen Einbußen der Lebensqualität infolge Biopsien und Therapien erkauft würde (Heijnsdijk et al. 2012).
- die europäische Screening-Studie (European Randomized Study of Screening for Prostate Cancer = ERSPC) nachgewiesen habe, dass das Screening einen von 1000 älteren Patienten vor dem Tode bewahre. Dass hingegen im gleichen Zeitraum bei 36 von 1000 Männern ein völlig harmloses Karzinom diagnostiziert werde.

Die negativen Auswirkungen des Screenings auf die Lebensqualität überwiegen

Fazit und Vorschläge der Skeptiker: Die negativen Auswirkungen des Screenings auf die Lebensqualität überwiegen. Aus vielen, sich vorher gesund fühlenden Menschen werden leidende Krebspatienten (Welch 2009, Brawley 2009). Die Skeptiker schlagen vor, grundsätzlich vor einer Vorsorgeuntersuchung ausführlich auf die Gefahren von Überdiagnostik und Übertherapien hinzuweisen.
Biopsien nur dann durchzuführen, wenn hierdurch eine längere Lebenszeit und/oder Lebensqualitätsverbesserung zu erwarten sei. Weniger Lebenszeit- und mehr Lebensqualität orientierte Evaluationsparameter in Therapiestudien einzusetzen.

Zu Ziel 6: Günstigere Kosten/Nutzen-Relation im Individualfall

Befürworter sagen, dass:
bei jüngeren Patienten die vorzeitige Erkennung des Prostatakarzinoms ein Gewinn sei, da bei ihnen zum Einen die erfolgreich behandelten Erkrankungen häufig aggressiver verlaufen und zum Anderen die Männer länger im Arbeitsprozess blieben und so in die Sozialversicherungen einzahlten statt ihnen Geld zu entnehmen.

Fazit der Befürworter: Besonders jüngere sowie Hoch-Risiko-Patienten profitieren von der Vorsorgediagnostik.

Skeptiker der Screening-Untersuchungen bestätigen eine günstige Kosten-Nutzen-Relation in Einzelfällen. Sie weisen aber darauf hin, dass:

- prinzipiell nur diejenigen profitieren, bei denen ein aggressiver Tumor festgestellt und behandelt werde.
- zu viele Menschen den Preis dafür zahlen, dass nur einige wenige von der Frühdiagnostik profitieren.
- diejenigen Patienten einen erheblichen Nachteil hätten, bei denen die vorzeitig erkannte Krebserkrankung nie zu Beschwerden führte.
- Menschen, die wegen ihres geringen Risikos eigentlich keiner Vorsorgeuntersuchung bedürfen, die Ressourcen denjenigen Patienten rauben, die von differenzierteren und aufwendigeren Früherkennungsmaßnahmen profitieren würden.
- Männer mit einer restlichen Lebenserwartung <10 Jahre kaum einen Nutzen von der Früherkennung hätten.

Fazit und Vorschläge der Skeptiker: Einzelne profitieren von der Früherkennung. Sie schlagen vor:
- *Vorsorgeuntersuchungen nur bei Personen mit hohem Risiko durchzuführen.*
- *sich in der Forschung weniger auf die Früherkennung als auf die Erkennung bösartiger Frühkarzinome zu konzentrieren (Prädiktive Frühdiagnostik).*

> Vorsorgeuntersuchungen nur bei Personen mit hohem Risiko durchzuführen

Zu Ziel 7: Weniger Kosten für das Gesundheitssystem

Sozialmediziner bemängeln, dass bei der Bewertung des Nutzens die Kosten nur unzureichend berücksichtigt werden, obwohl Kosten und Nutzen in einem engen Zusammenhang stehen. Den durch Vorsorgeleistungen entstehenden Kosten müssten die durch Früherkennung eingesparten Behandlungen gegenüber gestellt werden.

> Den durch Vorsorgeleistungen entstehenden Kosten müssten die durch Früherkennung eingesparten Behandlungen gegenüber gestellt werden

Befürworter sagen, dass
- es unmöglich und auch unethisch sei, einen Gewinn an Lebenszeit und Lebensqualität kostenmäßig zu berechnen. Niemand bezweifle, dass Maßnahmen zur Gesunderhaltung und Lebensverlängerung der Gesellschaft viel Geld kosten; es gehöre jedoch zu den Pflichten der Solidargemeinschaft das Leben des Einzelnen zu schützen und nicht nur finanzielle Vorteile für das Gesundheitssystem im Auge zu behalten.
- es für das Gesundheitssystem eine Kostenentlastung bedeute, wenn bei frühzeitiger Krebsbehandlung aufwändige und teure Therapiemodalitäten im weiteren Krankheitsverlauf entfielen; die Behandlung einer beim Screening festgestellten Krebserkrankung sei wesentlich kostengünstiger.

- Männer im erwerbstätigen Alter bei vorzeitiger Erkennung und erfolgreicher Behandlung des Karzinoms länger im Arbeitsprozess verblieben. Sie zahlen weiterhin in das Gesundheitssystem ein, anstatt ihm über Renten und Krankengeld Gelder zu entnehmen.

Fazit und Vorschläge der Befürworter: Das Ziel 7 wird erreicht. Die Befürworter schlagen vor:
1. *den Kreis Anspruchsberechtigter zu erweitern und mehr für das Screening zu werben;*
2. *noch sensitivere und spezifischere Untersuchungen vorzunehmen.*

Skeptiker weisen auf den großen finanziellen Aufwand flächendeckender Untersuchungen hin. In den USA schätzte man die Kosten für die Verhinderung eines Todesfalls auf fünf Millionen US-Dollar (Arsov und Albers 2914). Sie behaupten, dass die Untersuchungen mit vielen falsch positiven und falsch negativen Befunden, und daher teuren Folgekosten, einhergehen. Erst in einigen Jahren würde sich herausstellen, mit welchen finanziellen Belastungen und welchem Gewinn das Krebs-Früherkennungsprogramm tatsächlich verbunden sei. Die tatsächlichen Screeningkosten für die Solidargemeinschaft seien wesentlich größer als allgemein angenommen. Nicht einberechnet würden nämlich die Heil- und Hilfsmittel wegen Inkontinenz, die psychischen Folgen durch Impotenz, die Kosten der Psychotherapie, die Rehabilitationsleistungen, der vorzeitige Rentenbezug, die Minderung der Arbeits- und Erwerbsfähigkeit bei unnötig Behandelten.

Nicht selten käme es bei Männern mit harmlosen Frühkarzinomen zu einer Flucht in die Krankheit und einem Rentenbegehren, was zusätzliche Kosten bedinge.

> Der fragliche Nutzen des Screenings wird sehr hart erkauft und führt zu einer für die Solidargemeinschaft teuren Überdiagnostik und Überbehandlung
>
> Der derzeitige „Früherkennungs-Aktionismus" ist weniger mit der medizinischen Notwendigkeit als mit den Vergütungsstrukturen für Ärzte erklärbar

Fazit und Vorschläge der Skeptiker: Das Ziel 7 wird nicht erreicht. *Der fragliche Nutzen des Screenings wird sehr hart erkauft und führt zu einer für die Solidargemeinschaft teuren Überdiagnostik und Überbehandlung. Die Einsparungen bei einigen wenigen Patienten stehen in keinem Verhältnis zu den globalen Kosten. Der derzeitige „Früherkennungs-Aktionismus" ist weniger mit der medizinischen Notwendigkeit als mit den Vergütungsstrukturen für Ärzte erklärbar.* Sie fordern,
- *primär präventive Vorsorgemaßnahmen stärker zu propagieren und zu honorieren.*
- *die ökonomischen Rahmenbedingungen und Anreizstrukturen der Vergütungssysteme zu verändern.*

- *Eine „intelligentere" Anwendung des PSA-Tests, so z. B. die Screening-Untersuchungen auf Risikogruppen zu beschränken.*
- *die derzeit praktizierten therapeutischen Konsequenzen bei einer Krebsfrüherkennung zu überdenken.*

Zum Problem „falsch negativer" und „falsch positiver" Befunde

Unter **falsch negativen Befunden** versteht man krankhafte Befunde, die bei Untersuchungen übersehen wurden bzw. mit den jeweiligen Untersuchungsmethoden – unter den gegebenen Umständen – nicht feststellbar waren. Unter **falsch positiven Befunden** versteht man gutartige Befunde, die fälschlich für krankhaft erklärt werden.

Falsch positive Befunde führen zu beträchtlichem psychischen Druck, seelischen Belastungen und Ängsten bei den Betroffenen. Sie verursachen, wegen der notwendigen Abklärung, erhebliche Kosten. Falsch negative Befunde können dagegen die Überlebenschancen in Frage stellen, denn sie vermitteln den Betroffenen eine falsche Sicherheit. Mindestens 10 % aller Karzinome befinden sich in dem Bereich der Prostata, der dem Darm abgewandt und deshalb der **Tastuntersuchung** nicht zugänglich ist. Kleine, noch auf die Prostata lokalisierte Frühkarzinome werden selbst von erfahrenen Untersuchern nur in Ausnahmefällen ertastet. Das Risiko falsch negativer wie falsch positiver Befunde ist bei Tastuntersuchungen so hoch, dass der Nutzen dieser Früherkennungsmaßnahmen im Rahmen des Prostatakrebs-Screenings sehr in Frage gestellt wird.

Zu falsch negativen Testergebnissen kommt es etwa bei zwei von zehn **PSA-Bestimmungen**, wenn man den Schwellenwert des PSA-Spiegels bei 4 ng/ml ansetzt. Die Rate falsch negativer Befunde sinkt zwar bei einem niedrigeren Grenzwert, aber dann steigt auch das Risiko falsch positiver Werte. Falsch positive PSA-Befunde sind besonders häufig, wenn die Betroffenen bestimmte Empfehlungen und Verhaltensweisen vor der Untersuchung nicht befolgen. Bei älteren Männern ist die Rate falsch positiver Befunde – also in diesem Fall Fehldiagnosen – besonders hoch. Bei 3 von 4 Patienten >65 Jahren löst ein erhöhter PSA-Wert falschen Alarm aus. Wie hoch die Rate falsch negativer Befunde bei der **Biopsie** ist, lässt sich schwer abschätzen. Mit der Anzahl der Stanzen verringert sich zwar das Risiko, erreicht jedoch niemals Null. Die Wahrscheinlichkeit, dass Tumorgewebe selbst bei einer Ultraschall- oder gar Kernspin gezielter Biopsie nicht getroffen wird, unterschätzt man häufig.

> Falsch positive Befunde führen zu beträchtlichem psychischen Druck, seelischen Belastungen und Ängsten bei den Betroffenen

> Das Risiko falsch negativer wie falsch positiver Befunde ist bei Tastuntersuchungen so hoch, dass der Nutzen dieser Früherkennungsmaßnahmen im Rahmen des Prostatakrebs-Screenings sehr in Frage gestellt wird

Zum Problem der „Überdiagnostik" und „Übertherapie"

Obwohl für überdiagnostizierte Frühkarzinome die Bezeichnung „überbehandelte Tumoren" oder „überbewertete Gewebeveränderungen" sowie „Überversorgung" angebrachter wäre, hat sich der Ausdruck „Überdiagnostik" eingebürgert. Mit „überdiagnostizierten Karzinomen" bezeichnet man all jene diagnostizierten Frühkarzinome, die sich spontan zurückbilden, keinerlei Beschwerden bereiten oder so langsam wachsen, dass sie keiner Therapie bedürfen. Werden sie nicht behandelt, so ist weder die Lebenszeit noch die Lebensqualität eingeschränkt (Lu Yao et al. 2009). Bei Überdiagnosen handelt es sich weder um Fehldiagnosen noch um falsch positive Befunde, denn die „Krankheit" wird richtig diagnostiziert, ist jedoch ohne Relevanz. Überdiagnosen ziehen in der Regel eine „Übertherapie" nach sich, obwohl unbehandelt weder die Lebenszeit noch die Lebensqualität der betroffenen Männer eingeschränkt ist. Überflüssige und nutzlose Behandlungen werden mit einer Überbehandlung gleichgesetzt.

Im weiteren Sinne fallen unter den Begriff „Überdiagnose" auch diagnostizierte Tumore solcher Männer, die nicht am entdeckten Karzinom, sondern an anderen Ursachen sterben. Bedenkt man, dass unbehandelte Krebspatienten eine durchschnittliche weitere Lebensdauer von 10 Jahren haben, so handelt es sich um eine Überdiagnostik, wenn Screening-Untersuchungen bei Personen mit einer geringeren Lebenserwartung von weniger als 10 Jahren vorgenommen werden.

Man schätzt, dass es sich bei weit mehr als der Hälfte aller durch PSA-Bestimmungen entdeckten Frühkarzinome um „Überdiagnosen" handelt. Bei der PSA-basierten Vorsorgediagnostik ist die Gefahr größer als bei der Tastuntersuchung, bei jüngeren Patienten soll sie geringer sein als bei älteren (Schröder 2008, Weißbach 2015).

Überdiagnosen bzw. potentielle Überbehandlungen sind eine prinzipielle Schwäche aller „effizienten" Krebsfrüherkennungsprogramme. Je empfindlicher (sensitiver) eine Untersuchung und je erfahrener der Untersucher ist, desto mehr Krebsvorstufen und Frühkarzinome werden vorzeitig festgestellt – und umso größer ist zwangsläufig das Risiko einer Überdiagnostik bzw. von Überbehandlungen. Bei den laborchemischen Untersuchungen ist beispielsweise die Wahrscheinlichkeit einer Überdiagnose sehr viel größer als bei der Tastuntersuchung durch einen Urologen.

Die Empfindlichkeit (Sensitivität) von Untersuchungsverfahren ist heute so gut, dass selbst kleinste Prostatatumore in einem Stadium erkannt werden, in dem noch gar nicht feststeht, ob sie überhaupt jemals Probleme bereiten. Pathologen – und erst recht Urologen – sind bislang mit der Beantwortung der Frage überfordert, welches Frühkarzinom harmlos, also „überdiagnostiziert", und welches bösartig, also behandlungsbedürftig ist. Solange dieses Problem nicht gelöst ist, werden viele Patienten überflüssigerweise (über)behandelt.

Das Dilemma – Mortalitätsreduktion auf Kosten einer hohen Rate an Überdiagnosen und überflüssigen Therapien – ist nicht nur ein Problem der Prostatakrebs-Früherkennungs-Programme, sondern ein grundsätzliches Problem des derzeitigen Krebsscreenings.

Die Angst von Urologen und Pathologen, Karzinome zu übersehen und die juristischen Konsequenzen tragen zu müssen, trägt mit dazu bei, dass Überdiagnosen und Übertherapien zunehmen. Urologen und Pathologen sträuben sich allerdings gegen den Vorwurf der „Überdiagnose". Ihre Aufgabe sei die frühestmögliche Erkennung eines Tumors, sagen sie. Kämen sie dieser Aufgabe nicht hinreichend nach, so sei mit rechtlichen Auseinandersetzungen zu rechnen. Die Tatsache, dass bei einigen Frühkarzinomen keinerlei therapeutische Konsequenzen notwendig seien, ja, dass sich einige Frühkarzinome spontan zurück bilden, könne nicht der Diagnostik schuldhaft angelastet werden.

> Das Dilemma – Mortalitätsreduktion auf Kosten einer hohen Rate an Überdiagnosen und überflüssigen Therapien – ist nicht nur ein Problem der Prostatakrebs-Früherkennungs-Programme, sondern ein grundsätzliches Problem des derzeitigen Krebsscreenings

Zum Konzept der aktiven Überwachung

Anlass für das neue, auch unter Experten nicht unumstrittene Behandlungskonzept, ist die Erfahrung, dass zunehmend Tumore in einem so frühen Stadium erkannt werden, in dem man noch gar nicht feststellen kann, ob sie jemals Beschwerden bereiten und die Lebenszeit beeinflussen.

Unter einer aktiven Überwachung (active surveillance) versteht man, dass Betroffene mit weniger bösartigen Tumoren (low risk cancer = Stadien: T1 –T2a, Gleason Score 6, 7a, PSA < 10ng/ml) lediglich engmaschig überwacht und erst dann behandelt werden, wenn die Erkrankung fortschreitet. In Frage kommen somit alle Tumore in den Stadien $T_1 - T_2a$, Gleason Score 6, 7a, PSA <10 mg/ml. Eine sofortige Behandlung wird gemäß diesem Konzept nur bei aggressiven Tumoren (high risk cancer) vorgenommen (Hayes et al. 2010).

In der Phase der „aktiven Überwachung" sind regelmäßige Kontroll- und Verlaufsuntersuchungen, einschließlich Biopsien, vorgesehen (Weißbach 2015). Manche Urologen empfehlen in dieser Zeit die Einnahme von 5-Alpha-Reduktasehemmern (Finasterid[R],

Dutasterid^R), in der Hoffnung, hierdurch die Aggressivität der Tumore zu hemmen.

Inzwischen gibt es Erfahrungen aus mehreren Beobachtungsstudien, in denen Prostatakarzinompatienten nach dem Konzept der aktiven Überwachung betreut wurden (Wilt et al. 2012, Weißbach 2015). Die Ergebnisse dieser Studien bestätigen, dass die tumorspezifische Überlebensrate „aktiv Überwachter" (nach 10 Jahren) weit über 90 % liegt. Bei etwa einem Drittel der (lediglich) Überwachten kommt es allerdings im Laufe der Zeit zu einem Fortschreiten der Erkrankung, so dass schließlich doch eine Behandlung notwendig ist. Auch entscheidet sich ein Drittel aller Patienten, die ursprünglich eine aktive Überwachung gewollt haben, im späteren Verlauf doch für eine Therapie. Zu schwer wiegt bei ihnen die psychische Belastung, „ein unbehandeltes Karzinom" zu haben. Die häufigen Kontrolluntersuchungen erinnern sie an ein „Damoklesschwert".

> Auch entscheidet sich ein Drittel aller Patienten, die ursprünglich eine aktive Überwachung gewollt haben, im späteren Verlauf doch für eine Therapie

Nach Berechnungen der M. Gill Universität in Montreal/Kanada ist die aktive Überwachung wesentlich weniger kostenintensiv. Sie betragen für die aktive Überwachung etwa 1.224 Dollar, hingegen 7.428 für die radikale Prostatektomie, 8.455 für die Brachytherapie sowie 14.466 für die Strahlentherapie mit gleichzeitigem Androgenentzug (Dragomir et al. 2014).

> Nicht alle Urologen stimmen dem Konzept der aktiven Überwachung zu

Nicht alle Urologen stimmen dem Konzept der aktiven Überwachung zu. Besonders in Deutschland vertreten viele Ärzte nach wie vor die Auffassung, jeder Tumor müsse behandelt werden, und je frühzeitiger dies geschehe, umso größer seien die Erfolgschancen und umso geringer sei auch die psychische Belastung für den Betroffenen. Ein von ihnen häufig vorgebrachtes Argument ist auch, dass sich hinter low risk eingestuften Tumoren tatsächlich high-risk-Karzinome verbergen können, die das Leben des Betroffenen gefährden. Auch werden von ihnen die während der Überwachung notwendigen Biopsien als Gegenargument gebracht, da diese mit einem ständigen Infektionsrisiko und einer möglichen Potenzschwäche einhergehen. Je länger die Beobachtungszeit, desto mehr zeigten sich substanzielle Vorteile der radikalen Prostataentfernung, sagen sie.

Als allgemein gesichert gilt, dass nur bestimmte Patienten für eine „aktive Überwachung" in Frage kommen.

Während die „aktive Überwachung" in vielen Ländern bereits Routine ist und positiv bewertet wird (Tosoian et al. 2011, van den Bergh et al. 2010), wird sie in Deutschland bisher sehr zurückhaltend praktiziert. Man vermisst hier noch die Nachweise eines Nutzens. Man möchte die Ergebnisse einer Langzeitstudie abwarten (Prefere-Studie), in der es um den Nutzen von 4 Behandlungsstrategien bei entdeckten Frühkarzinomen geht (Radikale Prostatektomie, Perkutane Strahlentherapie, Brachytherapie und aktive Beobachtung). Schon jetzt steht allerdings fest, dass eine Inkontinenz und Impotenz bei der aktiven Überwachung seltener sind. Was die psychische Belastung anbetrifft, sind die Meinungen unterschiedlich. Einige meinen, dass sie bei den ausschließlich Überwachten größer sei.

Ein schwerwiegendes Argument gegen die aktive Überwachung ist die unklare rechtliche Lage. Wenn es unter einer aktiven Überwachung zu einem sehr schnellen Fortschreiten der Krebserkrankung

Ein schwerwiegendes Argument gegen die aktive Überwachung ist die unklare rechtliche Lage

- PSA >10ng/ml
- Verdopplung eines erhöhten PSA-Spiegels innerhalb eines Jahres
- familiäre Disposition
- BRCA1- und BRCA2-Genträger
- unreife Gewebeform des Tumors
- Gleason Score >7 und mehr
- tastbarer Tumor, Tumorbefall außerhalb der Kapsel
- schlechte Compliance, d. h., wenn zu erwarten ist, dass der Patient sich den regelmäßigen Kontrolluntersuchungen entzieht

Kriterien, die kein abwartendes Verhalten („aktive Überwachung") erlauben

- PSA <10 ng/ml
- PSA-Anstiegsgeschwindigkeit <1ng/ml pro Jahr
- Gleason Score <7
- Ct 1c und 2 (Tumorkategorie T1c – T2a)
- Tumor in weniger als 3 Stanzen feststellbar
- Weniger als fünfzigprozentiger Tumorbefall in der Stanze
- Kein tastbarer Tumor
- Männer >65 Jahre
- Kein familiäres Erkrankungsrisiko
- Keine Angststörungen

Kriterien, die ein abwartendes Verhalten (aktive Überwachung) gestatten (low-risk-Patienten)

- im 1. und 2. Jahr nach der Krebsdiagnose PSA-Bestimmungen in regelmäßigen Abständen, wobei sich die Zeitabstände danach verlängern
- Biopsien in 12 bis 24monatigen Abständen

Kontrolluntersuchungen im Rahmen der aktiven Überwachung

Kriterien zur Einschätzung der Behandlungsnotwendigkeit oder der aktiven Überwachung anhand des CAPRA Score

Variable	Bereich	Punkte
PSA ng/ml	2,0 – 6,0 6,1 – 10,0 10,1 – 20,0 20,1 – 30,0 >30	0 1 2 3 4
Gleason Score	1-3/1-3 1-3/4-5 4-5/1-5	0 1 3
Ausbreitungsstadium	cT1/cT2 cT3a	0 1
Positive Biopsien	<34 % >34 %	0 1
Alter	<50 Jahre >50 Jahre	1 1

kommt, könnte dies nämlich dem betreuenden Arzt angelastet werden.

Kriterien, bei deren Eintreffen die aktive Überwachung abgebrochen und therapiert werden sollte (z B. Operation oder Strahlentherapie oder/und Hormontherapie)

- Verdopplung des PSA-Wertes innerhalb drei Jahren
- Anstieg des Gleason Score im Biopsiegewebe auf >6
- starke Veränderung der transrektal gemessenen Ultraschalldichte des Prostatagewebes

Argumente für eine aktive Überwachung

- keine nachteiligen Auswirkungen auf die Überlebenszeit
- keine unerwünschten Therapienebenwirkungen
- wesentlich seltenere Impotenz und Inkontinenz
- geringere Kosten
- geringere Beeinträchtigung der beruflichen Leistungsfähigkeit

Argumente gegen die aktive Überwachung (abwartende Strategie)

- nur bei niedrigem Risiko sinnvoll
- die Vorstellung der Patienten mit dem „Damokles Schwert" eines unbehandelten Tumors zu leben
- die häufigen Biopsien mit Infektionsrisiko und möglicher Minderung der Potenz
- bei etwa 10 bis 20 % der „aktiv überwachten" Patienten stellt sich während der späteren feingeweblichen Untersuchung heraus, dass der Tumor wesentlich bösartiger ist als vorher angenommen („Upgrading")
- unzureichende rechtliche Absicherung für Ärzte, die eine „aktive Überwachung" vorschlagen
- die bisherigen Erfahrungen mit „aktiver Überwachung" reichen zeitlich nicht aus

Anhang

Glossar

Absolutes Risiko: Ereignisrate innerhalb einer Gruppe, z. B. aus einer Anzahl von Patienten, die nach einer Risikoexposition ein unerwünschtes Ereignis hatte, und der Gesamtzahl exponierter Personen. Im Gegensatz dazu bezeichnet das Relative Risiko den Faktor, um den sich ein Risiko bei Exposition von jenem bei Nicht-Exposition unterscheidet.

Adenom: gutartiger Tumor in der Prostata

Aktive Überwachung (active surveillance): Regelmäßige Kontrolle der an Krebs erkrankten Patienten. Nur wenn der Tumor fortschreitet, wird eine Behandlung eingeleitet.

Antiandrogene: Wirkstoffe, die dafür sorgen, dass das männliche Sexualhormon Testosteron in der Prostata – speziell in den Tumorzellen – nicht wirksam werden kann.

Antioxidantien: Stoffe, die die Produktion freier Radikale im Körper verringern.

Apoptose: Ein programmierter Zelltod, der durch die Zelle selbst aktiv ausgelöst wird.

Bauchfett (viszerales Fett): In der Bauchhöhle liegendes Fett (zwischen den Bauchorganen), das bei der Krebsentstehung eine wichtige Rolle spielt.

Benigne Prostatahyperplasie (BPH): Gutartige Vergrößerung der Prostata, auch Prostataadenom (PA) oder benigne Prostatahypertrophie genannt.

Biomarker: Klinisch relevante molekularbiologische Variationen von Genen oder Genprodukten, die auf DNA-, RNA-, Protein- oder Stoffwechselebene untersucht werden.

BPH (Benigne Prostata Hyperplasie): Gutartige Vergrößerung der Prostata.

CARET-Studie (Beta Carotin and Retinol Efficacy Trial): Therapiestudie, in der u. a. ein negativer Einfluss von Beta Karotin auf das Risiko von Bronchialkarzinomen festgestellt wird.

Cut-off: Schwellenwert.

DiaPat[R]-Test: Krebsnachweis aus dem Urin.

DRU: Abkürzung für Digital Rektale Untersuchung.

Epigenetische Einflüsse: Faktoren, die die Aktivität der Gene beeinflussen Zu den epigenetischen Einflussfaktoren zählen u. a. so genannte Live-Style-Einflüsse.

ERSPC (European Randomized Study for Screening of Prostate Cancer): Beobachtungsstudie, in der etwa 162.000 Patienten über neun Jahre hinweg in Europa zur Klärung der Frage beobachtet werden, ob die Bestimmung von PSA zur Vorsorge die Sterblichkeit beeinflusst.

Evidenz basierte Informationen: Wissenschaftlich überprüfte Aussagen.

Exprimierung (Genexpression): Mehrstufiger Prozess der Aktivierung genetischer Informationen bis hin zur Proteinsynthese.

Fall-Kontroll-Studien: Bei diesem Studientyp werden 2 Kollektive miteinander verglichen.

Falsch positive Befunde: Es werden gutartige Befunde für krankhaft erklärt.

Falsch negative Befunde: Es werden krankhafte Befunde übersehen bzw. sind mit der Methode nicht feststellbar

Fatigue: Bezeichnung für eine besonders quälende Form der Müdigkeit und Erschöpfung.

Finasterid[R]: Arzneimittel zur Enzymhemmung im Testosteronstoffwechsel.

Früherkennung: Von Früherkennungs-Untersuchungen spricht man, wenn die Untersuchungen an gesunden Menschen durchgeführt werden, die keine Beschwerden oder Anzeichen im Hinblick auf die gesuchte Krankheit haben. Die Früherkennungs-Untersuchungen werden auch Screening-Untersuchungen genannt.

Frühkarzinom: Frühstadium eines Karzinoms, auch Carcinoma in situ genannt.

Functional Foods (funktionelle Lebensmittel): Nahrungsmittel, die über den Nährwert des Produktes hinaus einen positiven Effekt auf die Gesundheit haben sollen.

Genanalysen: Untersuchungen der Gene nach möglichen krankhaften Auffälligkeiten.

Genom: Gesamtheit der Erbinformationen eines Organismus.

Gesamtüberleben (OS): Die Zeit zwischen dem Beginn einer Therapie und dem Tod des Patienten.

Gleason Score: Um zu beurteilen, wie aggressiv ein Prostatakarzinom auftritt und welche Therapie notwendig ist, wird an dem, bei einer Biopsie entnommenen Gewebe der Gleason Score bestimmt. Die beiden häufigsten Tumorzellarten, welche in den entnommenen Gewebeproben vorkommen, werden untersucht. Gut differenzierte Zellen, also solche, die dem normalen Gewebe noch sehr ähnlich sind, haben einen niedrigen Gleason-Grad, schlecht differenzierte einen hohen (Werte von 1 bis 5). Die Summe der beiden Werte ergibt den so genannten Gleason Score, der für die Therapie-Entscheidung eine wichtige Rolle spielt.

Glykämischer Index (GI): Maß zur Bestimmung der Wirkung eines kohlenhydrathaltigen Lebensmittels auf den Blutzuckerspiegel.

Hazard Ratio (HR): Man vergleicht – im Gegensatz zur OR (Odds Ratio) – das Risiko für zeitabhängige Ereignisse, z. B. die Progression eines Tumors, in zwei Gruppen, mit zwei unterschiedlichen Therapieregimes. Ist die HR 1, unterscheiden sich die Risiken nicht.

HGPIN (High Grade Prostatic Intraepithelial Neoplasia): Krebsvorstufe in der Prostata.

Hormonentzugstherapie: Eine Möglichkeit, das Wachstum eines Prostatakarzinoms zu beeinträchtigen und so den Erkrankungsverlauf zu verlangsamen, ist der Entzug von Testosteron. Dies ist mit Medikamenten oder operativ (Kastration) möglich.

Humane Papillomaviren (HPV): Mittlerweile sind mehr als 100 verschiedene Subtypen der DNA-Viren bekannt, die durch sexuelle Übertragung häufig zu gutartigen Tumoren und Feigwarzen im Genitalbereich führen. Mindestens 13 Subtypen von HPV können Gebärmutterhalskrebs auslösen.

IGel: Steht für „Individuelle Gesundheits Leistungen" und beinhaltet medizinische Maßnahmen, die nicht von den gesetzlichen Krankenkassen gedeckt werden.

IGF-1: Insulin ähnlicher Wachstumsfaktor.

Individualisierte Medizin: Maßgeschneiderte und passend zum persönlichen Genom eines Patienten durchgeführte Therapie.

Initiation: Erster Schritt der Kanzerogenese, bei der die DNA durch gentoxische Karzinogene verändert wird

Intervallkarzinome: Karzinome, die zwischen den Vorsorge-Kontrolluntersuchungen auftreten.

Inzidenz: Anzahl sämtlicher Krebsneuerkrankungen innerhalb einer definierten Bezugsbevölkerung, in einer klar festgelegten Region und einem bestimmten Zeitraum (Kalenderjahr). Die Inzidenz ist zu unterscheiden von der Prävalenz, d. h. der Anzahl aller in einer Region lebenden, darmkrebskranken Menschen.

Inzidentelles Karzinom: Karzinom, das zufällig bei der Operation einer gutartigen Vergrößerung *(Altersprostata, Prostatahyperplasie)* entdeckt wird

Karzinogene: Substanzen, die eine Veränderung der DNA und damit die Initiierung eines Tumors einleiten.

Kernspintomographie (Magnetresonanztomographie, NMR): Bildgebendes Untersuchungsverfahren, das – im Gegensatz zur Röntgen- und computertomographischen Untersuchung – nicht mit einer Strahlenbelastung verbunden ist. Dabei senden die Wasserstoffatome – als Antwort auf ein von außen erzeugtes, hohes Magnetfeld – messbare Signale, aus denen sich wiederum Bilder des Körpers zusammensetzen lassen.

Kohortenstudie: eine Gruppe von Personen, in deren Lebensläufen ein bestimmtes biographisches Ereignis annähernd zum selben Zeitpunkt aufgetreten ist.

Komplementäre Medizin: Eine, die Schulmedizin ergänzende Heilkunde. Die meisten diesbezüglichen Methoden beruhen auf erfahrungsmedizinischen Grundlagen.

Körperliche Aktivität (physical activity): Jegliche Körperbewegungen durch Muskelkontraktionen, die zu einem zusätzlichen Energieverbrauch, über den Grundumsatz hinaus, führen.

Krankheitsfreies Überleben (DFS): Die Zeit zwischen Beginn einer Therapie und erneutem Krankheitsauftreten oder Tod.

Krebsgene: Angeborene oder erworbene Genveränderungen, die die Krebsentstehung bzw. Entwicklung fördern. Es gibt sehr dominante (high-risk-Gene) und weniger dominante Krebsgene (low-risk-Gene). Sehr dominant sind die BRCA1- und BRCA2-Genmutationen, die für die Herstellung wichtiger Reparaturproteine zuständig sind.

K-RAS: RAS-Gene sind Onkogene, die, wenn sie Mutationen oder Fehlregulationen aufweisen, aktiv an der Entstehung eines malignen Tumors beteiligt sind.

Leitlinien: Entscheidungshilfen für Ärzte und Patienten bei diagnostischen und therapeutischen Fragen. S3-Leitlinien sind unabhängig, das Resultat einer Zusammenstellung und Aufarbeitung der Literatur, werden regelmäßig aktualisiert und enthalten einen Hinweis auf ihre Geltungsdauer.

Leptin: Ein von Fettzellen abgegebenes Hormon, das eine Appetithemmende Wirkung besitzt. Es spielt eine wesentliche Rolle bei der Regulierung des Fettstoffwechsels und stimuliert das Wachstum von Krebszellen.

low-risk-Karzinome: Tumore, deren Prognose sehr gut ist und deren Behandlungsbedürftigkeit umstritten ist.

Magnetresonanztomographie (NMR): Siehe Kernspintomographie.

Metaanalyse: Statistische Analyse einer großen Sammlung von Analyse-Ergebnissen mehrerer Einzelstudien, die dadurch zusammengeführt werden sollen.

Metabolische Äquivalent (MET = metabolic equivalent of tasks): Ein Intensitätsparameter für körperliche Aktivität. Er entspricht dem Quotienten aus Energieumsatz während körperlicher Aktivität und Energieumsatz in Ruhe. 1 MET entspricht dem Umsatz im Sitzen, entsprechend einer Sauerstoffaufnahme (VO2) von 3,5 ml/kg/min. MET-Stunden sind das Produkt aus Intensität, multipliziert mit der Zeit. So entsprechen z. B. 11 MET*h zwei Stunden schnellem Spazierengehen (5,5 MET* 2 h).

Metabolisches Syndrom (MetS): Kombination von abdomineller Adipositas (Taille >102 cm (Mann), >88 cm (Frau)), Triglyceriderhöhung (>150 mg/dl (1,7 mmol/l)), HDL-Cholesterin (<40 mg/dl (1,0 mmol/l; Mann),<50 mg/dl (1,3 mmol/l; Frau)), Ruhe-Blutdruck (> 130/85 mmHg) und Nüchtern-Blutzucker (>110 mg/dl (6,1 mmol/l)).

Metformin: Ein bei Typ 2 Diabetes häufig eingenommenes Medikament (Biguanid), das möglicherweise die Aggressivität von Krebszellen herabsetzt.

Microenvironment: Die Kompartimente, Zellen, Kommunikations- und Versorgungsstrukturen des Tumors und seiner Umgebung, ohne die Wachstum und Ausbreitung bösartiger Zellen nicht möglich sind.

Monoklonale Antikörper: Mithilfe der Gentechnologie hergestellte, hochspezifische Antikörper, die sowohl in der Erkennung als auch neuerdings bei der Therapie benutzt werden.

MRT/MRS (Magnetresonanztomographie/Magnetresonanz-Spektroskopie): Bildgebendes Untersuchungsverfahren.

Nahrungsergänzungsmittel: Produkte, die die normale Ernährung ergänzen sollen. Zu den Inhaltsstoffen zählen in erster Linie Vitamine, Mineralstoffe und pflanzliche Extrakte, die in konzentrierter Form den Lebensmitteln beigefügt werden. Nahrungsergänzungsmittel sind frei verkäuflich, also nicht apothekenpflichtig.

Negativer Vorhersagewert: Wahrscheinlichkeit, bei negativem Testergebnis gesund zu sein.

NMR: Siehe Kernspintomographie.

Odds Ratio (OR): „Relative Chance", Maß für die Stärke des Unterschieds zwischen zwei Gruppen, z. B. bezüglich des Risikos, an Krebs zu erkranken. Beträgt die OR 1, haben beide Gruppen das gleiche Risiko.

Off lable: Verordnung eines zugelassenen Fertigarzneimittels, außerhalb des bei der Zulassung beantragten und von den nationalen oder europäischen Behörden genehmigten Gebrauchs hinsichtlich der Anwendungsgebiete (Indikationen).

Omega-3-Fettsäuren: Mehrfach ungesättigte Fettsäuren, die besonders in fetthaltigen Fischen vorkommen und Entzündungsreaktionen beeinflussen.

Onkogene: Gene, die das Zellwachstum stimulieren.

Ordnungstherapie: Wesentliches Element der Kneipp-Therapie. Wichtige Prinzipien der Ordnungstherapie sind: regelmäßiger Schlaf-Wach-Rhythmus, Einhaltung eines Wochen-Jahres-Rhythmus, Bewegung an der frischen Luft, ein ausgewogenes Maß an Ernährung, geregelte Essenszeiten, sinnvolle und aktive Lebensgestaltung, ein ausgewogener Wechsel von Arbeit und Freizeit, zufrieden stellende soziale Kontakte.

PET (Positronen-Emissions-Tomographie): Bildgebendes Verfahren, bei dem, mithilfe von Photonen, Körperstrukturen anhand ihres Stoffwechsels dargestellt werden.

Physicians' Health Study II: Eine der größten und längsten Placebo-kontrollierten Interventionsstudien mit Vitaminpräparaten, die amerikanische Ärzte untereinander vorgenommen haben. Eine Gruppe erhielt über viele Jahre Multivitamine, die andere Placebopräparate.

Plazebo: Scheinmedikament.

PLCO-Studie (Prostate, Lung, Colorectal and Ovarian Cancer Screening Trial): Amerikanische Studie bei etwa 76.700 Männern, die sieben Jahre lang zur Klärung der Frage, ob die Bestimmung von PSA die Sterblichkeit verringert, beobachtet wurden.

Positiver Vorhersagewert: Die Wahrscheinlichkeit, bei einem positiven Testergebnis auch wirklich krank zu sein.

Positives Testergebnis: Ein Testergebnis ist positiv, wenn es den Nachweis von Krebs bzw. eines erhöhten PSA-Wertes erbracht hat, also auffällig ist. Ein falsch positives Ergebnis bedeutet, der Test hat einen Verdacht auf Krebs ergeben, der in der Gewebeprobe nicht bestätigt werden kann.

Prävalenz: Anteil der Kranken im Untersuchungskollektiv (oder innerhalb der Bevölkerung).

PREFERE-Studie: Eine seit 2013 bundesweit durchgeführte, prospektive Studie, in der geklärt werden soll, von welcher Behandlungsmethode Männer mit Prostatakrebs in frühem Stadium am meisten profitieren.

Proliferative Entzündliche Atrophie (PIA): Drüsenepithel mit dem morphologischen Erscheinungsbild einer einfachen Atrophie. PIA wird von Experten als Vorläufer der hochgradigen, prostatischen, intraepithelialen Neoplasie (HGPIN) angesehen.

PROBASE-Studie: Eine 2015 begonnene prospektive Studie, die der Optimierung des Prostatakrebs-Screenings mithilfe des PSA-Werts dient. Sie untersucht die Frage, ob in Abhängigkeit von der Höhe eines einmalig bestimmten PSA-Werts im Alter von 45 Jahren ein risikoadaptiertes Vorgehen bei der Prostatakrebsvorsorge möglich ist, um zukünftig Übertherapie und Überdiagnostik zu vermeiden.

Promotion: Promotoren (nicht gentoxische Karzinogene) sind in der Lage, initiierte Zellen zum Wachstum anzuregen und damit zur Tumorbildung zu stimulieren.

Prospektive Studie: Über einen längeren Zeitraum angelegte, statistische Untersuchung in einer möglichst repräsentativen Bevölkerungsgruppe.

Prostatektomie: Entfernung der Prostata.

Prostatitis: Entzündung der Prostata.

PSA (Prostataspezifisches Antigen): Ein Eiweiß, das nur in der Prostata produziert wird. Im Krebsgewebe ist es zehnmal höher konzentriert als in gesundem Prostatagewebe. Die physiologische Aufgabe des PSA ist die Verflüssigung des Ejakulats. Daher hat das PSA zwar eine hohe Organspezifität, ist aber kein tumorspezifischer Marker.

PSA-Dichte (PSAD): Bestimmung des Quotienten aus PSA-Wert und Prostatavolumen, um so einen Tumor besser von einer gutartigen Vergrößerung der Prostata zu unterscheiden. Dahinter steht die Annahme, dass 1 g Karzinomgewebe mehr PSA ins Blut abgibt als 1 g BPH-Gewebe.

PSA-Quotient (PSAQ): Das Gesamt-PSA (tPSA) setzt sich aus freiem (fPSA) und gebundenem bzw. komplexiertem PSA (cPSA) zusammen. Bei Prostatakarzinompatienten ist der Anteil des fPSA geringer als bei gesunden Männern oder BPH-Patienten. Gerade im so genannten Graubereich zwischen 4 und 10 ng/ml kann der Quotient aus fPSA und tPSA bei der Differenzierung zwischen Prostatakarzinom und BPH helfen.

PSA-Velocity (PSAV), PSA-Anstiegsgeschwindigkeit: Der Parameter der PSA-Velocity (PSAV) – auch PSA-Anstiegsgeschwindigkeit oder PSA-Anstiegsrate genannt – ist definiert als die Veränderung des PSA-Werts über einen bestimmten Zeitabschnitt.

p-Wert (bzw. Signifikanzniveau oder Irrtumswahrscheinlichkeit): Die Wahrscheinlichkeit, dass ein Unterschied zwischen zwei Therapieverfahren zufällig ist. Bei einem p-Wert von < 0,05 – d. h. einer Irrtumswahrscheinlichkeit von <5 % – wird der Unterschied meist als signifikant angesehen.

Randomisiert-kontrollierte Studie: Eine Studie, bei der die Teilnehmer nach dem Zufallsprinzip einer behandelten bzw. nicht behandelten Kontrollgruppe zugeordnet werden.

Relative Risikoreduktion (RRR, engl.: relative risk reduction): Beschreibt, um wie viel Prozent das Risiko durch eine Intervention verringert wird. RRR = 1 - RR. Eine Verringerung der Sterblichkeit von 2 auf 1,6 % bedeutet z. B. eine Änderung des Relativen Risikos um 20 %.

Relatives Risiko: Der Begriff „Relatives Risiko" oder kurz RR bezeichnet die Stärke des Risikounterschiedes zwischen Personen, die einen bestimmten Faktor (etwa Rauchen oder der Einnahme eines Medikaments etc.) ausgesetzt oder nicht ausgesetzt sind. Wenn RR größer als 1 ist, geht man davon aus, dass der betrachtete Faktor das Risiko, an Darmkrebs zu erkranken, erhöht.

Retrospektive Studie: Statistische Beobachtungen bei Personen in der Vergangenheit.

Rezidiv: Erneutes Auftreten einer Krebsgeschwulst nach vorangegangener Behandlung. Sie kann auf die Prostata beschränkt sein (Lokalrezidiv), in den umliegenden Lymphknoten (lokoregionär) oder an einer anderen Körperstelle lokalisiert sein. Im letzteren Fall spricht man von Metastasen.

S3-Leitlinie: Kontinuierlich von Fachgesellschaften aktualisierte Erkenntnisse und Empfehlungen zu Prävention, Erkennung und Behandlung von Krankheiten.

Screening (engl. Filterung): systematische Untersuchung einer großen Gruppe beschwerdefreier Menschen – mit dem Ziel, diejenigen heraus zu „sieben", bei denen Vorstufen, Frühstadien und Frühkarzinome vorliegen.

SELECT-Studie: Eine prospektive Therapiestudie, in welcher die Wirkung von Selen und Vitamin E auf die Prostatakrebsentwicklung überprüft werden sollte. Nach etwa fünf Jahren wurde die Studie gestoppt, weil sich zum Einen keine Unterschiede in Therapie- und Vergleichsgruppe feststellen ließen und zum Anderen bei den Teilnehmern des Selen/Vitamin-E-Zweiges signifikant mehr Nebenwirkungen auftraten.

Sensitivität: Prozentzahl, die angibt, wie viele angeblich „Erkrankte" bei einem Test tatsächlich als krank identifiziert wurden.

Sievert, Sv: Messgröße für die biologische Wirkung einer bestimmten Strahlendosis, unter Berücksichtigung von Strahlenart und Bestrahlungsbedingungen.

Signifikanz: Unterschiede zwischen Messgrößen gelten als signifikant, wenn sie offenkundig nicht zufällig entstanden sind. Die Signifikanz entspricht allerdings nicht der klinischen Relevanz eine Ergebnisses.

Sipuleucel-T (Provenge): Ein in den USA eingesetztes Immuntherapeutikum bei fortgeschrittenem Prostatakarzinom. Es immunisiert gegen die saure Prostata-Phosphatase.

Spezifität: Anteil der Nicht-Erkrankten, bei denen der Test auch tatsächlich ein negatives Ergebnis liefert.

Stanzbiopsie (griech. „bios" das Leben, „opsis" sehen): Entnahme von Gewebe aus dem lebenden Organismus. Bei einer Stanzbiopsie werden die Gewebeproben mit Hilfe von Hohlnadeln aus dem zu untersuchenden Gewebe „gestanzt".

Surrogatparameter: Patientenrelevante Endpunkte in klinischen Studien, die durch Interventionen (Medikamente, Eingriffe usw.) erreicht werden sollen. Messwerte für den Erfolg einer therapeutischen Intervention.

Testosteron: Das männliche Sexualhormon Testosteron sorgt dafür, dass Prostatazellen schneller wachsen und sich vermehren. Das gilt besonders für Krebszellen. Wenn der Testosteronspiegel gesenkt wird, verlangsamt sich das Wachstum der Krebszellen und nur wenige teilen sich noch.

tPSA (t = total): Gesamt-PSA im Serum.

transperineal: Vom Damm her.

transrektal (latein. „trans" durch ... hindurch, „intestinum rektum" Mastdarm): Durch den Enddarm.

TRUS: Transrektale Ultraschalluntersuchung.

Tumorsuppressoren: Proteine, die den Zellzyklus kontrollieren oder Apoptose auslösen.

Tumorsupressorgene: Gene, die das Tumorwachstum unterdrücken.

Überdiagnose: Einige Prostatakarzinome wachsen so langsam, dass sie zeitlebens keine Beschwerden verursachen. Die Diagnose solcher harmlosen Tumore bezeichnet man als Überdiagnose.

Übertherapie: Nutzlose Behandlungen.

V

Vorsorgeuntersuchung: Ein im deutschen Sprachgebrauch irrtümlich benutzter Begriff für Screening-Untersuchungen. Screening dient der „sekundären Prävention", also dem frühen Erkennen einer bestehenden Erkrankung.

W

Watchful Waiting (auch „Wait and See Strategie" genannt): Engmaschige Überwachung von Krebspatienten mit Kontrolluntersuchungen.

WHR (Waist Hip Ratio): Maß für die Fettverteilung am Körper; ein großer WHR-Wert deutet auf viel Bauchfett hin.

Weiterführende Adressen

- Berufsverband der Deutschen Urologen e. V. (BDU), Geschäftsstelle: Uerdinger Str. 64, 40474 Düsseldorf, Tel.: 0211/9513729, Fax: 0211/9513732, E-Mail: info@urologenportal.de, Internet: www.urologenportal.de
- Bundesverband Prostatakrebs Selbsthilfe (BPS) e. V., Alte Straße 4, 30989 Gehrden, Tel.: 05108/926646, Fax: 05108/926647, E-Mail: info@prostatakrebs-bps.de, Internet: www.prostatakrebs-bps.de
- Deutsche Krebsgesellschaft e. V., Straße des 17. Juni 106/08, 10623 Berlin, Tel.: 030/32293290, Fax: 030/322932966, E-Mail: service@krebsgesellschaft.de, Internet: www.krebsgesellschaft.de
- Deutsche Krebshilfe e. V., Buschstr. 32, 53113 Bonn, Tel.: 0228/72990-0, Fax: 0228/72990-11, E-Mail: deutsche@krebshilfe.de, Internet: www.krebshilfe.de
- Krebsinformationsdienst – Deutsches Krebsforschungszentrum, Im Neuenheimer Feld 280, 69120 Heidelberg, Tel.: 0800/4203040, E-Mail: krebsinformationsdienst@dkfz.de, Internet: www.krebsinformation.de
- Unabhängige Patientenberatung Deutschland (UPD) – Gemeinnützige GmbH, Bundesgeschäftsstelle: Littenstr. 10, 10179 Berlin, Beratungstelefon: 01803/117722, E-Mail: info@upd-online.de, Internet: www.upd-online.de
- Beratungshotline: 0800/7080123 (dienstags, mittwochs und donnerstags 15 bis 18 Uhr, Anrufe auf dem Festnetz der deutschen Telekom sind kostenlos)

Zusätzliche Adressen im Internet

- www.bvpraevention.de (Bundesvereinigung Prävention und Gesundheitsförderung e. V.)
- www.cochrane.de (Internationales Netzwerk von Wissenschaftlern und Ärzten, die sich der evidenzbasierten Medizin widmen)
- www.gbe-bund.de (Gesundheitsberichterstattung des Bundes)
- www.krebsdaten.de (Informationen zur Krebshäufigkeit in Deutschland)
- www.pharmanet-bund.de (Integriertes Arzneimittel-Informationssystem des Bundes und der Länder, das die amtlichen Daten zu zugelassenen Arzneimitteln über klinische Studien zentral zur Verfügung stellt)
- www.rki.de (Robert-Koch-Institut)
- www.urologenportal.de (Offizielle Website der Deutschen Urologie, mit Informationen für Patienten und Fachbesucher)
- Prostatakrebs I. Lokalbegrenztes Prostatakarzinom (http://www.leitlinienprogramm-onkologie.de/docs/OL_PLL_Prostatakrebs_1.pdf)
- Prostatakrebs II. Fortgeschrittenes und metastasiertes Prostatakarzinom (http://www.leitlinienprogramm-onkologie.de/docs/OL_PLL_Prostatakrebs_2.pdf oder http://www.krebshilfe.de/patientenleitlinien.html)
- PSA-Entscheidungshilfe der AOK im Internet: http://www.aok.de/portale/bundesweit/psa/content/

Literatur

Albertsen PC et al.: 20-year outcomes following conservative management of clinically localized prostate cancer. JAMA 293(17): 2095-101 (2005)

Allen NE und T Key: Prostate cancer: neither vitamin E nor selenium prevents prostate cancer. Nat Rev Urol 6(4): 187-8 (2009)

Alvarez-Cubero MJ et al.: Genetic analysis of the principal genes related to prostate cancer: a review. Urol Oncol 43: 1583-1589 (2012)

Andreeva V et al.: B vitamin and/or -3 fatty acid supplementation and cancer: ancillary findings from the supplementation with folate, vitamins B6 and B12, and/or omega-3 fatty acids (SU.FOL.OM3) randomized trial. Arch Intern Med 172: 540-547 (2012)

Andriole, G et al.: Mortality results from a randomized prostate-cancer screening trial. N Engl J Med 360: 1310-1319 (2009)

Arsov C, Albers P: PSA-basiertes Screening steht auf dem Prüfstand. Dtsch Ärztbl. 16-18 (2014)

Attard G et al.: Prostata Cancer Lancet (2015)

Aus G et al.: Long term survival and mortality in prostate cancer treated with non curative intent. J Urol 154: 460-465 (1995)

Autier P et al.: Breast cancer mortality in neighbouring European countries with different levels of screening but similar access to treatment: trend analysis of WHO mortality database. BMJ 343; d4411 (2011)

Axelson A et al.: Radical prostatectomy versus watchful waiting in early prostate cancer. N Engl J Med 364: 1708-1717 (2011)

Baradaran N et al.: The protective effect of diabetes mellitus against prostate cancer; Role of sex hormones. Prostate 69: 1744-50 (2009)

Belpomme D et al.: Prostate cancer as an environmental disease: An ecological study in the French Caribbean islands, Martinique and Guadeloupe. Int J Oncol 34(4): 1037-44 (2009)

Berg C et al.: NEJM 360. 13: 10-9 (2009)

Benell KL et al.: Effect of altered reproductive function and lowered testosterone levels on bone density in male endurance athletes. Br J Sports Med 30: 205-208 (1996)

Berger MF, Lawrence MS, Demichelis F et al.: The genomic complexity of primary human prostate cancer. Nature 470: 214-220 (2011).

Bernstein L, Ross RK: Cancer in Los Angeles County, a portrait of incidence and mortality. University of Southern California and the California Tumor Registry (1991)

Bill-Axelson A et al.: Radical prostatectomy versus watchful waiting in early prostate cancer. N Engl J Med 352: 1977-1984 (2005)

Bill-Axelson A et al.: Radical prostatectomy versus watchful waiting in early prostate cancer. N Engl J Med 364: 1708-1717 (2011)

Bill-Axelson A et al.: Radical prostatectomy or watchful waiting in early prostate cancer. N Engl J Med 370(10): 932-942 (2014)

Bjelakovic et al.: Mortality in Randomized Trials of Antioxidant Supplements for Primary and Secondary Prevention. JAMA 297: 842-857 (2007)

Bjelakovic G et al.: Mortality in randomized trials of antioxidant supplements for primary and secondary prevention. JAMA 297(8) (2007).

Bofetta et al.: Fruit and Vegetable Intake and Overall Cancer Risk in the European Prospective Investigation Into Cancer and Nutrition (EPIC). Journal of the National Cancer Institute 102(8): 529-537 (2010)

Breslow et al.: Latent carcinoma of prostate at autopsies in seven areas. Int J Caner 20: 680-688 (1977)

Brookman-May S et al.: Should we abstain from Gleason score 2-4 in the diagnosis of prostate cancer? Results of a German multicentre study. World J Urol 30: 97-103 (2012)

Brooks M.: Use of MRI prdictionof prostat cancer. J Urology 188: 1659-1659, 1732-1738 (2012)

Byle OP et al.: Prostata cancer: currents evidence weighs against population screening. CA Cancer J Clin 59: 220-224 (2010)

Brawley: Prostate Cancer Screening; Is This a Teachable Moment? J Natl Cancer Inst 101: 1295-1297 (2009)

Brookman-May S et al.: Assoziation humane Papillomaviren mit dem Prostatakarzinom. Blickpunkt DER Mann 8(1): 14 -20 (2010).

Brown et al.: Lifestyle Interventions in the Prevention and Treatment of Cancer in Americans. Am J Lifestyle Med 3(5): 337-348 (2009)

Burton et al.: Public health implications from COGS and potential for risk stratification and screening. Nature Genetics 45: 349-351 (2013)

Caini S et al.: Sexually transmitted infections and prostate cancer risk: A systematic review and meta-analysis. Cancer Epidemiology 38: 329-338 (2014)

Carlsson S et al.: The excess burden of side-effects from treatment in men allocated to screening for prostate cancer. Eur J Cancer 47: 545-553 (2011)

Carter et al.: Evaluation of transrectal ultrasound. J Urol 142: 1008-1010

Catalona WJ, Loeb S: The prostate era is not over for prostate cancer Eur Urol 48: 541-545 (2005)

Chou R, Croswell JM, Dana T et al.: Screening for prostate cancer: a review of the evidence. J Natl Cancer Inst 104: 125-132 (2012)

Crowe F et al.: Dietary fat intake and risk of prostate cancer in the European Prospektive Investigation. AmJ ClinNutr 87(5): 1405-13 (2008)

Delongchamps et al.: cancer control 13: 158-68 (2006)

De Marzo A et al.: new answers prompt new questions regarding cell of origin. Nat rev urol 7(12): 650-652 (2010)

Dennis LK et al.: Epidemiologic association between prostatitis and prostate cancer. Urology 60(1): 78-83.18; 19 (2002)

Deutsche Gesellschaft für Urologie e. V. (Hrsg.): Interdisziplinäre Leitlinie der Qualität S3 zur Früherkennung, Diagnose und Therapie der verschiedenen Stadien des Prostatakarzinoms. (Version 2009)

Dragomir et al.: active surveillance for low-risk prostate cancer compared with immediate treatment: a canadian cost comparison. Cmaj open (2014)

Dubben H: Trials if prostate-cancer screening are not worthwhile. Lancet Oncol 10: 294-298 (2009)

Erren C et al.: Schichtarbeit und Krebs. Dtsch Ärztebl Int 107(38): 657-662 (2010)

Ferlay J et al.: Cancer incidence and mortality pattern in Europe. Estimates for 40 countries in 2012. European Journal of cancer 49: 1374-1403 (2013)

Ferlay J et al.: Worldwide cancer incidence statistics. International Agency for Research in cancer. IARC CancerBase No, 11 (2013)

Figueiredo JC et al.: Folic acid and risk of prostate cancer. JNCI Journal of the National Cancer Institute 101(6): 432-435 (2009)

Finelli A et al.: Impact of 5 alpha reductaseinhibitors on men followed by active surveillance for prostat cancer. Eur Urol 59: 509-14 (2011)

Fornara P, Loertzer H: Diagnostik. Uroonkologie. 4. Aufl. Springer Medizin Verlag, (2007).

Fornara P: Früherkennung des Prostatakarzinoms/PSA-Screening. Forum 2: 34-37 (2009)

Gao X et al.: Prospective Studies of Dairy Product and Calcium Intakes and Prostate Cancer Risk: A Meta-Analysis. JNCI 97(23): 1768-1777 (2005)

Gaziano et al.: Vitamins E and C in the prevention of prostate and total cancer in men: The

Physicians' Health Study II randomized controlled trial. Ann Intern Med 150(6): LJCB-10, JC3-11 (2008)

Gaziano et al.: Vitamins E and C in the prevention of prostate and total cancer in men. Ann Intern Med 150(6): JC3-10, JC3-11 (2009)

Gschwend JE: Stellungnahme zur PIVOT-Studie und der Frage unnötiger Operationen bei Prostatakrebs. Forum 27: 452-453 (2012)

Geybels MS et al.: Coffee and tea consumption in relation to prostate cancer prognosis. Cancer Causes Control (2013)

Giovannucci E et al.: A prospective study of dietary fat and risk of prostate cancer. J Natl Cancer Inst 85(19): 1571-9 (1993)

Giovannucci E et al.: A prospective study of calcium intake and incident and fatal prostate cancer. Cancer Epidemiol Biomarkers Prev 15: 203-210 (2006)

Giovannucci E et al.: Height, body weight, and risk of prostate cancer. Cancer Epidemiol Biomarkers Prev 6: 557-563 (1997)

Goodman PJ, Thompson IM, Tangen CM et al.: Long-term survival of subjects in the prostate cancer prevention trial. Program and abstracts of the 2013 Genitourinary Cancers Symposium; February 14-16, 2013; Orlando, Florida. Abstract 10.

Hayashi N et al.: Prostate Cancer Prostatic Dis 17(3): 233-237 (2014).

Hahne D: Wenig harte Fakten zur Prävention chronischer Krankheiten. Dtsch Ärztebl 108(9): 364-365 (2011)

Halthur C et al.: Serum Calcium and the risk of prostate cancer. Cancer Causes Control 20(7): 1205-14 (2009)

Hammerer P: Forum DKG: Screening und Früherkennung des Prostatakarzinoms 2,04: 32-35 (2004)

Hammer G et al.: Shift work and prostat cancer incidence in industrial workers. Dtsch Arztebl 112: 463-70 (2015)

Heijnsdijk E et al.: Quality-of-Life Effects of Prostate-Specific Antigen Screening. N Engl J Med 367: 595-605 (2012)

Heikkilä K et al.: Work stress and risk of cancer: meta-analysis of 5700 incident cancer events in 116 000 European men and women. BMJ (2013)

Hemminki K et al.: Risk of Cancer Following Hospitalization for Type 2 Diabetes. The Oncologist (2010)

Herrmann et al.: Die obligatorische Folsäurefortifikation von Nahrungsmitteln. Dtsch Ärztebl 108(15): 249-254 (2011)

Hu J et al.: Glycemic index, glycemic load and cancer risk. Ann Oncol 12: 18 (2012)

Hoda M et al.: Übergewicht als Risikofaktor für das Prostatakarzinom: Rolle der Adipozytokine und Beteiligung der Tyrosinkinasen. Aktuel Urol 41(3): 178-183 (2010)

Hugosson J et al.: Mortality results from the Göteborg randomised population-based prostate-cancer screening trial. The Lancet Oncology 11(8): 725-732 (2010)

Huo D et al.: Association of colorectal cancer and prostate cancer and impact of radiation therapy. Cancer Epidemiol. Biomarkers Prev 18: 1979-1985 (2009)

Kattan MW et al.: Counseling me with prostate cancer: a nomogram. J Urol 170: 1792-7 (2003)

Kenfield SA et al.: Smoking and prostate cancer survival and recurrence. JAMA 305(24): 2548-2555 (2011)

Key TJ et al.: Fruits and vegetables and prostate cancer: no association among 1104 cases in a prospective study of 130544 men in the European Prospective Investigation into Cancer and Nutrition (EPIC). Int J Cancer 109(1): 119-124 (2004)

Kilpeläinen T et al.: False positive screening results in the finish prostate cancer screening trial. Br J Cancer 102: 469-74 (2010)

Klein EA et al.: Vitamine E and the Risk of Prostate Cancer. JAMA 306 (14): 1549-1556 (2011)

Kramer B et al.: Use of 5 alpha reductase inhibitors for prostatic cancer. J Urol 181: 1642-165 (2009)

Kröger K: Der Mythos vom Rotwein. In: Wassenberg K und S Schaller (Hrsg): Der Geist der Mäßigkeitsbewegung. Mitteldeutscher Verlag (2010)

Kristal A et al.: Diet, supplement use, and prostate cancer risk. Am J Epidemiol 172: 566-77 (2010)

Kristal: American Journal of Epidemiology 173: 1429-1439 (2011)

Lawson KA, Wright ME, Subar A et al. Multivitamin use and risk of prostate cancer in the National Institutes of Health-AARP Diet and Health Study. J Natl Cancer Inst 99: 754-764 (2007)

Leinmüller R: PSA-Screening auf Prostatakarzinom. Dtsch Ärztebl 106: 42 (2009)

Lilja H, Cronin AM, Dahlin A et al.: Prediction of significant prostate cancer diagnosed 20 to 30 years later with a single measure of prostate-specific antigen at or before age 50. Cancer 117: 1210-1219 (2011)

Lippman SM et al.: Effect of selenium and vitamin E on risk of prostate cancer and other cancers: the Selenium and Vitamin E Cancer Prevention Trial. JAMA 301(1): 39-51 (2009).

Lu-Yao G, Siu-Long Y: Population-based study of long – term survival in patients with prostate cancer. Lancet 349: 906-10 (1997)

Lu-Yao G et al.: Outcomes of Localized Prostate Cancer Following Conservative Management. JAMA 302(11): 1202-1209 (2009)

Luboldt H, Rübben H: PSA-Früherkennung des Prostatakarzinoms. Urologe A 39: 22-26 (2000

Luboldt H, Rübben H: PSA-based early detection of prostate cancer. Urologe A 39(1): 22-26

MacLean CH, Newberry SJ, Mojica WA, Khanna P, Issa AM, Suttorp MJ et al.: Effects of omega-3 fatty acids on cancer risk: a systematic review. JAMA 295(4): 403-15 (2006)

Mayer F et al.: Intensität und Effekte von Krafttraining bei Älteren. Dtsch Ärztebl 108(21): 359-64 (2011)

Margel D et al.: Metformin Use and All-Cause and Prostate Cancer–Specific Mortality Among Men With Diabetes. J Clin Oncol (2013)

Mitrou PN, Albanes D, Weinstein SJ et al. A prospective study of dietary calcium, dairy products and prostate cancer risk. Int J Cancer 120: 2466-73 (2007)

Morgenthaler A: Eur Urology 50: 935-939 (2006)

Nelly T et al.: Statin Use and Risk of Prostate Cancer in a Population of Men Who Underwent Biopsy. J Urology 186: 86-90 (2011)

Nelson WG et al.: The role of inflammation in the pathogenesis of prostate cancer. J Urol 172: S6-S11 (2004)

Nordström T et al.: Eur J Cancer (2015)

Oesterling J et al.: Serum prostate-specific antigen in a community-based population on healthy men. Establishment of age-specific references. JAMA 270: 860-864 (1993)

Orlich M et al.: Vegetarian dietary patterns and the risk of colorectal cancers JAMA Intern Med (2015)

Ornish D et al.: Intensive lifestyle changes may effect the progression of prostate cancer 174(3): 1065-9 (2005)

Orsini N, Bellocco R, Bottai M et al.: A prospective study of lifetime physical activity and prostate cancer incidence and mortality. Br J Cancer 101: 1932-1938 (2009)

Poulakis V, Witzsch U, Becht E: Prävention des Prostatakarzinoms durch Ernährung. Hessisches Ärzteblatt 7: 395 (2002)

Pischon T et al.: Body size and risk of prostate cancer in the European prospective investigation into cancer and nutrition. Cancer Epidemiol Biomarkers Prev 17(11): 3252-61 (2008)

Plass D et al.: Entwicklung der Krankheitslast in Deutschland. Dtsch Arztbl Int 111: 629-38 (2014)

Richman et al.: Physical Activity after Diagnosis and Risk of Prostate Cancer Progression: Data from the Cancer of the Prostate Strategic Urologic Research Endeavor. Cancer Res 71(11): 3889-95 (2011)

Richman EL et al.: Fat Intake After Diagnosis and Risk of Lethal Prostate Cancer and All-Cause Mortality. JAMA Internal Medicine (2013)

Richter W: Übergewicht, Adipositas und Prostatakarzinom. J Uro-gynäkol 15(2): 18-21 (2008)

Runkel N et al.: Chirurgie der Adipositas. Dtsch Ärztebl 108(20): 341-346 (2011)

S3-Leitlinie Prostatakarzinom: S3 zur Früherkennung, Diagnose und Therapie der verschiedenen Stadien des Prostatakarzinoms Langversion AWMF Register Nummer 043 (2014)

Sanda MG, Dunn RL, Michalski J et al.: Quality of life and satisfaction with outcome among prostate-cancer survivors. NEJM 358: 1250-61 (2008)

Schaid DJ et al.: Pooled genome linkage scan of aggressive prostate cancer: results from the International Consortium for Prostate Cancer Genetics. Hum Genet 120(4): 471-485 (2006)

Schaefer C et al.: Wer sorgt hier vor? Der Onkologe 3(17): 220-234 (2011)

Schröder F et al.: Screening and Prostate-Cancer Mortality in a Randomized European Study. NEJM 360: 1320-8 (2009)

Schröder F: Screening for prostate cancer (PCI) – an update on recent findings of the European Randomized Study of Screening for Prostate Cancer (ERSPC). Urol Oncol 26: 533-41 (2008)

Schröder F et al.: Prostate cancer mortality after 11 years of follow up. N Engl J Med 366: 981-990 (2012)

Schröder F et al.: Screening and prostat cancer. Lancet 384: 2027-34 (2014)

Schüttler K: Prostatakrebs. Wege aus der Diagnostikfalle. Deutscher Medizin Verlag (2011)

Schwarz R: Die Krebspersönlichkeit. Mythos und klinische Realität. Schattauer (1994)

Study of screening for prostate cancer (ERSPC) at 13 years of follow-up. Lancet (2014)

Schwartz GG: Prostate cancer, serum parathyroid hormone, and the progression of skeletal metastases. Cancer Epidemiol Biomarkers Prev 17: 478-483 (2008)

Shaneyfelt T et al.: Hormonal predictors of prostate cancer: a meta-analysis. J Clin Oncol 18: 847-853 (2000)

Siddiqui M et al.: Vasectomy and risk of prostate cancer. A 24 year follow up study. J Clin Oncol (2014)

Singh AA et al.: Association between exercise and primary incidence of prostate cancer – Does race matter? Cancer (2013)

Spence AR et al.: Circumcision and prostate cancer: a population-based case-control study in Montreal, Canada. BJU (2014)

Steinbrecher A et al.: Dietary glucosinolate intake and risk of prostate cancer in the EPIC-Heidelberg cohort study. Int J Cancer 125: 2179-86 (2009)

Deutsche Gesellschaft für Urologie e. V., Deutsche Krebshilfe e.: Interdisziplinäre Leitlinie der Qualität S3 zur Früherkennung, Diagnose und Therapie der verschiedenen Stadien des Prostatakarzinoms. Version 1.00 (2009)

Smith MR et al.: Diabetes and mortality in men with locally advanced prostate cancer. J Clin Oncol 26: 4333-9 (2008)

Smith-Bindman R et al.: Radiation associated with common computed tomography examinations and the associated lifetime attributable risk of cancer. Arch Intern Med. 169: 2078-2086 (2009)

Stocks et al.: Insulin resistance is inversely related to prostate cancer. Int J Cancer 120: 2678-86 (2007)

Straif K et al.: Carcinogenicity of shift-work, painting, and fire-fighting. Lancet Oncol 8: 1065-6 (2007)

Strom SS, Yamamura Y, Forman MR, Pettaway CA, Barrera SL, DiGiovanni J: Saturated fat intake predicts biochemical failure after prostatectomy. Int J Cancer 122: 2581-2585 (2008)

Szymanski KM et al.: Fish consumption and prostate cancer risk: a review and meta-analysis. Am J Clin Nutr 93: 1223-33 (2010)

Taylor M et al.: Prostate cancer and sexually transmitted disease: a meta-analysis. Fam Med 37: 506-12 (2005)

Thompson et al.: Long-Term Survival of Participants in the Prostate Cancer Prevention Trial. N Engl J Med 369: 603-610 (2013)

Tombal B: Chemoprevention of prostate cancer. In: Bolla M, H van Poppel: Management of prostate cancer. Springer Berlin Heidelberg, 13-24 (2012)

Tomlins SA et al.: Recurrent fusion of TMPRSS2 and ETS transcription factor genes in prostate cancer. Science 310: 644-648 (2005)

Torti, DC Matheson: Exercise and prostate cancer. Sports Med 34: 262-269 (2004)

Thompson IM et al.: The influence of finasteride on the development of prostate cancer. N Engl J Med 349(3): 215-24 (2003)

Thompson jr. et al.: Long-term survival of participants in the prostate cancer prevention trial. Engl J Med 369(7): 603-610 (2013)

Tomlins et al.: Prostate Cancer. Urine TMPRSS2: ERG Fusion Transcript Stratifies Prostate Cancer Risk in Men with Elevated Serum PSA Sci Transl Med 3(94): 94ra72 (2011)

Tosoian J et al.: Active Surveillance Program for Prostate Cancer: An Update of the Johns Hopkins Experience. J Clin Oncol 2010(32): 8112 (2011)

Turner EI et al.: Psychological distress with prostate specific antigen levels in men with and without prostate cancer. Brain Behaviour Immunity 23: 1073-8 (2009)

Tuohimaa P, Lyakhovich A, Aksenov N et al.: Vitamin D and prostate cancer. J Steroid Biochem Mol Biol 76: 125-134 (2001)

U.S. Preventive Service Task Service Task Force Screening for cancer patients. Ann Int Med 149(3): 185-191 (2008)

Van den Bergh RC, Steyerberg EW, Khatami A et al.: Is delayed radical prostatectomy in men with low-risk screen-detected prostate cancer associated with a higher risk of unfavorable outcomes? Cancer 116: 1281-90 (2010)

Vickers A et al.: an empirical evaluation of guidelines on prostate-specific antigen velocity in prostate cancer detection. J n c i 103(6): 462-469 (2011)

Vollset se et al.: effects of folic acid supplementation on overall and site-specific cancer incidence during the randomised trials: meta-analyses of data on 50 000 individuals. Lancet (2013)

Walsh PC et al.: Cancer control and quality of life following anatomical radical prostatectomy. J Urol 152: 1831-1836 (1994)

Weißbach L, Altwein J: Aktive Überwachung oder aktive Therapie beim lokalen Prostatakarzinom. Dtsch Ärztebl Int 106(22): 371-6 (2009)

Weißbach L.: Active Surveillance beim Prostata karzinom: Die Aktive Überwachung ist in der Versorgung angekommen. Uro-News 3 (2015)

Welch G et al.: Prostate Cancer Diagnosis and Treatment After the Introduction of Prostate-Specific Antigen Screening 1986-2005. JNCI 101(19): 1293 (2009)

Wilson K et al.: Coffee Consumption and Prostate Cancer Risk and Progression in the Health Professionals Follow-up Study. JNC 10: 1093 (2011)

Wilson KM et al.: Coffee and risk of prostate cancer incidence and mortality in the Cancer of the Prostate in Sweden Study. Cancer Causes and Control (2013)

Williams C: dietary calcium and risk for prostate cancer. A case-control study among us veterans. Prev chronic dis (2012)

Wilt et al.: radical prostatectomy versus observation for localized prostate cancer. N engl j med 367: 203-213 (2012)

Wright, J et al.: Circumcision and the risk of cancer (2012)

Y Cui et al.: Prostate cancer prostate. Dis 17(2): 132-143 (2014)

Zeeb H, Greinert R: Bedeutung von Vitamin D in der Krebsprävention. Dtsch Ärztebl Int 107(37): 638-43 (2010)

Zeegers et al.: Physical activity and the risk of prostate cancer. Cancer Epidemiol Biomarkers Prev 14: 1490 (2005)

Personalisierte Krebsvorsorge und Früherkennung
herausgegeben von Hermann Delbrück

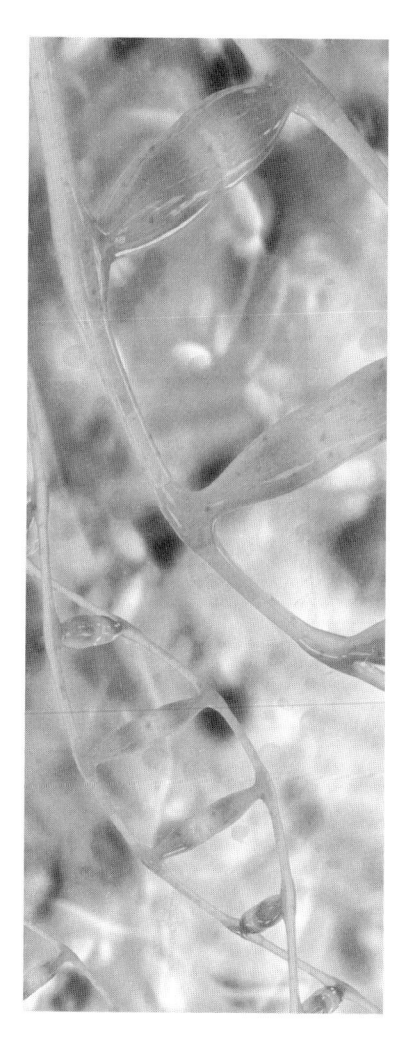

▶ Band 1:
Darmkrebs vermeiden

▶ Band 2:
Prostatakrebs vermeiden

In Vorbereitung:

▶ Band 3:
Brustkrebs vermeiden

▶ Band 4:
Lungenkrebs vermeiden

▶ Band 5:
Krebsprophylaxe für Männer

▶ Band 6:
Krebsprophylaxe für Frauen

PABST SCIENCE PUBLISHERS
Eichengrund 28 · D-49525 Lengerich
Tel. + + 49 (0) 5484-308 · Fax + + 49 (0) 5484-550 · pabst.publishers@t-online.de
www.pabst-publishers.de · www.psychologie-aktuell.com

Kurt Schröter

Mann, was nun?

Diagnose Prostatakrebs –
Ein Erfahrungsbericht

Prostata-Krebs: Die Diagnose hat das Leben von Kurt Schröter und seiner Frau verändert. Er hat die Prozeduren von Diagnostik und Therapie überlebt, die depressiven Phasen und Sexualprobleme verarbeitet – und seine Geschichte aufgeschrieben: authentisch, nachvollziehbar, ermutigend. Der Autor arbeitet als Psychotherapeut – er war selbst gut beraten und gibt seinen Rat an Betroffene weiter.

PABST SCIENCE PUBLISHERS
Eichengrund 28
D-49525 Lengerich
Tel. ++ 49 (0) 5484-308
Fax ++ 49 (0) 5484-550
pabst.publishers@t-online.de
www.psychologie-aktuell.com
www.pabst-publishers.de

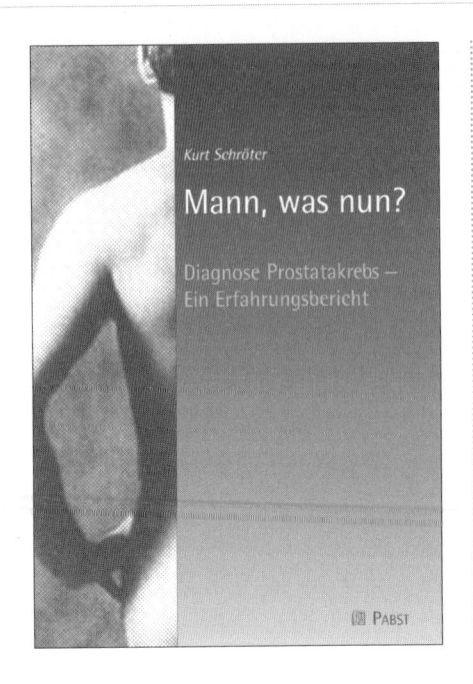

156 Seiten,
ISBN 978-3-89967-271-8,
Preis: 15,- €